T0226280

Bartl · von Tresckow · Bartl   **BISPHOSPHONAT-MANUAL**

- Reiner Bartl
- Emmo von Tresckow
- Christoph Bartl

BISPHOSPHONAT-MANUAL

Wirkungen – Indikationen – Strategien

Mit 97 Abbildungen und 17 Tabellen

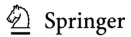 Springer

ISBN 3-540-25362-9
Springer Berlin Heidelberg New York

Bibliografische Information Der Deutschen Bibliothek
Die Deutsche Bibliothek verzeichnet diese Publikation in der Deutschen National-
bibliografie; detaillierte bibliografische Daten sind im Internet über
<http://dnb.ddb.de> abrufbar.

Springer-Verlag ist ein Unternehmen von Springer Science + Business Media

springer.com

© Springer-Verlag Berlin Heidelberg 2006
Printed in Germany

Planung: G. Schröder, Heidelberg
Redaktion: I. Bohn, Heidelberg
Herstellung: M. Litterer, Heidelberg
Illustrationen: H. Konopatzki, Heidelberg
Einbandgestaltung: E. Kirchner, Heidelberg
Satzarbeiten: AM-production, Wiesloch
Druck- und Bindearbeiten: Stürtz, Würzburg

24/3151 – 5 4 3 2 1 0
Gedruckt auf säurefreiem Papier

Autoren

REINER BARTL **PROF. DR. MED.**
Leiter des Bayerischen Osteoporosezentrums
Universität München – Klinikum Großhadern
81366 München
Reiner.Bartl@med.uni-muenchen.de

EMMO VON TRESCKOW **DR. RER. NAT.**
Diplomchemiker (Schwerpunkt Komplexchemie)
Rosenstr. 2
82319 Starnberg

CHRISTOPH BARTL **DR. MED.**
Abteilung für Sportorthopädie
Technische Universität München
Connollystr. 32
80809 München

Das „Außenskelett" der Muschel – ein ästhetisches und funktionelles Meisterwerk zugleich.

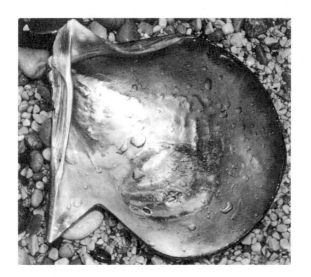

Die parallele Ablagerung dünner Kristallschichten von Kalziumcarbonat (Aragonit) verursacht den Glanz der Perlmuttschicht. Die kreuzweise Anordnung der Kristallplättchen in der äußeren Schale erhöht deren Festigkeit um das Tausendfache

Vorwort

Am 13. Januar 2000 wurde von der Weltgesundheitsorganisation in Genf das erste Jahrzehnt des neuen Jahrtausends als „The Bone and Joint Decade 2000–2010" ausgerufen. Bereits heute sind weltweit Knochen- und Gelenkerkrankungen die Hauptursache für lang anhaltende Schmerzen und körperliche Beeinträchtigungen. In den nächsten 20 Jahren wird sich die Zahl der Erkrankten verdoppeln. Damit ist sowohl in den Industrie- als auch Entwicklungsländern mit einem erheblichen Anstieg der Kosten im Gesundheitswesen zu rechnen. Allein in Deutschland werden jährlich ungefähr 25 Milliarden Euro für Krankheiten des Skeletts ausgegeben. Dies ist der zweitgrößte Ausgabenbereich im Gesundheitswesen. Die stetige Zunahme der Älteren in der Gesellschaft führt zu einer weiteren deutlichen Steigerung der Kosten und Operationen.

Knochenkrankheiten haben in den letzten Jahren stark zugenommen. Die Hälfte aller Frauen über 50 Jahre erleiden eine osteoporotische Fraktur. Das Risiko, an den Komplikationen einer Schenkelhalsfraktur zu sterben, entspricht bei Frauen dem Risiko, an Brustkrebs zu sterben. Auch in Deutschland fehlt bisher eine angemessene Berücksichtigung osteologischer Krankheitsbilder in der Ausbildung der Ärzte. So ist die Volkskrankheit *Osteoporose* in Deutschland immer noch unterdiagnostiziert und vor allem untertherapiert. Müssen aber die älteren Menschen Frakturen mit den Konsequenzen der Bewegungseinschränkung und sozialen Isolation „schicksalhaft" hinnehmen? Wir kennen inzwischen die Risikofaktoren sehr genau und haben wirksame Medikamente, sodass jede Osteoporose vermeidbar und im frühen Stadium auch klinisch heilbar ist – eine Erkenntnis, die von Ärzten und Patienten erst langsam realisiert wird.

Auch in der *Onkologie* hat man die Bedeutung der Knochenzerstörung durch Metastasen und Blutkrankheiten erkannt und neue erfolgreiche Wege der Behandlung und Verhütung beschritten. Was nützen aufwendige und kostenintensive Krebstherapien und Transplantationen, wenn die so gewonnene Lebensverlängerung und Lebensqualität danach wieder durch osteoporotische Frakturen zunichte gemacht werden? So wird heute – endlich – die „Tumor-induzierte Osteoporose" und die „Tumortherapie-induzierte Osteoporose" in ihrer Bedeutung erkannt und erfolgreich bekämpft. Auch das mafiöse Zusammenspiel zwischen Tumorzell-Proliferation und osteoklastischer Knochenzerstörung wird immer besser verstanden und mit maßgeschneiderten Zytokinen verhindert. Dabei spielt das Osteoprotegerin/RANKL/RANK System eine Schlüsselrolle, und der RANKL-Antikörper (AMG 162) wird bereits in Phase III Studien erfolgreich klinisch eingesetzt.

Eine ganz entscheidende Rolle in der erfolgreichen Behandlung und Prävention der Skelettdestruktion in der Osteologie und Onkologie kommt einer neuen Arzneimittelgruppe zu, den *Bisphosphonaten*. In den letzten drei Jahrzehnten hat diese Substanzgruppe einen Siegeszug in der klinischen Onkologie und Osteologie erlebt und dem Knochen endlich die gebührende Beachtung in der gesamten Medizin verschafft. Folgende Entwicklungen der Bisphosphonate sind dafür verantwortlich:

▶ Die modernen Bisphosphonate sind heute schon 20 000 mal potenter als das erste.
▶ Sie sind gut verträglich, die Applikation kann oral oder intravenös erfolgen.
▶ Die Compliance wird in Form von Wochen- und Monatstabletten erheblich verbessert.
▶ Sie haben keine Hormonwirkung, sodass sie allen Patienten offenstehen.
▶ Sie verursachen keine klinisch relevanten Langzeitschäden des Knochens.
▶ Sie wurden in multinationalen Studien beispielhaft gründlich geprüft.
▶ Sie können bei ungefähr 90 % aller Osteopathien erfolgreich eingesetzt werden.
▶ Sie sind der „Goldstandard" in der Therapie der Osteoporose.
▶ Ihre Wirkungsmechanismen sind inzwischen aufgeklärt.
▶ Ihr vielfältiger Einsatz in Onkologie, Endokrinologie, Orthopädie und Unfallchirurgie belegt ihr therapeutisches Potential.

Bisphosphonate haben auch tumorizide Eigenschaften und können zur Suppression des Tumorwachstums beim multiplen Myelom sowie zur Prävention von Knochenmetastasen eingesetzt werden: neue Einsatzmöglichkeiten für diese Medikamentenklasse. Wir sind somit erst am Anfang der langen Indikationsliste (siehe Kapitel 10) und der Erfolgsstory der Bisphosphonate!

Mit diesem kurz gefassten, klar gegliederten, klinisch orientierten und aufwendig illustrierten Manual haben wir versucht, die Struktur-Wirkungsbeziehungen der Bisphosphonate aufzuzeigen, deren Indikationen aufzulisten und praktische Richtlinien für Behandlungsstrategien und Anwendungen zu geben. Es ist kein Buch für Knochenspezialisten, vielmehr ein übersichtlicher praktischer Ratgeber für alle Ärzte, die sich über Bisphosphonate informieren und Patienten erfolgreich behandeln wollen. Wichtige Monographien und Publikationen über Bisphosphonate sind am Ende des Manuals, geordnet nach Kapiteln, zusammengefasst.

Für die Realisierung dieses Manuals danken wir einer Reihe von Freunden und Kollegen, Herrn H. Konopatzki für die anschaulichen Zeichnungen sowie Mitarbeitern des Springer-Verlags für die vorbildliche Zusammenarbeit. Auch allen Mitarbeitern von Firmen, die Bisphosphonate herstellen, gilt unser Dank für wertvolle Information.

München, Starnberg

REINER BARTL

EMMO VON TRESCKOW

CHRISTOPH BARTL

Inhaltsverzeichnis

Abkürzungsverzeichnis

BDM	Bone Density Measurement
BIS	Bisphosphonate
BJ	Bence-Jones Protein
BMD	Bone Mineral Density
BMP	Bone Morphogenic Protein
BP	Bisphosphonat
BRU	Bone Remodeling Unit
BSP	Bone Sialoprotein
CAM	Cell Adhesion Molecule
CEA	Carcinoembryonales Antigen
CRPS	Complex Regional Pain Syndrome
CT	Computertomographie
CTX	Carboxyterminale Telopeptide
DISH	Disseminierte Idiopathische Skelett Hyperostose
DXA	Dual Energy X Ray Absorptiometry
FGF	Fibroblast Growth Factor
GM-CSF	granulocyte-macrophage colony-stimulating factor
GnRH	Gonadotropin Releasing Hormone
HER2	Human Epidermal Growth Factor Receptor 2
HPT	Hyperparathyreoidismus
HRT	Hormone Replacement Therapy
ICTP	C-terminal Telopeptide of Type I Collagen
IFNγ	Interferon γ
IGF	Insulin-like Growth Factor
IL	Interleukin
INF	Interferon
MDF	Myelopoiesis Depressing Factor
MGUS	Monoclonal Gammopathy of Undetermined Significance
MM	Multiples Myelom
MMP	Metalloproteinase

MRT	Magnetresonanztomographie
M-CSF	macrophage colony-stimulating factor
NTX	N-terminal Telopeptide
OAF	Osteoclast Activation Factor
ODF	Osteoclast differentiation factor
OI	Osteogenesis Imperfecta
OIF	Osteoblast Inhibitory Factor
OPG	Osteoprotegerin
PCLI	Plasma Cell Labelling Index
PDGF	Platelet-derived Growth Factor
PG	Prostaglandin
pHPT	Primärer Hyperparathyreoidismus
PINP	Amino-terminal Propeptide of Type I Procollagen
PSA	Prostate Specific Antigen
PTH	Parathormon
PTHrP	Parathormon related Protein
PYR	Pyridinolin
QCT	Quantitative Computertomographie
QUS	Quantitativer Ultraschall
RANKL	Receptor Activator of NF-kB Ligand
SB2M	Serum Beta-2-Mikroglobulin
SCF	Stem cell factor
SD	Standard Deviation
SLE	Systemischer Lupus Erythematodes
SMP	Sympathetically Maintained Pain
SRE	Skeletal Related Events
STIR	Short tau inversion recovery sequence
TGF	Transforming Growth Factor
TNF	Tumor Necrosis Factor
TRANCE	TNF-related activation-induced cytokine (ODF, OPG-L, RANKL)
TRAP	Tartrate Resistant Acid Phosphatase
US	Ultraschall
VEGF	Vascular Endothelial Growth Factor
WHO	World Health Organisation

Evolution des Knochens

Die *Erde* entstand vor rund 4500 Millionen Jahren. Dies entspricht rund einem Drittel der Zeit seit der Entstehung des Kosmos. Die ältesten tierischen Fossilien (Vielzeller) stammen aus der Zeit um 500 bis 1000 Millionen Jahren vor der Entstehung der Menschen.

Eine Tauchfahrt durch das *Ur-Meer* vor ungefähr 600 Millionen Jahren wäre sehr eintönig und unspektakulär verlaufen. Gerade 10 Millionen Jahre zuvor war die Erde aus einer mehrere Millionen Jahre dauernden *Eiszeit* erwacht, die selbst am Äquator Gletscher wachsen ließ. Die Erde hatte über viele Millionen Jahre ausgesehen wie gegenwärtig der Jupitermond Europa, dessen gesamte Oberfläche von einem mächtigen Eispanzer bedeckt ist. Die sonnenlichtabhängige, auf pflanzlicher Photosynthese beruhende Biosphäre war erstarrt und völlig zusammengebrochen. Das Leben hatte harte Zeiten hinter sich und es bevölkerten nur einfachste Organismen die Ozeane. Der Meeresboden war bedeckt von festen Bakterienmatten und an den Küsten wuchsen durch die Photosynthese von Blaualgen Kalktürme, „Stromatolithen". Von höheren, differenzierten Tieren keine Spur!

Auf dem Grund der Ozeane entlang der tektonischen Bruchzonen zwischen den qualmenden Schloten der *„black smokers"* allerdings wimmelte es geradezu von bizarren Leben. Die Biomasse in diesen Tiefseeoasen schätzen Experten auf mehrere Kilogramm pro Quadratmeter. Die Basis des Ökosystems in dieser Unterwelt konnte nicht die Photosynthese der Pflanzen im Küstenbereich sein, sondern eine Chemosynthese der Mikroben: Schwefelbakterien oxidierten den in den Schloten aufsteigenden Schwefelwasserstoff.

Im anschließenden *Präkambrium* entwickelten sich erste mehrzellige Lebewesen: Schwämme und Nesseltiere, primitive Vorfahren aller modernen Tierstämme. Langsam entwickelten sich wesentlich kom-

Die Entwicklungsgeschichte des Skelettes – ein spannender Roman mit vielen Kapiteln, und noch kein Ende abzusehen.

plexere Lebewesen, spiegelbildlich aufgebaute Lebewesen („Bilateralia"). Diese Tiere hatten erstmals unterschiedliche Gewebe, ein Nervensystem, einen Blutkreislauf, innere Organe und Mund- und Darmöffnungen. In Gestein, das älter als 550 Millionen Jahre ist, findet man aber kaum Lebensspuren von diesen Tierarten. Die Tiere waren offensichtlich zu klein und zu weich, um erkennbare Fossilien im Gestein zu hinterlassen.

Die „kambrische Explosion" – die Geburtstunde des Aussenskelettes.

50 Millionen Jahre später aber hat sich das Bild gründlich gewandelt: das ganze Meer wimmelte von vielfältigem Leben. Mit Beginn des Erdzeitalters *Kambrium* vor 550 Millionen Jahre wurden plötzlich Sedimente voller kleiner Schalen, Zähnchen und Stacheln abgelagert. Angesichts der schier endlosen Epoche von mehr als 3 Milliarden Jahren, in denen nur primitive Einzeller die Ozeane bevölkerten, musste jetzt ein Ereignis für die entscheidende Zündung dieses „Urknalls des Lebens" aufgetreten sein. Diese *„kambrische Explosion"* hatte wahrscheinlich sowohl äußere wie innere Ursachen:

▶ *Erwärmung und Zirkulation der Ozeane* und zunehmende Sauerstoffkonzentration in der Atmosphäre. Nährstoffreiche Tiefenwässer strömten nach oben und überschwemmten die Schelfgebiete mit Nährstoffen.

▶ *Anreicherung der Ozeane mit Kalzium.* Infolge der Erosion auf den Ur-Kontinenten wurden gewaltige Mengen an Kalzium in die Meere gespült. Kalzium ist zwar bei zu hoher Konzentration ein Zellgift, die Lebewesen machten aber aus der Not eine Tugend: sie verarbeiteten die Kalziummengen zu Schalen und und Panzern: die Geburt der Außenskelette (Ektoskelett). Die Hartschalen dienten anfangs vor allem als Schutz gegen hohe Wellen- und Strömungsbewegungen.

▶ *Entwicklung von Fleischfressern.* Das Auftreten der ersten „Raubtiere" war ein wesentlicher Katalysator der Evolution und es begann ein unaufhörliches Wettrüsten zwischen Jägern und Gejagten, mit vielfältigen Möglichkeiten durch die neuen Gene: Greifarme, Stacheln, Flossen und Augen. Damit kam ein neues Gesetz der Evolution in die Welt: Fressen und gefressen werden. Natürlich hatte unter diesem Prinzip derjenige einen Vorteil, der sich zu panzern vermochte.

Die Entwicklung von Greifarmen und Kalkpanzern spiegelt das ständige Wettrüsten zwischen Jägern und Gejagten wieder. Das neue Gesetz der Evolution:„Fressen und gefressen werden".

▶ *Entwicklung von Panzern und Schalen.* Das große Angebot von Kalzium und anderen Mineralien im Wasser beschleunigte die Entwicklung einer Vielfalt von Hartteilen zum Schutz vor den „Jägern".

Skelette erwiesen sich als eine bahnbrechende Erfindung in Sinne der Evolution. Durch Einlagerung von Kalziumkarbonat in organische Matrixgewebe entstanden schützende Panzer, Schalen und Dornen für die „Gejagten", aber auch neuartige Jagdwerkzeuge wie Zähne und Klauen für die „Jäger". Die Hartteile der Tiere aus der Zeit der „kambrischen Explosion", einem geologisch kurzen Zeitraum von nur 10 bis 20 Millionen Jahre, finden sich in den Becken ehemaliger Meere als meterdicke Sedimentschichten. Biologisch erfolgreiche Modelle wie die Monoplacophora, primitive Vorläufer der Schnecken, haben 450 Millionen Jahre nahezu unverändert überdauert. Man findet zum Beispiel Neopilina immer noch als lebendes Fossil im Pazifik in 3000 Meter Tiefe.

Ein großer Nachteil der Tiere mit Panzern und Schalen liegt in der geringen Beweglichkeit und im geringen Fluchtpotential gegenüber den zunehmend schneller werdenden Jägern. Die Nachfolger der Chordatiere, die heutigen *Wirbeltiere*, verlagerten das stützende Außenskelett (Ektoskelett) nach innen, ersannen ein ausgeklügeltes Muskelsystem und gewannen dadurch eine höhere Beweglichkeit. In der Tat brachte die Umstellung vom Außen- zum Innenskelett einen entscheidenden Vorteil für die Entwicklung des Bewegungsapparates und vergrößerte vor allem den Aktionsradius. Die Geschwindigkeit der Fortbewegung wurde entscheidend für das Überleben und damit zur Triebfeder der weiteren Evolution.

> Mit der Entwicklung eines Innenskelettes werden Jäger und Gejagte schneller, ein entscheidender Vorteil für das Überleben.

Ein weiterer Fortschritt in der Entwicklung eines stabilen, aber leichten *Innenskelettes* (*Endoskelett*) und für Beweglichkeit liegt im chemischen Bereich: das in den Hartteilen eingebaute Kalziumkarbonat wird durch *kristallines Kalziumphosphat* ersetzt. In den Organismen wird Kalzium durch Pyrophosphat komplex gelöst und transportiert. Durch enzymatische Spaltung des Pyrophosphats in Phosphatmoleküle konnte Kalziumphosphat in Form von Hydroxylapatit [$Ca_{10}(PO_4)_6OH$] in die neu entwickelte Knochenmatrix eingelagert werden (Abb. 1.1). Dieses Baumaterial bestehend aus Kollagen und wenigen Nanometer großen Kalziumphosphatkristallen ist gegenüber dem unelastischen, brüchigen Kalziumkarbonat der Schalentiere fester, elastischer und säureresistenter: der ideale Baustoff für die Anforderungen der Leichtbauweise.

> Die Umstellung von Kalziumkarbonat auf Kalziumphosphat schuf einen elastischen Baustoff für das Skelett: die Basis für die Leichtbauweise des Knochens.

Nachdem an der Grenze Silur/Devon (etwa vor 400 Millionen Jahren) die Pflanzen das Festland zunehmend besiedelten, konnten in der Folge nun auch die tierischen Organismen auf das Land folgen. Im

Kalzium-Phosphat gab es reichlich im Meerwasser, das Ausgangsmaterial für den hochwertigen Knochenbaustoff Hydroxylapatit.

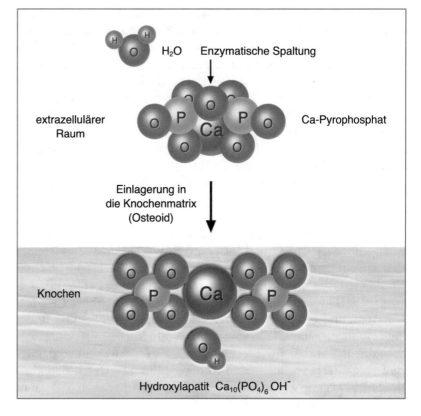

Abb. 1.1. Enzymatische Spaltung von Kalzium-Pyrophosphat im extrazellulären Raum und Einbau von kristallinem Kalziumphosphat in Form von Hydroxylapatit in die Knochenmatrix

Erst die Entwicklung eines leichten, elastischen Knochens ermöglichte das Verlassen der Ozeane und die Besiedelung des Festlandes.

ausgehenden Devon (vor etwa 350 Millionen Jahren) spalteten sich die Amphibien aus der Gruppe der *Knochenfische* ab und begannen das Festland zu besiedeln. Aus ihnen entwickelten sich die Reptilien, die die Hauptvertreter der Wirbeltiere ab dem Karbon darstellten. Die Belastung durch die Schwerkraft auf dem Lande stellte besondere Ansprüche auf die Belastbarkeit des Knochens, die mit vielfältigen Neuerungen bezüglich einer Leichtbauweise des Knochens gemeistert wurde: die Spongiosierung und die Lamellierung des Knochengewebes. Zusätzlich wurde durch die Entwicklung von Markhöhlen Raum für die Blutbildung, für das Knochenmark geschaffen.

Die nächste Entwicklungsstufe waren die *Dinosaurier*, die bis Ende der Kreidezeit (etwa vor 60 Millionen Jahren) Herrscher auf der Erde waren. Vor ihrem Aussterben entwickelten sich die *Vögel*. Der bis heute anhaltende Siegeszug der *Säugetiere* begann mit dem Massensterben der Dinosaurier vor etwa 60 Millionen Jahre.

Diese Stadien der Entwicklung des Lebens auf Erden lassen sich durch Fossilienfunde belegen. Dabei lässt sich die Entwicklung des intelligenten inneren Skelettes aus einfachen äußeren Schalen und Panzern in den Versteinerungen eindrucksvoll chronologisch nachvollziehen. Das derzeitige moderne Skelett der Säugetiere besticht einerseits durch Belastbarkeit und Elastizität (Widerstand gegen die allgegenwärtige Schwerkraft), andererseits durch niedriges Gewicht (Vorteile für Beweglichkeit und schnelle Fortbewegung). So besticht insbesondere das Vogelskelett durch die Raffinesse seiner Leichtbauweise. Das heutige menschliche Skelett ist in allen Strukturordnungen – vom molekularen über den mikroskopischen bis zum makroskopischen Bereich – ein über 500 Millionen Jahre weiterentwickeltes Meisterwerk der Bioarchitektur!

Das Skelett des Menschen – ein über 500 Millionen Jahre weiterentwickeltes und getestetes Meisterwerk der Bioarchitektur, mit dem Ziel sich gegen die Schwerkraft zu behaupten und die Überlebenschancen im Sinne der Evolution zu optimieren!

Funktion des Knochens

Das menschliche Skelett – bestehend aus 208 bis 214 einzelnen Knochen (ohne die etwa 50 Sesambeine) – macht etwa 15 % des Körpergewichtes aus, mit folgender Zusammensetzung:

Das menschliche Skelett – ein hochkompliziertes Zusammenspiel von etwa 210 form- und funktionsgerechten Einzelknochen.

▶ 29 Schädelknochen (davon 6 Gehörknöchelchen und ein Zungenbein)
▶ 28–32 Knochen der Wirbelsäule
▶ 25 Knochen des Brustkorbs
▶ 4 Schultergürtelknochen
▶ 2 Hüftbeine (als Beckenknochen Verschmelzungsprodukt aus dem paarigen Darm-, Scham- und Sitzbein)
▶ 60–62 Knochen der oberen und
▶ 60 Knochen der unteren Extremitäten.

Eine Grobunterteilung unterscheidet etwa das Skelett des Stamms (*Rumpfskelett*) vom Skelett der Extremitäten (*Extremitätenskelett*).

Das Skelett – nicht nur mit mechanischen Aufgaben betraut, sondern ein richtiges Multifunktionstalent.

Als Organ hat das Skelett vier Funktionen zu erfüllen:

▶ *Stütz- und Fortbewegungsorgan*: Es gibt unserem Körper die Form und bildet das Gerüst des „Bewegungsapparates", gemeinsam mit Muskeln, Sehnen und Gelenken.
▶ *Schutzorgan*: Es gibt uns Schutz vor äußeren Einwirkungen. So schützen die Rippen wie ein Panzer Herz und Lunge, der Schädel umgibt wie eine knöcherne Box das Gehirn.
▶ *Knochen-Knochenmark-System*: Das Knochengewebe ist mit der Hämatopoiese viel enger verknüpft als bisher angenommen. Beide Funktionssysteme – Hämatopoiese und Skelett – haben gemeinsame Vorläuferzellen und ein gemeinsames hochspezialisiertes Gefäßsystem mit einer hohen Durchblutungsrate.
▶ *Mineraldepot*: Der Knochen ist die größte Mineralbank unseres Körpers: 99 % des gesamten Kalziums, 85 % des Phosphats und 50 % des Magnesiums sind im Knochen gespeichert. Ungefähr 1 bis 1,5 kg Kalzium sind als Hydroxyapatit im Knochen eingebaut. Die mineralisierte Knochensubstanz besteht zu 50 % aus anorganischen Materialien, zu 25 % aus organischer Grundsubstanz (Matrix) und zu 25 % aus Wasser. Die Matrix enthält 90 % Kollagen Typ I und 10 % andere nicht-kollagene Proteine wie z. B. die Glykoproteine Osteocalcin, Osteonektin, Bone Sialoprotein, Osteopontin sowie verschiedene Proteoglykane. Für die lebenswichtige Kalziumhomöostase dient das Skelett als fast unerschöpfliches Depot. Die Mobilisation von Kalzium aus dem Knochen und die Einlagerung von Kalzium in das Skelett wird über das Parathormon in Verbindung mit aktivem Vitamin D gesteuert.

Struktur des Knochens

Das Bauwesen kann vom Knochengewebe lernen, wie man die beiden wesentlichen Bau-Eigenschaften Rigidität und Elastizität vereinen kann – bei gleichzeitig niedrigem Gesamtgewicht.

Der Knochen hat zwei mechanische Aufgaben zu erfüllen: *Belastbarkeit und Elastizität bei möglichst niedrigem Gesamtgewicht*. Dies realisiert er mit einer durchdachten Architektur (Abb. 1.2 a), einer „Lamellierung" der Matrix nach den Spannungslinien (Abb. 1.2 b) und einer speziellen Mischung der Baumaterialien, die wir im Bauwesen als Prinzip des Spannbetons kennen: die „*Zwei-Phasen-Komponente*". So besteht der Knochen aus einer elastischen Knochenmatrix, in der lange Kollagenmoleküle wie Seile in Schichten angeordnet sind (Abb. 1.3). Dazwischen wird Kalzium und Phosphat in kristalliner, plattenartiger

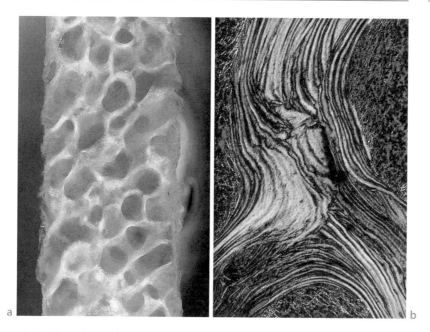

Abb. 1.2 a, b. Normale Spongiosa im Bereich des Beckenkammes: a Bälkchen-architektur mit zahlreichen „Knotenpunkten", die für die Belastbarkeit des Kno-chens verantwortlich sind. Anschnitt einer in Plastik eingebetteten Knochen-biopsie, b Lamelläre Anordnung der Kollagenfibrillen in Knochenbälkchen mit zentralem Knotenpunkt (Polarisation)

Form eingelagert und verfestigt, wobei die Kristallgröße im Nanobe-reich einzuordnen ist. Tierexperimentelle und klinische Studien ha-ben belegt, dass jede Strukturveränderung, insbesondere Vergröbe-rung der Kristalle eine Qualitätsminderung verursachen kann. Spu-renelemente, Wasser und Riesenmoleküle („Mucopolysaccharide") dienen als Leim, der die Proteinseile mit den Mineralkristallen fest verbindet und an Oberflächen „Zementlinien" bildet. Das Kollagen ist für die Elastizität, die kristallinen Mineralien für die Festigkeit und Rigidität des Knochen zuständig. Die Kollagenbündel sind in parallel angeordneten lamellären Matrixschichten wellenförmig angeordnet und über Kittlinien verknüpft.

Der äußere Anblick des Knochens verbirgt die geniale Architektur. Erst im Röntgenbild oder in der aufgeschnittenen Knochenbiopsie (Abb. 1.4) erkennen wir die beiden Bauelemente:

Kollagen ist neben dem Hämoglobin eines der genialen Moleküle, die die Evolution hervorgebracht hat. Erst mit der Entwicklung des Kollagens entstanden die verschiedenen Formen des Bindegewebes: der Startschuß für die rasante Verbreitung von Vielzellern.

Abb. 1.3. Strukturordnungen des Knochens, die für die Stabilität und Elastizität des Knochens verantwortlich sind: vom makroskopischen über den mikroskopischen bis in den molekularen Bereich

Das Knochengewebe – „hightec" bis in den molekularen Bereich und befähigt zur Selbstreparatur.

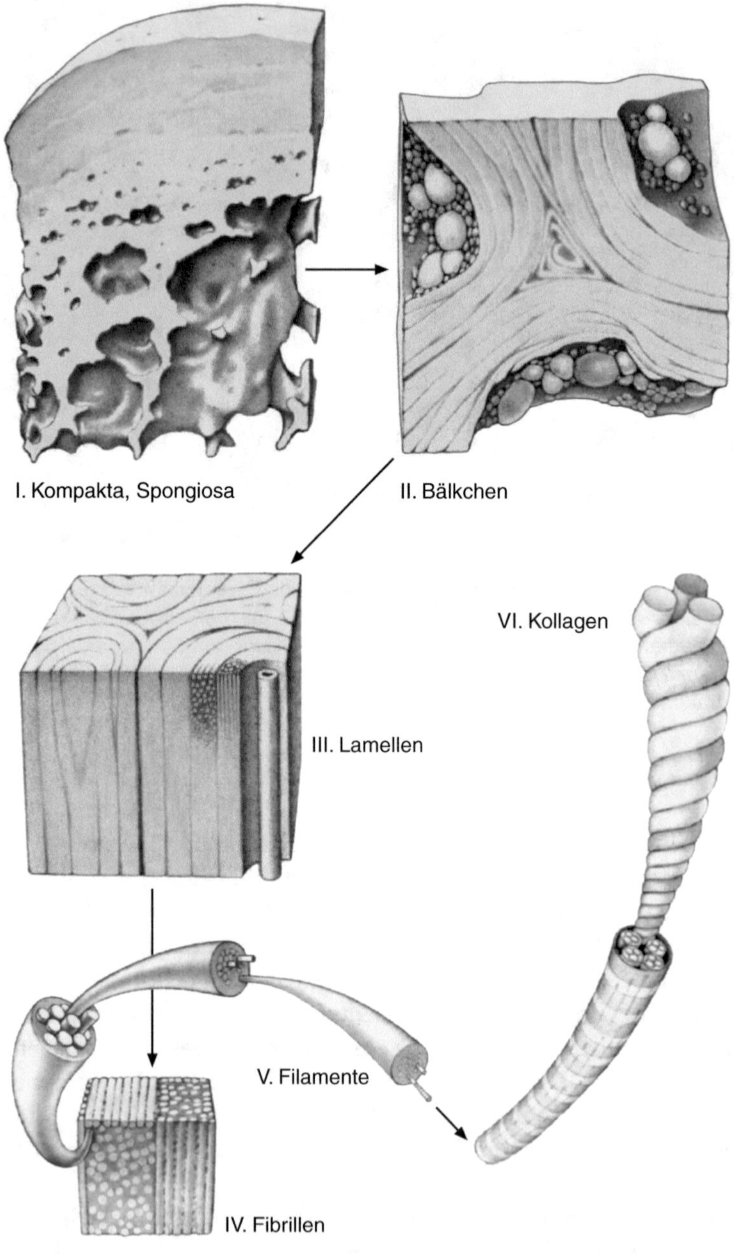

I. Kompakta, Spongiosa

II. Bälkchen

III. Lamellen

VI. Kollagen

V. Filamente

IV. Fibrillen

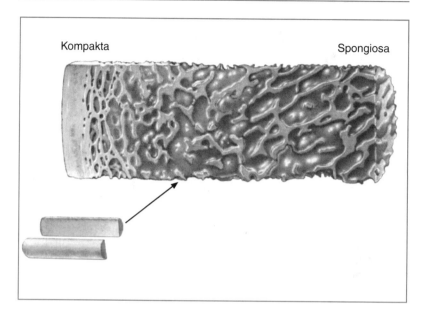

Kompakta   Spongiosa

Die Mischung von
Knochenrinde und
Knochenbälkchen
macht's.

Abb. 1.4. Längshalbierung der Knochenbiopsie mit Darstellung beider Bauelemente des Knochens: Kompakta als äußere Knochenrinde (*links*) und Spongiosa als Knochenbälkchen mit Knotenpunkten

▶ *Kompakta* (Kortikalis, Knochenrinde),
▶ *Spongiosa* (trabekulärer Knochen, Knochenbälkchen).

Die Gesamtmasse des normalen Skelettes beträgt 5 kg, wobei 4 kg auf kompakten Knochen und nur 1 kg auf Spongiosa entfällt. Dafür hat die Spongiosa eine 10-fach größere Oberfläche als die Kompakta.

„Modeling" und „Remodeling"

Bei der Geburt sind nur wenige Knochenteile fertig angelegt und werden in der Wachstumsphase aus Knorpel oder Bindegewebe zum festen, lamellären Knochen umgebaut. Das Knochenwachstum („*modeling*") wird in der Pubertät mit Verknöcherung der Wachstumsfugen abgeschlossen: die entgültige Körpergröße ist dann erreicht.

Der alternde Knochen verliert durch Mineralverlust und Matrix-Alterung an Festigkeit und Elastizität, er bricht leichter. Die gesamte

Der Knochen –
ein lebenslanger Prozess des
Modellierens und Reparierens,
je nach Bedarf des
Organismus.

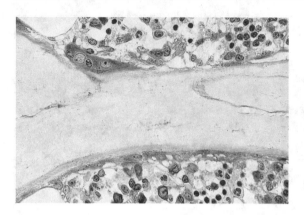

Abb. 1.5. Umbau eines Knochenbälkchens mit osteoklastischer Knochenresorption (*oben*) und osteoblastischem Knochenanbau (*unten*). Dieses „Remodeling" verläuft geordnet ohne Zerstörung der vorliegenden Struktur. Ziel ist eine Änderung der Krümmung des Bälkchens mit optimaler Anpassung an die Spannungslinien

Die Belastbarkeit des Knochens hängt vom fein abgestimmten Funktionieren der millionenfachen Bautrupps ab!

Knochensubstanz muss daher in regelmäßigen Abständen ausgetauscht werden. Täglich werden mehr als 400 mg Kalzium aus dem Knochen herausgelöst, pro Jahr 10 % des Knochens abgebaut. Das bedeutet, dass das Skelett in unserem Leben 3–4 mal vollständig neu aufgebaut werden muss. Diese Fähigkeit des Materialaustausches und des Knochenumbaus („*remodeling*"; Abb. 1.5) dient jedoch nicht allein der Anpassung und Gesamterneuerung, sondern auch der Reparatur eines gebrochenen bzw. angebrochenen Knochens. Dabei handelt es sich nicht nur um Ausheilung von Brüchen ganzer Knochen, sondern auch von Tausenden mikroskopisch kleiner Brüche der Knochenbälkchen („*Mikrofrakturen*"), die neben der Knochendichte das Frakturrisiko bestimmen.

Knochenzellen

Für diese ständigen Reparaturen bedient sich das Knochengewebe spezialisierter Zellen:

▶ *Osteoklasten* (*knochenabbauende Zellen*) bauen alten Knochen in nur wenigen Tagen ab (Abb. 1.6). Diese mehrkernigen Riesenzellen leiten sich von Zellen der Hämatopoiese (Monozyten-Vorläufer,

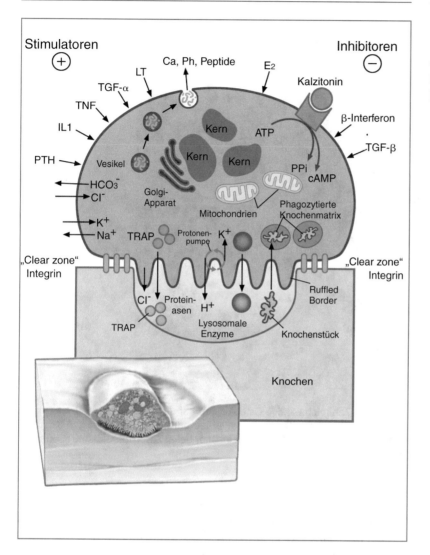

Stimulatoren
(+)
Inhibitoren
(−)

Ca, Ph, Peptide

E₂

LT

Kalzitonin

TGF-α

β-Interferon

TNF

Kern

ATP

TGF-β

IL1

Kern

PTH

Vesikel

Kern

Kern

PPi

cAMP

HCO₃⁻

Cl⁻

Golgi-
Apparat

K⁺

Na⁺

TRAP

Protonen-
pumpe

K⁺

Phagozytierte
Knochenmatrix

Mitochondrien

„Clear zone"
Integrin

„Clear zone"
Integrin

Cl⁻

Protein-
asen

H⁺

Ruffled
Border

TRAP

Lysosomale
Enzyme

Knochenstück

Knochen

Der Osteoklast – der „Bagger"
im Bauunternehmen Knochen:
effizient und schnell, aber auch
brutal zerstörerisch in
krankhaften Situationen.

Abb. 1.6. Schematische Darstellung der Struktur, Funktion und Steuerung eines
Osteoklasten

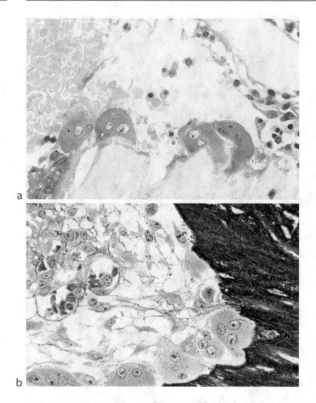

Abb. 1.7. a Zahlreiche aktive Osteoklasten auf der Oberfläche des bereits stark zerklüfteten Knochens. Beachte das „ruffled border" der Osteoklasten (Giemsa). b Mehrere hochaktive Osteoklasten in einer tiefen Resorptionslakune (Gomori)

Der Osteoklast ist das Bindeglied zwischen Knochengewebe und Hämatopoiese.

Monozyten, Makrophagen) ab. Selbst im Blut zirkulierende Monozyten können sich zu voll funktionsfähige Osteoklasten differenzieren. Je nach Aktivität haben sie 4–20 Kerne und liegen in ihren Resorptionslakunen (Howshisp'sche Lakunen). Die Lakunentiefe verrät die Aggressivität der Osteoklasten (Abb. 1.7). Charakteristisch ist die stark gefaltete Zellmembran („ruffled border") auf der Knochenoberfläche. Hier werden große Mengen proteolytischer Enzyme (Matrix-Metalloproteinasen, Kathepsine) und H^+ Ionen sezerniert, die die Mineralkristalle auflösen und die restliche Matrix verdauen. Der klassische Enzymmarker der Osteoklasten ist die tartratresistente saure Phosphatase (TRAP). Lysosomale Enzyme finden sich im endoplasmatischen Retikulum, im Golgi-

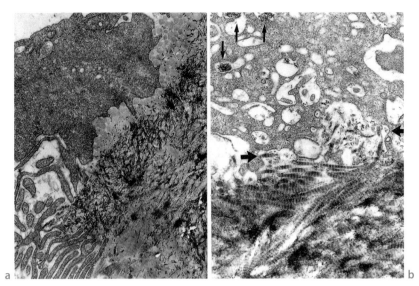

a b

Abb. 1.8. a Aktiver Osteoklast (*links oben*) mit „ruffled border" (*links unten*), der gerade das Knochengewebe (*rechts*) auflöst (EM). **b** Bei stärkerer Vergrößerung Nachweis von ganzen Knochenpartikeln in intrazytoplasmatischen Vesikeln (*Pfeile*) des Osteoklasten (EM)

Apparat und in Transportvesikeln. Die zahlreichen Mitochondrien verraten den hohen Energieverbrauch der Knochenresorption. Die Kristalle werden vom Kollagen getrennt und im sauren Milieu in Kalzium und Phosphat aufgelöst. Die übrigbleibenden Kollagenfasern werden von Kollagenasen und Kathepsinen bei niedrigem pH-Wert zu Aminosäuren (z. B. Hydroxyprolin) verdaut (Abb. 1.8; Osteoklasten haben auch Östrogenrezeptoren, wobei Östrogen vor allem die Rekrutierung der Osteoklasten unterdrückt.

▶ *Osteoblasten* (*knochenaufbauende Zellen*) bauen neuen Knochen langsam über viele Wochen wieder auf. Die multipotente Stammzelle der osteogenen Zell-Linie ist die mesenchymale oder stromale Stammzelle, nach der hämatopoietischen Terminologie auch „colony forming units-fibroblasts" oder „CFU-f" genannt. Kulturen mit Knochenmark-Stromazellen belegen auch eine gemeinsame Vorläuferzelle der Adipozyten und der osteogenen Zellen (Osteoblasten, Osteozyten und „lining cells"). Osteoblasten sind in Schichten epithelartig angeordnet (ungefähr 100–400 Zellen im Verband).

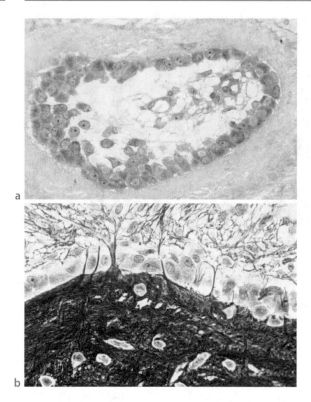

Abb. 1.9. a Auskleidung einer engen Markhöhle mit einer Schicht hochaktiver Osteoblasten (Giemsa). **b** Osteoblastenschicht mit Produktion von Kollagenfasern (*schwarz*). Im Knochengewebe (*unten*) Umwandlung von Osteoblasten zu Osteozyten (Gomori)

Die Osteozyten – die „Beamten" im Bauunternehmen Knochen und zahlenmäßig dominierend.

Die Zellkerne liegen der Knochenoberfläche abgewandt (Abb. 1.9). Das Zytoplasma ist stark basophil und reich an alkalischer Phosphatase, als Ausdruck der Proteinsynthese. Ihre Hauptfunktion ist die Synthese von Knochenmatrix (Osteoid), insbesondere Kollagen Typ I, Osteocalcin, Osteonectin und Bone Morphogenic Protein (BMP). Osteoblasten haben Rezeptoren für Östrogen und Parathormon, jedoch nicht für Kalzitonin. Viele Hormone und Zytokine steuern die Osteoblasten: IGFs, TGFbeta, FGFs, PDGF, BMPs und Prostaglandine. Fluoride, Statine und PTH aktivieren, Leptin dagegen hemmt die Knochenproduktion.

▶ *Osteozyten (knochenüberwachende Zellen):* Der Osteozyt ist zahlenmäßig die weitaus bedeutendste Knochenzelle und entwickelt

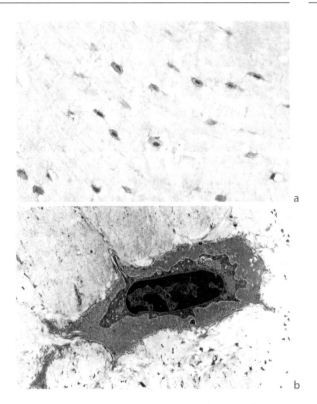

Abb. 1.10. a Hohe Konzentration aktiver Osteozyten im Knochengewebe, verbunden durch ein Kanalsystem (Canaliculi) (Giemsa). b Osteozyt im periosteozytären Raum, von dem mehrere Canaliculi mit zytoplasmatischen Ausläufern des Osteozyten ausgehen (EM)

sich aus Osteoblasten. Ungefähr jeder zehnte Osteoblast wird auf der Oberfläche des Knochens durch die neugebildete Knochenmatrix „eingemauert" und in einen Osteozyten umgewandelt. Er besitzt zahlreiche Rezeptoren für Hormone einschließlich Parathormon und Sexualhormone. Die Osteozyten breiten sich in einem Kanalsystem des Knochens aus und sind untereinander sowie mit der Oberfläche des Knochens durch kleine Kanäle („Canaliculi") über lange zytoplasmatische Ausläufer verbunden (Abb. 1.10). So bilden die Osteozyten im Knochen ein ausgedehntes und komplexes Zirkulations- und Kommunikationsssystem. Die individuellen Osteozyten sind wie Neurone mit „gap junctions" untereinander verbunden und halten auch mit den oberflächlichen „lining cells"

Das Überwachungssystem der Osteozyten ist allgegenwärtig und rasch reagierend.

Die hormonelle und
nervale Steuerung des
Knochens bedient sich der
Osteozyten als ausfüh-
rendes Zellsystem.

und Osteoblasten Kontakt. Sie sind daher in idealer Weise in der Lage, verschiedenartige Belastungssignale auf Präosteoblasten zu übertragen, die daraufhin zu Osteoblasten differenzieren und Osteoid sezernieren. Die Gesamtoberfläche des Kanalsystems wird auf etwa 1200 qm geschätzt. Die Funktion der Osteozyten ist noch nicht völlig erforscht, sie spielen jedoch sicher eine Rolle im Transport organischer und anorganischer Materialien innerhalb des Knochens. Ihre strategische Lage zeichnen sie auch als mechanosensorische Zellen aus, Signale der Knochenbelastung in Knochenumbaumaßnahmen umzusetzen. Ebenso erkennen sie Mikrofrakturen und leiten entsprechende Reparaturmaßnahmen ein. Osteozyten erkennen Änderungen der Flussgeschwindigkeit in den Canaliculi sowie Konzentrationen von Hormonen wie z. B. Östrogene, Glukokortikoide und Raloxifen, die ihrerseits Aktivitäten und Überlebenszeiten der Osteozyten beeinflussen. Es ist sehr wahrscheinlich, dass Osteozyten auch Impulse benachbarter Muskelzellen registrieren, die weiter in Knochenreaktionen auf der Oberfläche des Knochens umgesetzt werden. Osteozyten erkennen ebenfalls das Alter des Knochens und leiten Maßnahmen zur Knochenerneuerung ein. Andererseits führen Unterbrechungen des osteozytären Netzwerkes zur Knochenbrüchigkeit. Fasst man die Funktionen der Osteozyten zusammen, so fällt auf, dass diese Zellen aktiv im Prozess des Knochenumbaus und in seine Kontrollmechanismen eingebunden sind. Osteozyten nehmen aktiv am Ionenaustausch teil, sie sind mechanosensorische Zellen, die wesentlich an der funktionellen Adaptation des Knochens beteiligt sind. Die Dichte der Osteozyten bestimmt die Knochendichte. Abnahme der Osteozytenzahl im Alter muss unweigerlich zu einer Abnahme der Knochenmasse sowie zu einer Verschlechterung der Knochenqualität führen.

Die „endosteal lining cells"
– der „Schutztrupp" des
Knochens nach außen.

▶ *Endostale Belegzellen, „endosteal lining cells" (schützende Knochenzellen):* Dabei handelt es sich um flache Zellen, die die innere Oberfläche des Knochens auskleiden (Abb. 1.11). Sie entwickeln sich aus inaktiven Osteoblasten, bilden eine Schutzschicht auf der Oberfläche des Knochens und stellen zusammen mit den Osteozyten ein weitverzweigtes Überwachungssystem des Knochengewebes. Die endosteal lining cells sind auch bei der Aktivierung von Osteoklasten beteiligt. Bestimmte Oberflächenmoleküle auf den lining cells und den Vorläuferzellen der Osteoklasten reagieren mit dem Rezeptor RANK und starten damit den Knochenumbauzyklus. Die

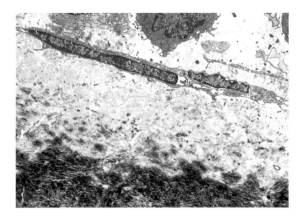

Abb. 1.11. Zwei flache „lining cells" auf der Oberfläche des Knochens, die das Knochengewebe zum Markraum hin abschirmen (EM)

endosteal lining cells nehmen auch am Knochenumbauzyklus teil. Sie entfernen Fragmente des Knochenkollagens (Überreste der Osteoklastentätigkeit), säubern damit die Knochenoberfläche von Resorptionsresten und initiieren die nachfolgende Knochenformation.

Von der *Abstammung* her ist das Knochengewebe ein spezialisierter, „verknöcherter" Zweig des Knochenmarkstromas. In der Tat stammen Osteoblasten, Osteoklasten und deren Vorstufen von Zellen des Knochenmarks ab: Osteoblasten und Osteozyten von multipotenten mesenchymalen Stammzellen des Knochenmarkstromas und Osteoklasten vom Granulozyten-Makrophagen-System. Weitere Zellen wie Fibrozyten, Adipozyten, Adventitiazellen und Endothelzellen bilden ein strukturell komplexes Netzwerk, das die funktionelle Einheit von Knochen und Knochenmark bildet und steuert.

Phasen des Knochenumbaus

Für den geordneten Knochenumbau stehen 2–5 Millionen Baueinheiten („*bone remodeling units*", BRU) bereit. Eine BRU besteht aus einem knochenabbauenden und einem knochenanbauenden Funktionssystem, aus wenigen Osteoklasten und aus einer Vielzahl von Osteoblas-

Knochen und Knochenmark ist ein Funktionssystem mit gemeinsamen Vorläuferzellen und gemeinsamer Gefäßversorgung.

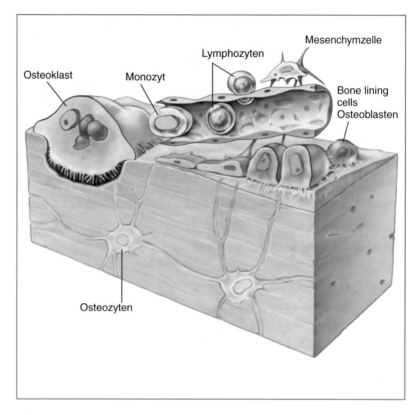

Abb. 1.12. Darstellung einer Knochenumbau-Einheit („Bone Remodeling Unit",
BRU), bestehend aus knochenabbauenden Zellen (Osteoklasten), knochenanbau-
enden Zellen (Osteoblasten) und knochenerhaltenden und -regulierenden Zellen
(Osteozyten und „bone lining cells"), einschließlich deren Vorläuferzellen

Die Baueinheiten
des Knochens sind hoch-
spezialisierte Zelltrupps und
ständig millionenfach tätig.

ten (Abb. 1.12). Sie sind vergleichbar mit den Bautrupps der Straßen-
reparatur: beschädigter Straßenbelag wird abgetragen und mit neuem
Asphalt wieder ausgefüllt. Die Umbauaktivität spiegelt sich in der Kalziumausscheidung und in den Abbauprodukten des Kollagens im Urin
wider.

Der Knochenumbau läuft in Zyklen von ungefähr 120 Tagen ab.
Unterschieden werden folgende *Knochenumbauphasen* (Abb. 1.13):

▶ Ruhephase (Bone lining cells als Schutzschicht, quiescence)
▶ Aktivierungsphase (Bereitstellung der Osteoklasten, activation)
▶ Resorptionsphase (osteoklastischer Knochenabbau, resorption)

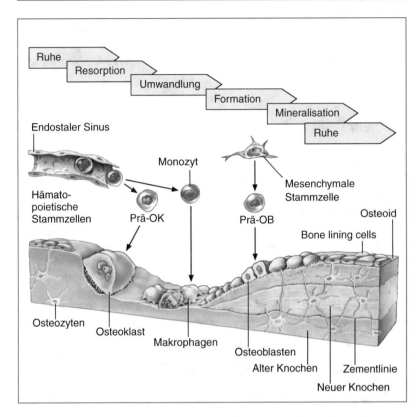

Abb. 1.13. Stadienförmiger Ablauf des geordneten Knochenumbaus („bone remodeling")

▶ Umschaltphase (Apoptose der Osteoklasten, Glättung der Resorptionslakune mit Bildung von „Zementlinien" und Bereitstellung der Osteoblasten, reversal)
▶ Anbauphase mit Osteoidproduktion (formation early)
▶ Anbauphase mit Osteoidmineralisation (formation late)
▶ Ruhephase (Umwandlung der Osteoblasten in bone lining cells, quiescence).

Die Resorptionsphase ist bereits in 2 Wochen abgeschlossen, während die Mineralisationsphase bis zur Bildung reifen Knochens Monate dauert und von der Präsenz aktiver Vitamin D Metabolite

Der Knochenumbau läuft nach einer genau festgelegten Sequenz millionenfach im Knochen ab und dauert jeweils etwa 2 Wochen.

abhängt. Nach Abschluss eines Umbauzyklus entsteht eine *„strukturelle Knocheneinheit"*. Insgesamt werden 35 Millionen strukturelle Knocheneinheiten im Skelett geschätzt. Die *Gesamt-Umbaurate* des Skelettes beträgt 8 % pro Jahr.

Steuerung des Knochenumbaus

Die Steuerung des Knochenumbaus erfolgt vor allem lokal über Gewebshormone.

Das Skelett besitzt ein effektives Überwachungssystem, um einerseits die Kalziumhomöostase, andererseits die Knochenfestigkeit zu optimieren (Abb. 1.14). Wie arbeiten die verschiedenartigen Knochenzellen zusammen, um eine Ausgewogenheit zwischen Resorption und Formation zu erreichen? Bisher sind fünf Gruppen von Mechanismen bekannt, die die Knochenmasse überwachen und regulieren:

Tabelle 1.1. Modulatoren der Knochenresorption. (Nach Fleisch 2000)

Steigerung		Hemmung
Systemisch		
PTH		Calcitonin
PTHrP		Östrogen
Calcitriol		Testosteron
Thyroxin		
Glukokortikoide		
Lokal		
IL-1	TNFα	TGBβ
IL-6	TNFβ	IFNγ
IL-11	TGFα	IL-4
IL-17		IL-10
FGFs	M-CSF	IL-13
Prostaglandine	GM-CSF	IL-18
RANKL	SCF	Osteoprotegerin
		IL-1ra

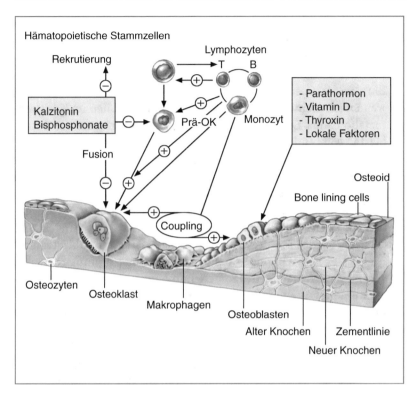

Abb. 1.14. Regulation des Knochenumbaus: Hormone, Zytokine, Medikamente und zelluläre Interaktionen

▶ *Systemische Hormone*: Die wichtigsten Hormone sind Parathormon (PTH), Kalzitonin, Schilddrüsenhormone, Insulin, Wachstumshormone, Kortison und Sexualhormone, wobei die Östrogene insbesondere die Osteoklastenaktivität und damit die Knochenresorption regulieren. Die wichtigsten Modulatoren des Knochenabbaus sind in Tabelle 1.1 zusammengefasst. Parathormon und Vitamin D sind die wichtigsten Regulatoren der Kalziumhomöostase. Sie beeinflussen nicht nur das Knochengewebe, sondern auch andere Organe wie die Nieren oder den Magen-Darm-Trakt. Am Knochen steuert das Parathormon insbesondere Mechanismen des Knochenumbaus. Androgene sind ebenfalls für die Knochenformation wichtig. Osteoblasten, Osteozyten sowie mononukleäre Zellen und Endothelzellen im Knochenmark besitzen Rezeptoren

Die Steuerung über Hormone dient vor allem der Kalziumhomöostase und umfasst neben den Knochen auch andere Organe wie die Nieren oder den Magen Darm-Trakt.

Knochenzellen sind bisexuell, mit Rezeptoren für Östrogen und Testosteron. Gerade beim Mann spielt der Östrogenspiegel eine wichtige Rolle für die Knochengesundheit.

für Androgene, Muster und Expression der Rezeptoren sind geschlechtsunabhängig. Auch Fettzellen haben Rezeptoren für Sexualhormone, die sie mittels Aromatasen metabolisieren können. Signifikante Spiegel von Östrogenen und Androgenen finden sich im Blut beider Geschlechter. Beide Hormone spielen eine wichtige, wenn auch nicht notwendigerweise identische Rollen im Knochenmetabolismus. So wirken zum Beispiel die Androgene auf Osteoblasten während der Mineralisationsphase, während die Östrogene auf Osteoblasten vor allem in früheren Stadien während der Matrixbildung wirken. Sexualhormone wirken unterschiedlich an verschiedenen Orten des Knochengewebes – Androgene sind wichtig für die Steuerung der periostalen Knochenbildung, verantwortlich für breitere Röhrenknochen beim Mann. Für Östrogen und Testosteron gibt es Rezeptoren auf Osteoblasten, Osteoklasten und Osteozyten, jedoch keines der Sexualhormone dominiert in den verschiedenen Stadien des Knochenumbauzyklus. So haben Androgene einen starken Einfluss auf die Knochenformation und Resorption über lokale Enzyme, Zytokine, Adhäsionsmoleküle und Wachstumsfaktoren.

▶ *Lokale Zytokine und Signale*: Bedeutend für den Knochenumbau sind auch lokale Zytokine, elektromagnetische Potentiale und Signale, die über das interzelluläre Netzwerk des Knochengewebes vermittelt werden. Knochenzellen synthetisieren ganze Familien von Zytokinen: zum Beispiel IGF-I, IGF-II, β_2-Mikroglobulin, IL-1, IL-6, TGF-β, BMPs, FGFs und PDGF. Prostaglandine spielen eine wichtige Rolle in der Knochenresorption unter Immobilisation.

▶ *Vitamine und Mineralien*: Die Knochenzellen einschließlich der assoziierten Zellsysteme werden von Vitaminen, Mineralien und anderen Faktoren beeinflusst. Die Vitamine D, K, C, B_6 und A werden benötigt zur normalen Bildung von Kollagen und für die geordnete Mineralisation des Osteoids. Auch Vitamin B_{12} ist für die DNS-Synthese wichtig und beeinflusst die Knochendichte. Eine kürzlich erschienene Studie an 2576 Patienten zeigte, dass ein niedriger Vitamin B_{12}-Spiegel ein Risikofaktor für Osteoporose ist.

Druck und Zug am Knochen ist der beste Anreiz für starken Knochen.

▶ *Mechanische Belastung*: Körperliche Aktivität verbessert Knochenmasse und Knochenbelastbarkeit und ist vor allem bei Kindern und Heranwachsenden von großer Bedeutung. Dieses osteogene Potential nimmt nach Ende der Pubertät und nach Abschluss des Längenwachstums der Knochen deutlich ab. Das Skelett des Erwachsenen ist durch mechanische Belastung nur noch eingeschränkt beeinflussbar. Ein neuer Weg, um das Knochengewebe aufzubauen, sind hochfrequente „Vibrationen" kombiniert mit zahlreichen Ausruhphasen. Die Zellen des Knochengewebes können offensichtlich extrazelluläre mechanische Signale in intrazelluläre Antworten übersetzen. Inzwischen wurde ein Mechanorezeptor identifiziert, der aus extra- und intrazellulären Proteinen besteht und mit transmembranen Kanälen verknüpft ist. Es wurde gezeigt, dass die Osteozyten Ausläufer besitzen, die mit der extrazellulären Matrix in Kontakt stehen. Wahrscheinlich verursacht der Fluss der extrazellulären Flüssigkeit in den Kanälchen Veränderungen an der Zellmembran des Osteozyten, die über die Mechanorezeptoren in das Innere der Osteozyten übertragen werden.

Osteozyten – eine noch vernachlässigte Knochenzelle. Über Mechanosensoren wandeln sie den mechanischen Reiz um in einen Wachstumsimpuls.

▶ *Transkriptionale Regulation und Gene*: Es gibt eine Reihe transkriptionaler Faktoren, die die Osteogenese und Differenzierung der Osteoblasten kontrollieren. Diese umfassen runt-related transcription factor (Runx), Osterix (Osx) und sex determining region Y-box, „Master"-Regulatoren der Osteogenese. Ferner könnten neu entdeckte Gene, die für angeborene Skeletterkrankungen verantwortlich sind, als Therapeutika verwendet werden. So konnte kürzlich gezeigt werden, dass LRP5 ein Schlüsselmolekül der Knochenregulation darstellt und die osteoblastäre Differenzierung steuert.

▶ *Leptin und zentrales Nervensystem*: Die Beobachtung, dass übergewichtige Personen selten an Osteoporose leiden, weist auf einen Zusammenhang zwischen Fettgewebe und Knochenmasse hin. Zunächst wurde vermutet, dass das höhere Gewicht für die hohe Knochenmasse verantwortlich sei. Experimentelle Studien haben jetzt auch die Rolle des Hormons Leptin aufgezeigt: es wird von den Fettzellen produziert, wirkt auf Neurone im Gehirn und beeinflusst so das Körpergewicht. In Tierversuchen konnte nachgewiesen werden, dass Leptin auch antiosteogenetisch wirkt. Davon wurde abgeleitet, dass die erhöhte Knochenmasse bei adipösen Personen mit einer Resistenz gegenüber der antiosteogenetischen Aktivität des Leptins erklärt werden muss. Der Blutspiegel des Leptins korreliert mit der Menge des Körperfettes. Leptin reguliert den Energiehaushalt des Körpers sowie die Knochenmasse durch Bindung an bestimmte Rezeptorprotein-spezifische Neurone im Hypothalamus, die wiederum sympathische Nervenzellen aktivieren. Deren Nervenfasern enden im Knochen, wo sie die Ausschüttung von Noradrenalin stimulieren. Dadurch werden β_2-adrenerge Rezeptoren der Osteoblasten stimuliert und über diesen Weg die osteoblas-

Wie jedes andere Organ wird auch der Knochen über das ZNS überwacht und gesteuert. Leptin spielt dabei eine wichtige Rolle. Wir wissen schon lange, daß Knochen und Knochenmark reich an Nervenfasern sind. Sie versorgen die kleinen Gefäßen und regulieren die Durchblutung. Ihre Funktion bei der Knochenregulation wird zur Zeit intensiv untersucht.

Auch Betablocker steigern
die Knochendichte und
unterstreichen die Bedeu-
tung der nervalen
Versorgung.

täre Aktivität reduziert. Leptin hemmt die Knochenformation über die Wirkung auf bereits differenzierte Osteoblasten und hat keinen Effekt auf Differenzierung und Aktivität der Osteoklasten. Dieser Wirkungsmechanismus lässt vermuten, dass Millionen von Patienten, die bisher mit Betablockern wie z. B. Propranolol gegen Bluthochdruck behandelt wurden, auch erhöhte Knochenmasse zeigen – eine Beobachtungsstudie über den Zusammenhang von Betablockern und Knochenmasse sollte daher diese Annahme rasch klären.

Kortikaler und spongiöser Knochen haben unterschiedliche *Umbauraten*:

▶ Der *kortikale Knochen* (80 % der gesamten Knochenmasse) ist sehr dicht, bis zu 90 % kalzifiziert und hat ein sehr niedriges Oberflächen/Volumen-Verhältnis. Er ist also sehr träge und unterliegt einem sehr langsamen Umbau.
▶ Der *spongiöse Knochen* dagegen hat durch die feingliedrige Anordnung eine viel größere Oberfläche und ist daher einem wesentlich schnelleren Umbau ausgesetzt. Ungefähr 25 % des spongiösen Knochens wird jährlich umgebaut, dagegen nur 2,5 % des kortikalen Knochens

Die unterschiedliche
Empfindlichkeit der Kno-
chenareale für Osteoporose
hängt besonders vom Ver-
hältnis des spongiösen und
kortikalen Knochens ab.

Der *Anteil an trabekulären Knochen* ist unterschiedlich in den verschiedenen Skelettarealen:

▶ Lendenwirbelsäule 66-75 %
▶ Ferse 70 %
▶ Proximaler Femur 50–75 %
▶ Distaler Radius 25 %
▶ Radiusmitte <5 %.

Skelettareale mit hohem Anteil trabekulären Knochens weisen eine besonders hohe Knochenoberfläche auf und sind daher für Knochenschwund besonders anfällig. Dort ist ein Knochenschwund auch am frühesten messbar.

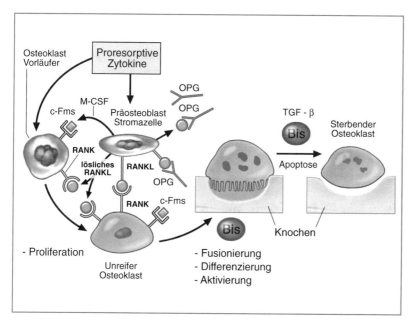

Abb. 1.15. Schematische Darstellung des RANK/RANKL/Osteoprotegerin-Systems mit besonderer Wirkung auf die Osteoklasten

Das RANKL/Osteoprotegerin-System

Eine Schlüsselrolle in der Steuerung und im „coupling" der Knochenumbauvorgänge kommt dem RANKL-Osteoprotegerin Zytokin-System zu (Abb. 1.15). Die Entdeckung dieses Zytokinsystems stellt zweifellos einen Meilenstein für das Verständnis der Osteoklastengenese, der Steuerung der Knochenresorption und der lokalen Umbauvorgänge dar. Ein wichtiges Mitglied der Tumornekrosefaktor-Rezeptorfamilie, die von Osteoblasten produziert wird, ist das *Osteoprotegerin* (*OPG*), das die Differenzierung der Osteoklasten aus Vorläuferzellen blockiert und so die Knochenresorption hemmt (auch als RANK-„dummy" bezeichnet). *RANKL* (Receptor Activator of NF-kB Ligand, auch als Osteoprotegerin Ligand, OPGL, bekannt), sein zellulärer Rezeptor *RANK* und sein Fängerrezeptor, das Osteoprotegerin (OPG) wurden als Schlüsselkomponenten im körpereigenen Regelkreis des Knochenumbaus identifiziert. RANKL, ein Mitglied der TNF-Familie, ist das Hauptstimulans für die Reifung von Osteoklasten und ist aus-

Das RANKL/Osteoprotegerin-System – ein universelles Zytokinsystem und der Durchbruch im Verständnis lokaler Umbauvorgänge.

schlaggebend für ihr Überleben. Ein Anstieg der Expression von RANKL führt daher zu gesteigerter Knochenresorption und damit zu Knochenschwund. RANKL wird von den Zellen der Osteoblastenlinie und aktivierten T-Lymphozyten produziert und aktiviert seinen spezifischen Rezeptor, RANK, der sich auf der Oberfläche von Osteoklasten, dendritischen Zellen, glatten Muskelzellen und Endothelzellen befindet. Die Produktion von RANKL durch T-Lymphozyten und deren Aktivierung dendritischer Zellen stellt das Bindeglied zwischen dem Immunsystem und dem Knochengewebe dar. Das enge Zusammenspiel des Knochens mit der Hämatopoiese wird darin ersichtlich, dass für die Stimulierung der Osteoklastendifferenzierung *M-CSF* von Bedeutung ist. Die Wirkung von RANKL wird von OPG gesteuert, das in verschiedenen Geweben (Knochen, Haut, Leber, Magen, Darm, Lunge, Niere, Plazenta) sezerniert wird und als löslicher endogener Rezeptorantagonist wirkt. Zahlreiche Zytokine, Hormone und Medikamente fördern oder hemmen den Einfluss von RANKL oder OPG und bringen – wie bei einer Waage – den Ausschlag zugunsten eines der beiden Zytokine:

Die Abstimmung des Verhältnisses von RANKL und Osteoprotegerin bestimmt – wie bei einer Waage – die Knochenbilanz.

► TGF-β (erhöhte OPG Produktion)
► PTH (erhöhte RANKL/verminderte OPG Produktion)
► Vitamin D3 (erhöhte RANKL Produktion)
► Glukokortikoide (erhöhte RANKL/verminderte OPG Produktion) und
► Östrogen (erhöhte OPG Produktion)
► Auch BMP-2, Vitamin K, Leptin, Genistein, Raloxifen, Atorvastatin, *Bisphosphonate*, Statine und mechanische Kräfte stimulieren die OPG-Produktion.

Als *tierexperimenteller Beleg* für die bedeutende Rolle von OPG in der Regulation der Knochenresorption kann angeführt werden, dass bei genetisch manipulierten Mäusen, die OPG überexprimieren, Osteopetrose und bei OPG-Knockout-Mäusen schwere Osteoporose entstehen. OPG funktioniert daher als „Bremssystem" bei den durch RANKL ausgelöste Effekten und wird zukünftig bei einer großen Anzahl von Krankheiten mit erhöhtem Knochenabbau eingesetzt werden:

► Postmenopausale und senile Osteoporose
► Krankheiten mit lokal erhöhter Knochenresorption

▶ Morbus Paget des Knochens
▶ Parodontitis
▶ Rheumatoide Arthritis
▶ Transiente Osteoporose
▶ Immunologische Störungen
▶ Multiples Myelom
▶ Knochenmarkkarzinose
▶ Hyperkalzämie und
▶ Knochenschmerz.

Bei der Arthritis hemmt OPG nur die Wirkung der Entzündung auf den Knochenstoffwechsel, nicht aber den Entzündungsprozess selbst.

Alter und Knochendichte

Das Skelett erreicht die maximale Knochendichte – „peak bone mass" – mit 25 bis 30 Jahren (Abb. 1.16). Nach dem 30. Lebensjahr setzt langsam eine negative Knochenbilanz ein, bei der durchschnittlich 1 % Knochenmasse pro Jahr verloren geht, unabhängig vom Geschlecht. Messungen der trabekulären Knochendichte zwischen dem 20. und 80. Lebensjahr haben gezeigt, dass die Knochendichte in diesem Zeitraum um durchschnittlich 50 % abnimmt. Dieser Knochenschwund ist offensichtlich genetisch vorprogrammiert. Die maximale Knochenmasse des jungen Erwachsenen stellt daher ein Kapital dar, das in jungen Jahren aufgebaut und später gepflegt werden muss. Ist zum Beispiel die Kalziumzufuhr über die Ernährung oder die körperliche Aktivität zu gering, so wird Kalzium stetig aus dem Skelett abgebaut – auf Kosten der Knochenfestigkeit. Kalzium wird während des Tages im Knochengewebe abgelagert und in der Nacht langsam wieder in die Blutbahn abgegeben.

Eine von uns durchgeführte Knochenbiopsiestudie an Unfalltoten konnte zeigen, dass der Knochenschwund in allen Regionen des Skelettes annähernd gleich erfolgt, allerdings leicht verstärkt in den Wirbelkörpern und im proximalen Femur. Bei der postmenopausalen Frau geht der Ausfall der Ovarfunktion mit einem Knochenschwund bis zu 4 % jährlich einher. Dies bedeutet, dass Frauen zwischen dem 40. und 50. Lebensjahr bis zu 40 % ihrer Knochenmasse verlieren können. In diesem Zeitintervall verliert der Mann nur ungefähr 12 % an Knochenmasse.

Der Einfluss des Knochensteuerungssystems auf entzündliche und onkologische Erkrankungen verdient größere Beachtung in den Therapiestrategien.

Die maximale Knochendichte in jungen Jahren ist das Kapital für stabile Knochen im Alter.

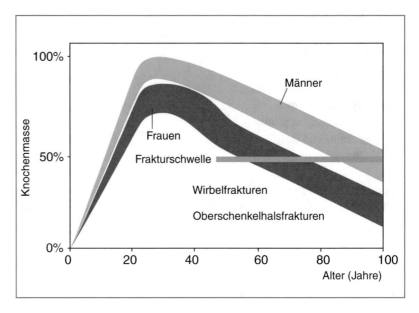

Abb. 1.16. Altersabhängiger Verlauf der Knochenmasse bei Frauen und Männern mit normalem Knochenstatus und fiktiver Frakturschwelle

Der Knochen unterliegt einer ständigen Formgebung, Anpassung und Reparatur. Anomalien und Fehlsteuerung der Knochenzellen führen zu einem pathologischen Knochenumbau mit Veränderungen der Knochenstruktur. Klinisch manifestieren sich diese geweblichen Störungen in Form von

▶ Skelettdeformierungen
▶ Bewegungseinschränkung
▶ Pathologischen Frakturen
▶ Knochenschmerzen
▶ Hyperkalzämie-Syndrom.

Schlüsselzelle Osteoklast

Hyperaktive und fehlgesteuerte *Osteoklasten* zeichnen sich durch ein ausgeprägtes knochenzerstörerisches Potential aus (Abb. 2.1a und b). Während wenige Osteoklasten – wie gefräßige Raupen – in einer Woche ganze Knochenbälkchen auflösen können (Abb. 2.2), benötigen Hunderte von Osteoblasten Monate, um das Knochendefizit wieder auszufüllen. Beim Morbus Paget kann sogar ein einziger Osteoklast zu einer Riesenzelle mit mehr als 100 Kernen anwachsen, mit entsprechend hohem Zerstörungspotential. Warum sich Osteoklasten wie zum Beispiel beim Morbus Paget oder Morbus Gorham lokal einer Überwachung entziehen können und planlos den Knochen zerstören, ist noch unbekannt. Bei rund 90 % aller Osteopathien liegt in der Tat die Ursache der Erkrankung in einer systemischen oder fokalen Fehlsteuerung des Osteoklastentätigkeit. Folgen der fehlenden Abstimmung im Knochenumbau sind Osteoporose (systemisch) und/ oder Osteolysen (lokal) mit Spontanfrakturen und Hyperkalzämie.

Der fehlregulierte Osteoklast – ein „Kraftpaket" mit hohem Zerstörungspotential - ist der Schüssel zu fast allen progressiven Knochenkrankheiten.

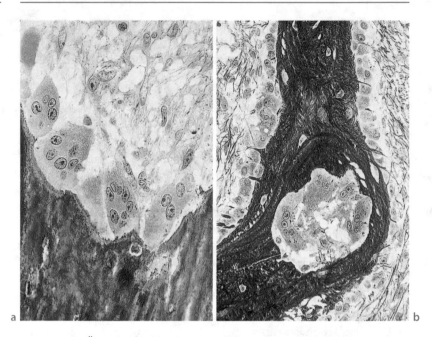

a   b

Abb. 2.1 a, b. Überstürzte Osteoklastentätigkeit: a Multiple hyperaktive Osteoklasten mit ungeordneter Zerstörung des Knochens bei Morbus Paget, b Klassi-
sches Bild einer „disseziierenden Osteoklasie" bei Hyperparathyreoidismus

Die Osteoklasten können
heute in Ihrer Aktivität
problemlos gesteuert
werden.

Nur zwei Osteopathien haben primär nichts mit einer erhöhten
Osteoklastenaktivität zu tun: die Osteosklerose (Osteopetrose) im
Rahmen einer Insuffizienz der Osteoklasten und die Osteomalazie als
Ausdruck einer Mineralisationsstörung durch Vitamin D Mangel.
Aber selbst die Osteomalazie ist zumindest sekundär mit einer erhöhten Osteoklastentätigkeit verknüpft: dem sekundären Hyperparathyreoidismus. Vorrangig für die Prävention und Therapie der Knochenkrankheiten sind daher Hormone oder Medikamente, die die Osteoklastentätigkeit reduzieren. Es gibt *vier therapeutische Angriffspunkte*,
eine überschießende Osteoklastentätigkeit zu normalisieren:

▶ Hemmung der Rekrutierung von Vorläuferzellen,
▶ Verkürzung der Lebenszeit (Apoptose),
▶ Hemmung der Zellaktivität,
▶ Störung der Interaktion zwischen Osteoklast
  und Knochenoberfläche.

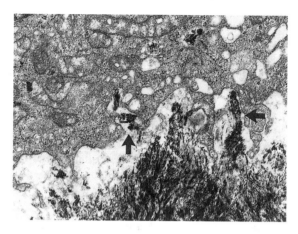

Abb. 2.2. Osteoklastäre Knochenresorption: Ganze Knochenpartikel, bestehend aus Kollagenfibrillen (*Pfeile*), werden aus dem Knochen (*unten, dunkel*) herausgeschnitten und in Vesikeln in das Innere des Osteoklasten (*oben*) zum weiteren Abbau transportiert

Wegen der einfachen Applikation, der hohen Effektivität und der wenigen Nebenwirkungen kommen heute zunehmend die Bisphosphonate zum Einsatz. Kalzitonin wird heute nur noch bei Knochenschmerzen eingesetzt.

Topographische Einteilung

Nach dem Ausmaß des Skelettbefalls werden zwei Formen von Osteopathien unterschieden:

▶ *Generalisierte, globale Osteopathien*: Typisch sind metabolische Formen wie z.B. Osteoporose, Osteosklerose oder Osteomalazie. Die Knochenmarkkarzinose ist ebenfalls eine systemische Osteopathie, auch wenn sie sich zunächst als solitäre Osteolyse oder multifokal zu erkennen geben kann.

▶ *Lokalisierte, fokale Osteopathien*: Typische Vertreter sind Morbus Paget oder Fibröse Dysplasie. Für die Unterscheidung monostotischer und und polyostotischer Formen ist die Skelettszintigraphie besonders geeignet. Achsenskelett und Extremitäten zeigen wegen der verschiedenen Knochen- und Knochenmarkstruktur sehr unterschiedliche Reaktionen und Befallsmuster. Nach den Skelettan-

Wie in der Onkologie ist die entscheidende Frage für das Management von Knochenkrankheiten: systemisch oder lokalisiert?

teilen werden Osteopathien des Schädels, der Wirbelsäule, der Rippen, der platten Knochen, der Röhrenknochen sowie der Hände und Füße unterschieden. Im Bereich der langen Röhrenknochen werden Veränderungen der Epi-, Meta- und Diaphyse unterteilt.

Pathologisch-anatomische Einteilung

Pathologisch-anatomisch liegen allen Osteopathien eine oder mehrere der 5 grundlegenden Anomalien des Knochengewebes zugrunde (Abb. 2.3):

Knochenkrankheiten lassen sich auf wenige grundlegende Gewebsanomalien zurückführen.

▶ *Anomalien der Knochenmasse*: Die Osteopenie/Osteoporose ist als verminderte Knochenmasse definiert und mit einem erhöhten Frakturrisiko verbunden. Ursache des Knochenschwunds ist eine relativ oder absolut gesteigerte Osteoklastentätigkeit mit negativer Knochenbilanz. High und low turnover Varianten werden unterschieden. Dagegen zeigt die Osteosklerose eine erhöhte Knochenmasse, paradoxerweise ebenfalls mit einem erhöhten Frakturrisiko verbunden. Die Ursache liegt in einer angeborenen oder erworbenen Insuffizienz der Osteoklasten. Die schwere angeborene Osteosklerose (Marmorknochenkrankheit) mit Insuffizienz der Osteoklasten kann wegen fehlender Modellierung von Markräumen sogar zu einer letalen Knochenmarkinsuffizienz führen. Eine Knochenmarktransplantation mit Wiederherstellung des Monozyten/Makrophagen-Systems kann zu einer Heilung dieser Knochenkrankheit führen.
▶ *Anomalien der Knochenarchitektur*: Sie umfassen Störungen der Knochenmodellierung und der -architektur, vom makroskopischen über den mikroskopischen bis in den molekularen Bereich. Defekte der Knochenform, Geflechtknochen, „Mosaikstrukturen", Anordnung der Knochenbälkchen, Dichte der „Knotenpunkte" und Anzahl der Mikrofrakturen beeeinflussen alle die Knochenstärke.
▶ *Anomalien der Knochenmatrix*: Die Festigkeit des Knochens hängt nicht nur von der Knochenmasse, sondern auch von der Knochenqualität ab. Fehlerhafte Kollagensynthese (Osteogenesis imperfecta, Marfan Syndrom) bis hin zu Defekten des „cross-linking" der Kollagenmoleküle (Vitamin C-Mangel) sowie Defekte der anderen Matrixproteine führen zu einem minderwertigen Knochen und damit zu einem erhöhten Frakturrisiko.

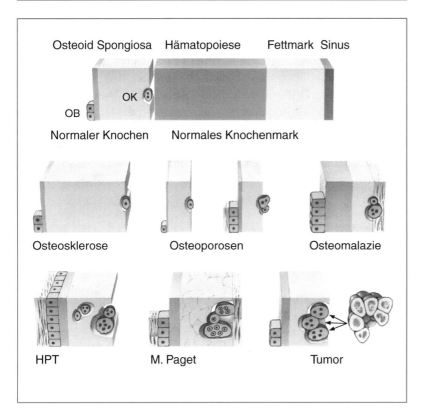

Osteoid Spongiosa Hämatopoiese Fettmark Sinus

OK

OB

Normaler Knochen   Normales Knochenmark

Osteosklerose   Osteoporosen   Osteomalazie

HPT   M. Paget   Tumor

Abb. 2.3. Häufige Osteopathien mit Darstellung der Störungen von Knochenmasse, Mineralisation und Knochenumbau. *HPT*, Hyperparathyreoidismus

▶ *Anomalien der Mineralisation*: Die Mineralisation der neu produzierten Matrix (Osteoid) ist Vitamin D-abhängig. Eine Störung dieses Reifungsprozesses geht mit einer Vermehrung des Osteoids einher und wird auch als Hyperosteoidose bezeichnet. Unterschieden werden Hyperosteoidosen mit defekter Mineralisation (Osteomalazie) und mit normaler Kalzifikation (z. B. primärer HPT).

▶ *Anomalien des Knochenumbaus*: Kommt es zu einer Störung der fein regulierten Knochenumbaus („coupling"), entweder systemisch oder lokal, so folgt eine Schwächung der Knochenarchitektur mit Frakturneigung. Folge einer negativen Knochenbilanz ist der progressive Knochenschwund. Es können aber auch lytisch/sklerotische Mischbilder und Knochenverdichtungen auftreten. Überstürzter Knochenumbau wird beim Hyperparathyreoidismus, beim Morbus Paget, bei der fibrösen Dysplasie, bei der Osteomyelitis oder im Rahmen eines malignen Knochenprozesses beobachtet. Fehlende oder funktionseingeschränkte Osteoklasten verursachen das Bild einer Osteosklerose. Ist die Aplasie der Osteoklasten angeboren, so werden in den ersten Lebensjahren die Markräume nicht angelegt (modelliert). Die Folge ist eine totale Verknöcherung des Skelettes („Marmorknochen") mit Frakturneigung, zusätzlich auch eine Insuffizienz der Hämatopoiese mit schwerer, lebensbedrohlicher Panzytopenie.

Pathogenetische Einteilung

Nach der Pathogenese werden folgende Osteopathie-Gruppen unterschieden:

▶ Entwicklungsstörungen (Osteodysplasien)
▶ Metabolische Osteopathien
▶ Knocheninfektionen (Osteomyelitiden)
▶ Immun-induzierte Osteochondritiden
▶ Knochennekrosen
▶ Knochentumoren
▶ Knochenmetastasen

… und immer hat das OPG/RANKL-System die Finger im Spiel!

Bei einer großen Zahl dieser Knochenkrankheiten, aber auch bei immunologischen, onkologischen und vaskulären Erkrankungen spielt das *OPG/RANKL/RANK-System* als Mediator eine entscheidende Rolle. RANKL ist ein Schlüssel-Zytokin für die Bildung und Aktivierung der Osteoklasten und damit für eine gesteigerte Knochenresorption, während OPG als endogener Gegenspieler diesen Prozessen entgegenwirkt. Östrogenmangel, Glukokortikoidgabe, entzündliche Erkrankungen mit T-Zell-Aktivierung (rheumatoide Arthritis) und osteotrope Tumore (Myelom, Knochenmetastasen) verschieben die RANKL/OPG-Balance zugunsten einer osteoklastischen Aktivierung und eines Knochenschwundes. Die RANKL-Blockade mittels Antikörper wird daher zukünftig neben der Bisphosphonat-Therapie eine neue therapeutische Option bei Knochenkrankheiten sein.

Diagnostische Abklärung

Die Diagnostik der Knochenkrankheiten umfasst klinische, bildgebende, laborchemische und histologische Methoden:

Anamnese und körperliche Untersuchung. Die diagnostische Abklärung beginnt mit sorgfältiger Befragung und körperlicher Untersuchung. Ziel ist es, das Beschwerdebild, den allgemeinen Gesundheitszustand, Risikofaktoren und Begleitkrankheiten zu erfassen. Vor allem muss das Leitsymptom Schmerz nach Lokalisation, Dauer, Intensität, Charakter und Beeinflussbarkeit abgefragt werden. Die körperliche Untersuchung umfasst die Inspektion der Haut, der Augen, der Zähne, der Wirbelsäule, des Schädels, der Rippen und der Extremitäten. Mit der Palpation wird die Schmerzhaftigkeit des Bewegungsapparates überprüft. Hinzu kommen Ganganalyse, Beurteilung der Koordination und andere Funktionsprüfungen. Spezifische Befunde werden in den entsprechenden Kapiteln beschrieben.

> Am Anfang steht immer eine sorgfältige Anamnese!

Röntgenaufnahmen des Skelettes. Die konventionelle Röntgentechnik ist unverzichtbar in der Diagnostik der Skeletterkrankungen. Vor allem bei den Abklärung sekundärer Osteoporosen und unklarer Rückenschmerzen sind konventionelle Röntgenbilder des Wirbelsäule unentbehrlich. Sie zeigen bei folgenden Differentialdiagnosen charakteristische Veränderungen:

> Qualitativ hochwertige Röntgenbilder mit professioneller Einstellung sind die Basis der Bildgebung in der Osteologie!

▶ Degenerativ-entzündliche Gelenkveränderungen
▶ Osteomalazie
▶ Maligne Knochenläsionen
▶ Hyperparathyreoidismus
▶ Sklerosen.

Röntgenaufnahmen anderer Skelettareale richten sich nach dem Beschwerdebild und der Verdachtsdiagnose. Die *Morphometrie* von Röntgenaufnahmen wird vor allem im Bereich der Brust- und Lendenwirbelsäule sowie des Oberschenkels durchgeführt. Folgende Systeme werden verwendet:

▶ „Vertebral Deformation Score" nach Kleerekoper
▶ „Spine Deformity Index" nach Minne
▶ „Singh-Index"
▶ Länge des Femurhalses.

Knochendichtemessung. Unterschieden werden Methoden mit Röntgenstrahlen (QCT, pQCT und DXA) und mit Schallwellen (QUS). Die WHO fordert für die Diagnosestellung der Osteoporose die DXA-Messung an LWS und/oder Hüfte. Auch nach den Leitlinien des DVO ist die DXA-Messung von Hüfte und/oder LWS der Goldstandard in der Bestimmung der Knochendichte und damit in der messtechnischen Diagnosestellung einer Osteoporose. Weitere Messstellen sind Ferse, Radius, Tibia und Phalangen. Eine genauere Beschreibung der Methoden erfolgt im Kapitel über das Osteoporose-Syndrom.

Skelettszintigraphie. Sie wird unter Verwendung von Technetium-99-markierter Bisphosphonate zur Erkennung lokaler Knochenläsionen oder Frakturen eingesetzt. Ihr Vorteil liegt in einer raschen Beurteilung des gesamten Skelettes. Herdförmige Mehranreicherungen im Bereich der Wirbelsäule deuten auf Frakturen oder auf degenerative, entzündliche oder neoplastische Läsionen hin. Bereits zwei Tage nach Fraktur ist eine Anreicherung zu erwarten. Wegen der begrenzten strukturellen Darstellung bleibt die Abklärung einer „Anreicherung" weiteren bildgebenden Verfahren vorbehalten.

Die MRT ist ein Durchbruch in der Beurteilung von Weichteilgeweben und des Knochenmarks.

Magnetresonanztomographie (MRT). Sie ist frei von Strahlenbelastung, dient vor allem der Darstellung des Knochenmarks und ermöglicht die Unterscheidung von Fettmark und blutbildendem Mark. Sie ist die Methode der Wahl zur Abklärung von Befallmustern maligner Knochenmarkprozesse und zur Diagnosestellung eines lokalen ödematösen Prozesses. Sie ist auch die beste Methode zur Differenzierung von osteoporotischen und metastatischen Wirbelkörperfrakturen. Spezielle Gradienten-Echo-Sequenzen und die Applikation von Kontrastmittel lassen die Darstellungsqualität und damit die diagnostische Aussagekraft noch erheblich verbessern.

Laborchemische Methoden. Sie müssen in Abstimmung mit dem klinischen Bild und den oben aufgeführten Verfahren möglichst gezielt eingesetzt werden (Tabelle 2.1). Folgendes *laborchemisches Screening* hat sich bei der Abklärung von Osteopathien bewährt:

▶ Blutkörperchensenkung
▶ Kleines Blutbild
▶ Kalzium und Phosphat (Serum)
▶ Alkalische Phosphatase (Serum)

▶ Glukose (Serum)
▶ Transaminasen und Gamma-GT (Serum)
▶ Kreatinin (Serum)

Nur bei entsprechender Indikation werden folgende Serumtests zusätzlich durchgeführt:

▶ T3, T4 und TSH
▶ Östrogen und/oder Testosteron
▶ Vitamin D Metabolite (1,25-Hydroxy-Vitamin D und Calcitriol)
▶ Parathormon
▶ Elektrophorese und Immunelektrophorese
▶ Tumormarker (PSA, CEA, CA15–3)

Es gibt bereits ausgereifte Blut- und Urintests („Knochenmarker"), um die Produkte des Knochenumbaus nachzuweisen:

▶ *Parameter der Knochenneubildung* sind vor allem die alkalische Knochenphosphatase, Osteocalcin (z.B. N-MID Osteocalcin), Osteonectin und carboxyterminale Propeptide des Typ I Prokollagens (PICP im Serum, PINP).
▶ *Parameter des Knochenabbaus* sind Kollagenbausteine und Kollagen-Quervernetzungsprodukte („Cross-links"), die in das Blut freigesetzt und mit dem Urin ausgeschieden werden. Praktisch verwendet werden *Desoxypyridinolin* und *Cross-link-Telopeptide* des Typ I Kollagens. Unterschieden werden aminoterminale (NTx) und carboxyterminale (CTx, β-CrossLaps) Telopeptide. Die *Tartratresistente saure Phosphatase* (*TRAP*) wird seit einigen Jahren als Markerenzym der aktiven Osteoklasten verwendet. Die Menge der in die Zirkulation freigesetzten TRAP reflektiert die Knochenresorptionsrate.
▶ *Parameter des OPG/RANKL/RANK-Systems*: Diese Substanzen können jetzt im Serum /Plasma mittels ELISA bestimmt und in der Klinik von Knochenkrankheiten eingesetzt werden: Diagnosestellung, Staging, Krankheitsaktivität, Risikobeurteilung und Therapieansprechen.

Knochenbiopsie. Die Gewinnung von Knochen/Knochenmarkbiopsien am Beckenkamm ist heute mit der „Jamshidi-Nadel" einfach und komplikationslos. Die topographischen Verhältnisse bei der Biopsie-

Nur wenige Labortests sind in der Osteologie diagnostisch wegweisend. Ein wichtiges Enzym ist zweifellos die alkalische Phosphatase.

„Knochenmarker" sind zwar nicht wichtig für die Diagnosestellung, sie erleichtern aber die Beurteilung der Knochenumbaudynamik und des Therapieerfolges.

Die Knochenbiopsie erlebt eine Renaissance, da die neuen Medikamente eine differenzierte Beurteilung der Veränderungen im Gewebe erfordern.

Die Jamshidi-Nadel ist einfach, komplikationslos und ambulant durchführbar. Sie ist ideal für die Beurteilung hämatologischer wie osteologischer Erkrankungen.

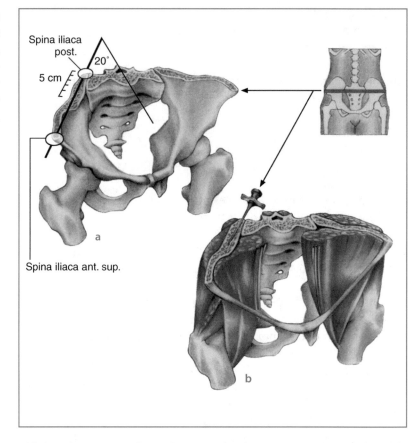

Spina iliaca post.

20°

5 cm

a

Spina iliaca ant. sup.

b

Abb. 2.4a, b. Anatomie des Beckens in Höhe des Biopsieortes (Jamshidi-Nadel): a Abstand der Biopsienadel von der Medianlinie ca. 5 cm und Neigungswinkel ca. 20 Grad nach lateral. Richtung der Biopsienadel von der spina iliaca posterior auf die gut tastbare spina iliaca anterior superior zu. Länge der entnommenen Biopsie problemlos bis zu 6 cm. b Der Beckenknochen im Biopsiebereich ist beidseits von breiten, schützenden Muskelgruppen umgeben. Arterien, Venen und Nerven im Becken verlaufen weiter medial im sicheren Abstand. Die transiliale Biopsiemethode und die Fräsmethode am vorderen Beckenkamm sind wegen der höheren Komplikationsrate (Blutungen, Infektionen) nicht mehr zu empfehlen

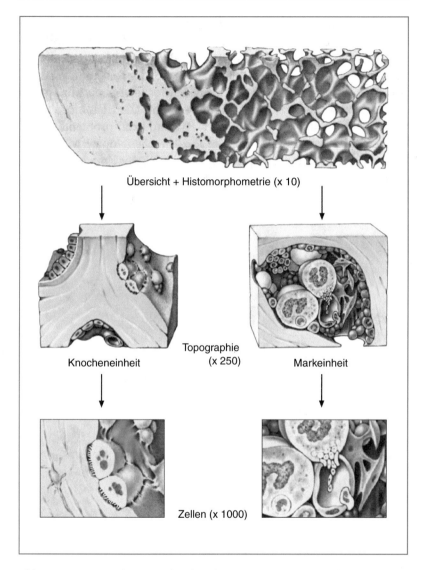

Übersicht + Histomorphometrie (x 10)

Knocheneinheit

Topographie
(x 250)

Markeinheit

Zellen (x 1000)

Die histologische Befundung
von Knochen- und Knochen-
mark läuft nach einem
klaren Procedere ab.

Abb. 2.5. Systematisches Vorgehen bei der Auswertung von Knochen- und Kno-
chenmarkstrukturen in der Beckenkammbiopsie

Die Immunhistologie kann jetzt auch an Acrylatschnitten durchgeführt werden und erleichtert gerade in der Osteologie die Diagnostik.

entnahme sind in Abb. 2.4 dargestellt. Das systematische Vorgehen bei der Auswertung von Biopsien zeigt Abb. 2.5. Moderne histologische Einbettungs- und Untersuchungsmethoden (Acrylateinbettung/Immunhistologie) erlauben eine genaue Beurteilung von Knochenarchitektur, Knochenstruktur, Knochenzellen, Knochenumbau, Mineralisation und benachbartem Knochenmarkgewebe. Die Histomorphometrie wird vor allem in Studien eingesetzt und kann problemlos auch bei schmäleren Biopsien erfolgen. Die Knochenbiopsie wird heute großzügig in der Abklärung unklarer und maligner Knochenprozesse und sekundärer Osteoporosen verwendet.

Geschichte

Bisphosphonate sind eine Gruppe osteotroper Medikamente, die in den letzten 30 Jahren für diagnostische und therapeutische Zwecke bei Knochen- und Kalziumstoffwechselkrankheiten entwickelt wurden. H. Fleisch hat mit seinen bahnbrechenden Grundlagenforschungen in den 60er Jahren den Grundstock für die rasante Entwicklung dieser Substanzgruppe gelegt und gilt als „Vater der Bisphosphonate".

Ausgangspunkt war das *Pyrophosphat* (zentrale P-O-P Bindung), das einfachste der kondensierten Phosphate. Diese Substanz fand wegen ihrer Fähigkeit Kalziumkarbonat zu lösen in der Industrie eine starke Anwendung. Pyrophosphate wurden hauptsächlich gegen Kesselsteinbildung in Waschpulvern, Wasser- und Öllaugen zur Verhinderung von Kalziumkarbonat-Ablagerungen eingesetzt. Heute ist es weltweit in Zahnpasten eines der gebräuchlichsten Mittel gegen Zahnsteinbildung. Angesichts seiner starken Affinität zum Kalziumphosphat und damit zum Knochen kann es in Verbindung mit ^{99m}Tc in der Skelettszintigraphie eingesetzt werden. Ferner zeigte sich in vivo die hemmende Wirkung des Pyrophosphats auf Verkalkungen. Verschiedene Formen ektoper Kalzifikationen konnten durch parenterale, jedoch nicht durch orale Gabe der Substanz wirksam verhindert werden. Auf die Knochenresorption wurde aber kein Effekt gefunden. Dies ließ sich durch die enzymatische Spaltung von Pyrophosphat erklären, wenn es oral verabreicht wurde (Halbwertszeit von 16 min).

Auf der Suche nach Analoga, die eine ähnliche physikalisch-chemische Wirkung aufweisen, der enzymatischen Spaltung und dem metabolischem Abbau jedoch widerstehen, stieß man auf die *Bisphosphonate*. Gegenüber der P-O-P Bindung des Pyrophosphates ist die P-C-P Bindung des Bisphosphonates stabil und vor allem enzymatisch nicht spaltbar (Abb. 3.1). Die geminalen Bisphosphonate sind schon seit lan-

Von P-O-P zu P-C-P: ein chemischer wie medizinischer „Quantensprung".

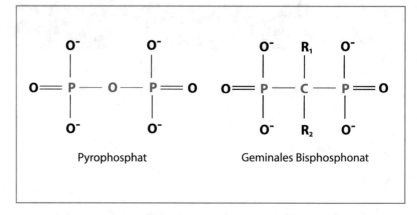

Abb. 3.1. Chemische Struktur von Pyrophosphat und Bisphosphonaten

gem bekannt, wobei die erste Synthese dem deutschen Chemiker Menschutkin 1895 gelang. Er synthetisierte aus Phosphorsäure und Chlo-
racetyl eine Substanz, die annähernd dem EHDP (Etidronat) entsprach. Er nannte diese Substanz „acetopyrophosphorige Säure". In
einem veränderten Reaktionsprozess synthetisierten von Baeyer und
Hoffman 1897 erstmals EHDP und beschrieben die hohe Stabilität der
P-C-P Bindung. Es vergingen aber 63 Jahre bis zur nächsten Publikation auf dem Gebiete der industriellen Nutzung der Bisphosphonate.
Mit der Erkenntnis des breiten Anwendungsspektrums wurden mit
der allgemeinen Formel $R_1R_2C(PO_3H_2)(PO_3H_2)$ rasch viele neue Bisphosphonate entwickelt. In dieser Formel wurden R1 und R2 in den
verschiedensten Kombinationen von -H, $-NH_2$, -OH, $-CH_3$ und längeren Alkyl-Gruppen, -Cl oder $-NR_3R_4$ gebildet. In einem Buch von
Kosolapoff und Maier aus dem Jahre 1976 lag bereits eine Liste von
annähernd 600 verschiedenen Polyphosphonat-Säuren – die meisten
waren Bisphosphonate – vor. Außerhalb der Medizin haben heute die
Bisphosphonate – allen voran EHDP – ein breites Anwendungsspek-
trum in der *Industrie* (Tabelle 3.1). Diese Auflistung des Einsatzes von
Bisphosphonaten im Alltag ist beeindruckend, ist noch lange nicht
komplett und erstaunlicherweise in der Öffentlichkeit wenig bekannt.
    Vom großen Interesse der Industrie an dieser Substanzgruppe pro-
fitierte auch die medizinische Forschung, die rasch das klinische
Potential der Bisphosphonate erkannte. Die erste medizinische Anwendung wurde 1969 in Lancet publiziert. Bei einem 16 Monate alten

Tabelle 3.1. Außermedizinische Anwendungen der Bisphosphonate in der Industrie

Anwendungen auf Kristalloberflächen	Verhinderung von Kesselsteinbildung oder dessen Auflösung in Öl-, Gas-, Wasser- oder Dampfsystemen bzw. Leitungen
Anwendungen auf Metalloberflächen	Korrosionsschutz für Aluminium, Eisen, Kupfer und Legierungen Vorbehandlung von Aluminium zur besseren Haftung von Lacken Vorbehandlung von Metalloberflächen vor der Galvanisierung
Anwendungen auf anderen Oberflächen	Säuberung von Glaswaren Imprägnierung von Stoffen
Anwendungen in Lösungen	Oberflächenaktive Substanzen Enthärter von Wasser Textilfarbstoffe Weichmacher in Wolle Synthetische Detergentien Seifenlösungen
Anwendungen in der Kunststoff-Industrie	Ausschaltung unerwünschter Kopräzipitation Kunstdünger-Komponente
Anwendungen in der Polymer-Industrie	Stabilisator Harze Klebstoffe
Anwendungen im Haushalt	Kosmetika In der Photographie Zahnpasta Haarshampoos Seife Desinfektionsmittel Dispersionsmittel
Anwendungen in unterschiedlichen Bereichen	Isolierungsmaterialien Schmieröl In antimikrobiellen Aktionen Pasteurisierung/Sterilisierung von Nahrungsmitteln Entfärbungsmittel Verflüssiger in Zement und Keramikton Feuerlöscher Pestizide

Detaillierte Zusammenstellung und Besprechung der einzelnen Wirkungen bei Blomen 1995.

Kind mit Myositis ossificans progressiva wurde Etidronat oral zur Behandlung der extraossären Verkalkungen eingesetzt. In den 70er Jahren fanden H. Fleisch und Mitarbeiter im Tierexperiment, dass Bisphosphonate den Knochenumbau („bone remodeling") hemmen und dadurch zu einer positiven Kalziumbilanz führen. Der rasante Fortschritt in Diagnostik und Therapie der Osteopathien ist in der Tat eng mit der Geschichte der Bisphosphonate verknüpft. Die Entwicklung neuer potenter Bisphosphonate in den letzten 30 Jahren ermöglichte eine breite Anwendung dieser Substanzgruppe in der Medizin, vor allem in der Osteologie, Orthopädie, Unfallchirurgie, Hämatologie und Onkologie. Die Bisphosphonate stellen heute hinsichtlich Indikationsbreite, Wirkstärke und einfacher Anwendbarkeit einen Durchbruch in der Behandlung von Knochenkrankheiten dar. Behandelt werden alle Osteopathien mit absolutem oder relativem Überwiegen der Osteoklastentätigkeit, und diese Gruppe umfasst in der Tat etwa 90 % aller Knochenkrankheiten. Neue Einsatzbereiche der Bisphosphonate sind die Verhütung von Metastasen (adjuvanter Ansatz) und die Beeinflussung des Immun/Stromasystems.

Chemie

Bisphosphonate (früher fälschlicherweise als „Diphosphonate" oder „Biphosphonate" bezeichnet) sind Analoga des physiologisch vorkommenden Pyrophosphats, bei denen der Sauerstoff der zentralen P-O-P Bindung durch Kohlenstoff ersetzt wird (*P-C-P Bindung*) (Abb. 3.2). Dies macht sie resistent gegenüber Hitze und enzymatischer Spaltung. Die pharmakologisch eingesetzten Bisphosphonate sind nach genauer chemischer Nomenklatur *„geminale Bisphosphonate"*, da beide Phosphatbindungen am gleichen Kohlenstoffatom lokalisiert sind. Etidronat wurde schon vor mehr als 100 Jahren synthetisiert. Durch Substitution der beiden Wasserstoffatome am C-Atom oder durch Veresterung der Phosphatgruppen ist es möglich, verschiedene Bisphosphonate zu synthetisieren (Tabelle 3.2). Jedes der zahlreichen Bisphosphonate hat sein eigenes Wirkungspotential (Abb. 3.3) und charakteristisches Wirkungsprofil. Daher muss jede Substanz hinsichtlich der Anwendung als auch der Toxikologie für sich betrachtet werden. Dies gilt vor allem bei schwerwiegenden Nebenwirkungen wie Nierenschädigung und Kiefernekrose. Nach der

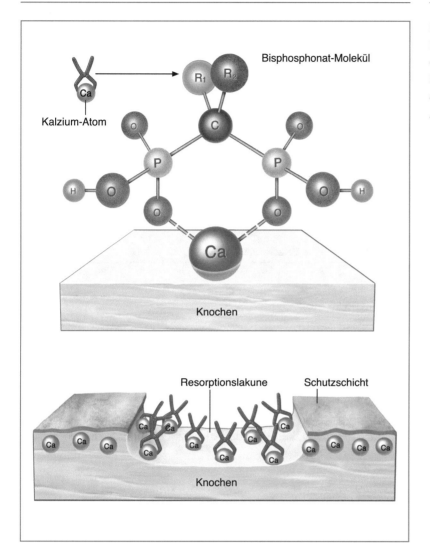

Das Bisphosphonat-Molekül hat die Form einer Zange, die sich in den Resorptionslakunen an Kalziumatomen auf der Knochenoberfläche „festbeißt".

Abb. 3.2. Molekulare Struktur der Bisphosphonate. Es handelt sich um stabile Analoga des Pyrophosphats. Statt der P-O-P-Bindung der Pyrophosphate weisen die Bisphosphonate eine P-C-P Bindung als zentrale chemische Struktur auf. Die verschiedenen Bisphosphonate unterscheiden sich nur durch die beiden Liganden R1 und R2. Die Bisphosphonate, schematisch als kleine Zangen abgebildet, lagern sich bevorzugt in den Resorptionslakunen auf der „wunden" Knochenoberfläche ab. Dort werden sie von Osteoklasten phagozytiert oder von Osteoblasten in den Knochen eingebaut

Die neuen Bisphosphonate – bis zu 20 000 fach stärker wirksam als das erste Bisphosphonat, das Etidronat. Früher mußte man Bisphosphonate grammweise dosieren, heute sind nur noch wenige Milligramm nötig!

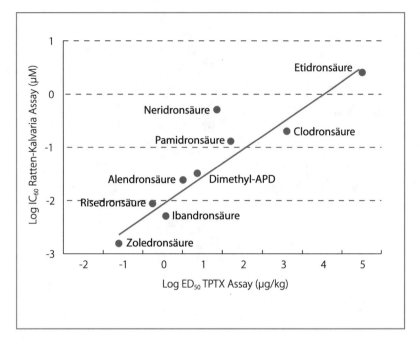

Abb.3.3. Inhibitorische Wirksamkeit verschiedener Bisphosphonate in vitro bei Mäusekalotten und in vivo bei TPTX-Ratten. (Nach Green et al. 1994)

aliphatischen Seitenkette werden die Bisphosphonate in *3 chemische Gruppen* eingeteilt:

Drei chemische Gruppen – drei unterschiedliche Wirkansätze.

▶ Bisphosphonate ohne Stickstoffsubstitution
  Etidronat, Clodronat, Tiludronat
▶ Aminobisphosphonate
  Pamidronat, Alendronat, Neridronat
▶ Am Stickstoff substituierte Bisphosphonate (tertiäre Amine und stickstoffhaltige Heterozyklen)
  Olpadronat, Ibandronat, Risedronat (Pyridin-Ring), Zoledronat (Imidazol-Ring)

Tabelle 3.2. Einteilung der Bisphosphonate entsprechend der Seitenketten

Substanz	Handelsnahme	R1	R2	Relative Potenz
Etidronat	Didronel®	$-OH$	$-CH_3$	1x
Clodronat	Ostac®	$-Cl$	$-Cl$	10x
Pamidronat	Aredia®	$-OH$	$-CH_2-CH_2-NH_2$	100x
Alendronat	Fosamax®	$-OH$	$-CH_2-CH_2-CH_2-NH_2$	1000x
Risedronat	Actonel®	$-OH$	$-CH_2-$	5000x
Ibandronat	Bondronat® Bonviva®	$-OH$	$-CH_2-CH_2-NH_2-CH_3$ C_5H_{11}	10000x
Zoledronat	Zometa® Aclasta®	$-OH$	$-CH_2-N$	20000x

Pharmakokinetik

Bisphosphonate sind synthetische Verbindungen, die im Magen-Darm-Trakt schlecht resorbiert, über die Blutbahn systemisch verteilt, im Knochen begierig gespeichert und später wieder unverändert über die Niere ausgeschieden werden. Es werden demnach 4 klinisch relevante *Kompartments* der Bisphosphonat-Verteilung unterschieden (Abb. 3.4):

▶ Magen-Darm-Trakt
▶ Blut
▶ Knochen
▶ Niere.

4 Kompartments bestimmen die Pharmakokinetik der Bisphosphonate.

Die P-C-P Bindung ist resistent gegenüber enzymatischer Hydrolyse. Interaktionen mit dem Metabolismus anderer Medikamente sind nicht zu erwarten.

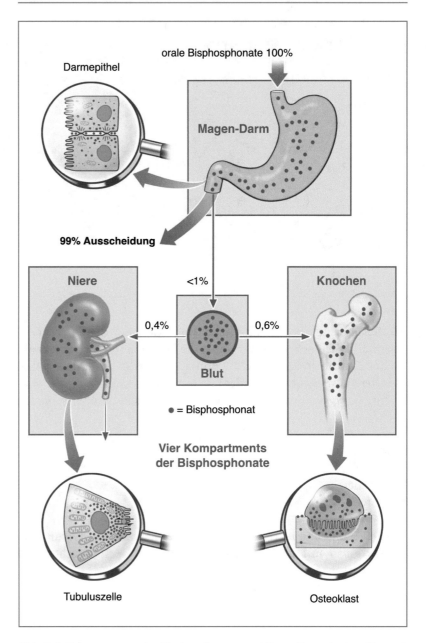

Abb. 3.4. Kompartments der Bisphosphonate und Darstellung der beteiligten 3 Zelltypen

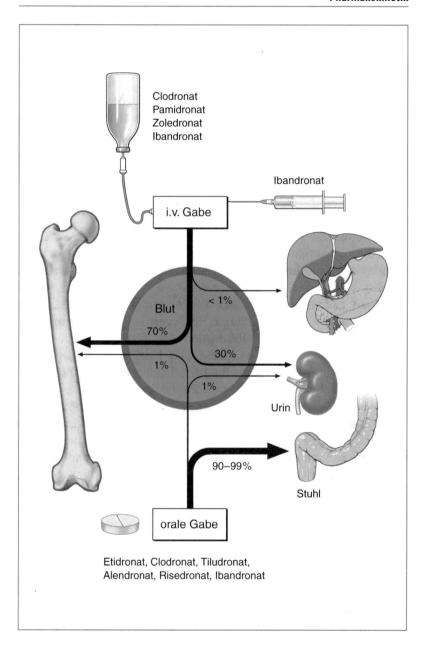

Abb. 3.5. Pharmakokinetik der Bisphosphonate

Applikationsformen

Bisphosphonate werden oral als Tabletten oder intravenös als Infusionen oder Injektionen verabreicht (Abb. 3.5). Sie sind auch bei intranasaler und transdermaler Verabreichung bioverfügbar. Diese Applikationen wurden wegen der Haut- bzw. Schleimhautreizung wieder verlassen. Auch die intramuskuläre Gabe zum Beispiel von Clodronat findet keine Anwendung mehr.

Intestinale Resorption

Die intestinale Resorption der Bisphosphonate ist „lousy" (H. Fleisch), an Verbesserungen wird gerade gearbeitet. Die modernen Bisphosphonate sind aber so potent, daß selbst weniger als 1% resorbierte Menge ausreichend ist.

Die intestinale Resorption ist gering und beträgt zwischen <1% und 10%. Neuere Aminobisphosphonate werden nur zu weniger als 1% resorbiert (Alendronat 0,76%, Risedronat 0,62% und Ibandronat 0,63%). Die schlechte Resorbierbarkeit liegt an der Polarität und negativen Ladung des Moleküls, die den transzellulären Transport durch die epithelialen Membranen erschwert und einen parazellulären Transport bedingt. Die Resorption wird vermindert mit gleichzeitiger Nahrungsaufnahme, speziell mit Kalzium. Bisphosphonate bilden mit Kalzium teilweise unlösliche Chelate. Milch, Milchprodukte, Eisenpräparate und selbst die Einnahme mit Orangensaft oder Kaffee verschlechtern die Resorption erheblich um ca. 90%. Die Bisphosphonate werden im Magen und zum größeren Teil im oberen Dünndarmbereich durch passive Diffusion innerhalb einer Stunde aufgenommen. Bisher konnte die Resorptionsrate der Bisphosphonate durch veränderte Galenik nicht verbessert werden, allerdings wird an „prodrugs" gearbeitet, indem ionisierbare Gruppen maskiert oder Trägersysteme benützt werden.

Verteilung, Halbwertszeiten und Knochenaffinität

Im Blut sind die Bisphosphonate als Komplexe mit zweiwertigen Kationen an Albumin gebunden. Im einfachsten Fall bildet sich aus Mg^{2+} und zwei Bisphosphonatmolekülen ein quadratisch-planarer Komplex (Abb. 3.6). Mit Ca^{2+} verbinden sich 3 Bisphosphonate zu einem oktaedrischen Komplex (Abb. 3.7). Mit 2-wertigen Metallionen können die Bisphosponate sogar unlösliche Komplexbindungen eingehen. Die unterschiedliche Polarität und Lipophilie der Seitenketten

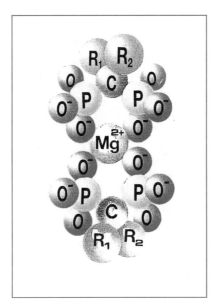

Abb. 3.6. Komplexbildung zweier Bisphosphonat-Moleküle mit einem Magnesium-Ion im Serum

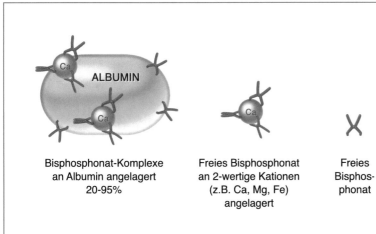

Abb. 3.7. Komplexbindungen der Bisphosphonate im Serum

Bisphosphonat-Komplexe an Albumin angelagert 20-95%

Freies Bisphosphonat an 2-wertige Kationen (z.B. Ca, Mg, Fe) angelagert

Freies Bisphosphonat

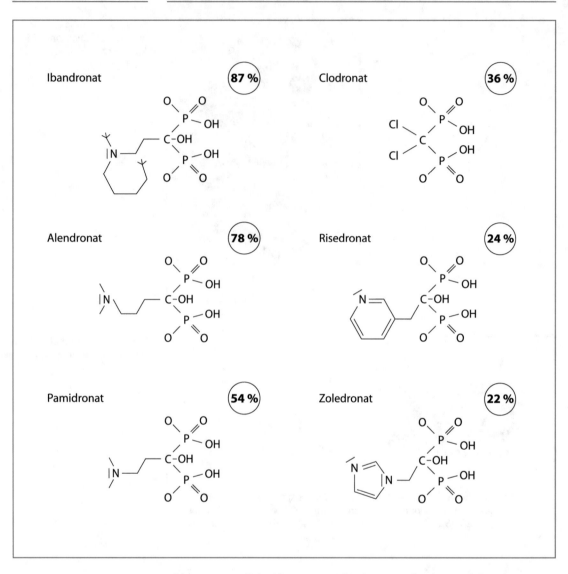

Abb. 3.8. Ausmaß der Plasmaproteinbindung verschiedener Bisphosphonate

Tabelle 3.3. Eiweißbindung, Eliminationshalbwertszeit und maximale Serumkonzentration intravenös applizierbarer Bisphosphonate

Bisphosphonat	Dosis/Zeit der Applikation	Eiweißbindung (%)	Eliminations-halbwertszeit t 1/2 β (h)	Cmax (ng/ml)	Nierengewebe-halbwertszeit t 1/2 (Tage)
Clodronat	300 mg i.v./2 h	36	2,0–2,3	12000	Unbekannt
Pamidronat	60 mg i.v./1 h	54	0,8–1,6	2790	Unbekannt
Zoledronat	4 mg i.v./15 min	22	1,4–1,9	468	150-200
Ibandronat	6 mg i.v./15 min	87	12–16	384	24

der Bisphosphonate führen zu erheblichen Unterschieden in der Plasmaeiweißbindung. Aus den unterschiedlichen Albuminbindungen resultieren unterschiedliche Plasmahalbwertszeiten (Abb. 3.8). Zunehmende Eiweißbindung korreliert mit verlängerter Plasmahalbwertszeit (T1/2 β). Die Bindungstärken an Albumin und damit die Eliminationszeiten aus dem Plasma variieren zwischen den verschiedenen Bisphosphonaten sehr stark (Tabelle 3.3). So beträgt die Plasmahalbwertszeit beim Zoledronat nur 1 bis 2 Stunden, beim Ibandronat dagegen wegen der ausgeprägten Albuminbindung 10 bis 16 Stunden. Die Eliminationskinetik der Bisphosphonate folgt dem Drei-Kompartiment-Modell. Aus dem Plasma werden Bisphosphonate an freiliegende Knochenoberflächen von Resorptionslakunen aktiv gebunden. Durch die Bindung an das Kalzium der Knochenoberfläche (Abb. 3.2), wird hierbei die Bisphosphonatkonzentration im Vergleich zur Plasmakonzentration bis zum Hundertfachen angereichert, abhängig vom Grad der Knochenresorption, aber unabhängig von der Höhe des Spitzenspiegels. Entscheidend ist die „Fläche unter der Kurve" (AUC) im Applikationsintervall.

Auf der Knochenoberfläche werden 20–50 % der resorbierten Menge gespeichert, der Rest über die Niere im Urin und nur zu etwa 1 % über die Galle ausgeschieden. Bezüglich der *Eliminationshalbwertszeit* gibt es aber große Unterschiede zwischen den Bisphosphonaten. Besonders starke „Bisphosphonatfänger" sind die Kalziumionen der frischen Resorptionsflächen (Abb. 3.9). Die Bindung ist stark pH-abhängig. Im sauren Milieu wird die Ionisation der Phosphonat-Gruppen verändert und damit Bisphosphonat wieder aus der Bindung mit dem Kalzium gelöst. Dieses Verhalten ist besonders wichtig wäh-

Die Albuminbindung bestimmt die Plasmahalbwertzeit und die Eliminationskinetik.

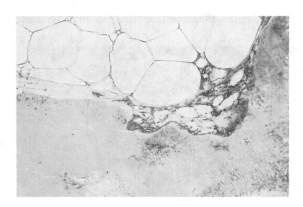

Abb. 3.9. Ablagerung der Bisphosphonate (*rot*) in einer Resorptionslakune und im Zytoplasma eines Osteoklasten (Antikörper gegen Ibandronat, in Acrylat eingebettete Knochenbiopsie eines Patienten, zwei Wochen nach Infusion von 4 mg Ibandronat)

Die minimale Menge an Bisphosphonaten, die in den Knochen eingelagert wird, beeinträchtigt nicht die Knochenqualität. Ob dem im Knochen abgelagerte und später „recycelte" Bisphosphonat überhaupt noch eine klinische Wirkung zukommt, ist nicht bekannt.

rend der osteoklastischen Resorption mit der starken Ansäuerung zwischen Osteoklast und Knochenoberfläche. Im Gegensatz zum Blut (Halbwertszeiten von 1 bis 15 Stunden) beträgt die Halbwertszeit auf der Knochenoberfläche 150 bis 200 Stunden und im Knochengewebe selbst viele Jahre, ähnlich wie bei anderen Substanzen mit hoher Affinität zum Knochen (z. B. Tetrazyklin, Strontium und Fluorid). Diese lange Präsenz auf/im Knochen erklärt auch die langandauernde Wirkung dieser Medikamentengruppe. Die früheste pharmakologische Wirkung wird nach 24 Stunden beobachtet und hält bei einer Einzeldosis 2 bis 3 Wochen, bei einer längeren kontinuierlichen Applikation 3 bis 4 Monate an. Nichts weist daraufhin, dass das in den Knochen eingelagerte Bisphosphonat noch eine pharmakologische Aktivität aufweist oder die Knochenqualität klinisch relevant negativ beeinflusst. Auch ein mit Bisphosphonaten über viele Jahre beladener Knochen kann normal resorbiert werden. Es ist noch unklar, ob das später im Rahmen der Knochenerneuerung freigesetzte Bisphosphonat wieder klinisch wirksam ist.

Die rasche Aufnahme im Knochen bedeutet, dass die Weichteile und inneren Organe nur kurze Zeit den Bisphosphonaten ausgesetzt sind. Gelegentlich können sich Bisphosphonate auch in anderen Organen wie Leber und Milz ablagern, allerdings weniger als 2 % der applizierten Dosis. Die Bisphosphonat-Komplexe werden von Makrophagen des Retikuloendothelialen Systems aufgenommen und wieder ausgeschieden. Diese extraossäre Speicherung wird nur bei zu hoher Dosierung oder zu schneller Infusion beobachtet.

Die Bisphosphonate zeigen unterschiedlich starke *Affinitäten zum Hydroxlapatit* (HAP). In vitro werden folgende Affinitätswerte (K_L l/mol*10^6) gemessen:

Clodronat	Etidronat	Risedronat	Ibandronat	Alendronat	Zoledronat
0,6	1,1	2,1	2,3	2,8	3,4

Die geringere Affinität von Risedronat gegenüber Alendronat soll für das schnellere Ansprechen und den rascheren Anstieg der Knochendichte bei Risedronat, andererseits für die längere terminale Knochen-Halbwertszeit bei Alendronat verantwortlich sein. In der FACT-Studie (direkter Vergleich von Alendronat und Risedronat) konnte die raschere Wirkung von Risedronat gegenüber Alendronat zumindest bei der Knochendichte und den Knochenumbauparametern nicht belegt werden, ganz im Gegenteil.

Die unterschiedlichen Affinitäten der Bisphosphonate zum Knochen spielen eine Rolle beim Wirkungseintritt und für die Wirkungsdauer über den Zeitpunkt des Absetzens hinaus.

Zelluläre Aufnahme

Wenige Studien haben sich mit den Mechanismen beschäftigt, wie die Bisphosphonate in die Zelle gelangen. Da bisher keine spezifischen Transfermechanismen bekannt sind, nimmt man eine unspezifische Pinocytose und Endocytose mit Aufnahme aus dem umgebenden flüssigen extrazellulären Kompartment an. Bisphosphonate sind im Zytoplasma, aber auch in Mitochondrien und anderen Organellen nachweisbar. Besonders aktiv sind Makrophagen, zu denen auch die Osteoklasten gezählt werden. In den meisten extraossären Zellen ist die Konzentration der Bisphosphonate sehr niedrig und erklärt die geringe Toxizität.

Renale Ausscheidung

Im Gegensatz zur Adsorption auf der Knochenoberfläche erfolgt der Einstrom in die Niere passiv und abhängig vom Konzentrationsgradienten des Bisphosphonates. Ein niedriger Spitzenspiegel, langsame Infusion und hohe Eiweißbindung verringern daher die primäre Einstromgeschwindigkeit in die Niere und verschieben das Verteilungs-

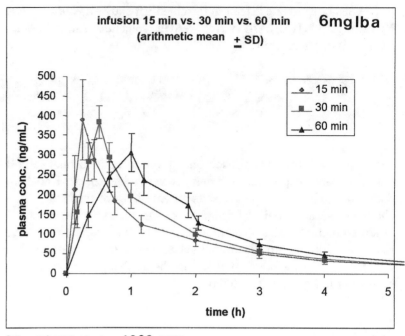

G.Neugebauer et al.   ASCO 2001

Abb. 3.10. Plasmakonzentrationen nach intravenöser Applikation von 6 mg Ibandronat in Abhängigkeit von der Infusiondauer

Die Ausscheidung der
Bisphosphonate läuft in
drei Phasen ab. Die ver-
schiedenen Bisphoshonate
haben auch unterschied-
liche Halbwertszeiten.

gleichgewicht vom Nieren- in das Knochenkompartiment. Die von der
Knochenoberfläche allmählich desorbierte Bisphosphonatmenge
(T1/2 γ 150–200 h) erreicht über den Blutkreislauf wieder die Niere
und wird schließlich im proximalen Tubulus aktiv eliminiert. Diesem
aktiven Eliminationsvorgang unterliegen die verschiedenen Bisphosphonate, bedingt durch die Eigenschaften ihrer Seitenketten, unterschiedlich. Daraus resultieren unterschiedliche Halbwertszeiten im
Nierengewebe. Diese Vorstellung wird durch den Nachweis einer *tri-
phasischen Ausscheidungskinetik* gestützt:

T1/2 α Schnelle Verteilung der infundierten Bisphosphonatmenge auf
        Knochen- und Weichteilgewebe, bei gleichzeitig ablaufender
        renaler Elimination
T1/2 β Elimination aus dem Kreislauf über die Niere
T1/2 γ Rückresorption von der Knochenoberfläche,
        renale Elimination

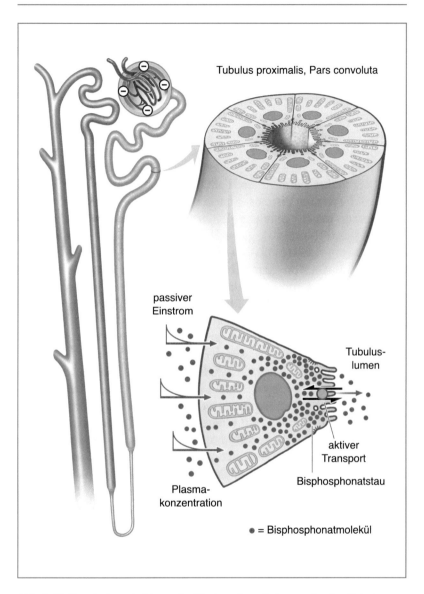

Tubulus proximalis, Pars convoluta

passiver
Einstrom

Tubulus-
lumen

aktiver
Transport

Bisphosphonatstau

Plasma-
konzentration

● = Bisphosphonatmolekül

Abb. 3.11. Renale Ausscheidung der Bisphosphonate im proximalen Tubulus

Der überwiegende Teil der Bisphosphonate wird über die proximale Tubuluszelle ausgeschieden. Nur eine geringe Menge wird glomerulär filtriert.

Die Ausscheidung von intravenös verabreichtem Bisphosphonat erfolgt daher multiphasisch: eine schnelle, bisphasische Elimination aus der Blutbahn, gefolgt von einer langandauernden Phase mit einer terminalen Eliminationshalbwertszeit von mehreren Tagen (Abb. 3.10). Auch nach Mehrfachgabe in monatlichen Abständen kommt es zu keiner Akkumulation im Plasma. Die Gesamtkörper-Clearance beträgt beim Ibandronat 7,8 l/h, bei Zoledronat 5,0 l/h.

Ungefähr die Hälfte der verabreichten Bisphosphonatdosis wird innerhalb eines Tages über die Niere unverändert wieder ausgeschieden. Die renale Clearance geschieht dosisabhängig. Wegen der negativen Ladung werden Bisphosphonate nur zu einem kleinen Anteil über die ebenfalls negativ geladene glomeruläre Membran filtriert. Im Tierversuch (Ratte) beträgt die glomeruläre Filtration bei Alendronat etwa 15 %. Der größte Teil (ca. 90 %) wird über eine aktive Sekretion im proximalen Tubulus eliminiert (Abb. 3.11). In extrem hohen Dosierungen (Konzentrationen von mehr als 400 µg/min/kg) steigt aber der Anteil der glomerulären Ausscheidung bis auf 54 %. Der Einstrom aus dem Plasma in die Tubuluszelle erfolgt passiv und abhängig von Plasmakonzentration und Eiweißbindung. Der Transport in das Tubuluslumen ist energieabhängig und in der Kapazität begrenzt.

Bei Patienten mit *Niereninsuffizienz* und *Hämodialyse* sollten die unterschiedlichen Halbwertszeiten der Bisphosphonate berücksichtigt und die Dosierung angepasst werden. Eine Dosisreduktion ist für Ibandronat bei Patienten mit eingeschränkter Nierenfunktion bis zu einer Kreatinin-Clearance von 30 ml/min nicht erforderlich. Bei einer niedrigeren Kreatinin-Clearance sollte die verabreichte intravenöse Dosis von 6 mg auf 2 mg reduziert werden. Bei Dialysepatienten findet sich etwa ein Drittel der gleichzeitig applizierten Ibandronatmenge im Dialysat wieder. Diesen Dialyse-Patienten sollten etwa 2/3 der normalen Dosis unmittelbar nach der Dialyse infundiert werden. Die Applikationsintervalle bleiben unverändert. Bei *eingeschränkter Nierenfunktion* sollten daher bei intravenöser Gabe von Bisphosphonaten folgende Anpassungen überlegt werden:

Vorsicht bei Patienten mit Niereninsuffizienz! Bitte die Empfehlungen der Hersteller beachten. Bei Dialysepatienten sollten 2/3 der normalen Dosis unmittelbar nach der Dialyse verabreicht werden.

▶ Engmaschige Kontrollen der Nierenfunktion, einschließlich Kreatinin-Clearance
▶ Verlängerung der Infusionsdauer auf 1 bis 2 Stunden
▶ Höhere Menge der Infusionslösung (Cave: Überwässerung)
▶ Dosisreduktion um die normale renale Eliminationsrate (etwa 30–40 %, siehe Fachinformation des entsprechenden Bisphosphonates)
▶ Evtl. Bikarbonatgabe

Wirkungen

Klinisch wirken Bisphosphonate fast ausschließlich am Knochen. Die Ursache liegt in der hohen Affinität der Bisphosphonate zum Kalziumphosphat. Sie bewirkt ein rasches Anfluten zur Knochenoberfäche, eine feste Bindung an die offenliegenden Kalziumphosphat-Kristalle im Bereich der Resorptionslakunen und eine kurze Halbwertszeit im Blut. Folgende *Wirkungsmechanismen* sind bisher bekannt:

Hemmung von Mineralisation und Kristallisation

▶ Verminderte Auflösbarkeit der Knochensubstanz und Veränderungen des Mineralisationsprozesses durch Einbau der Bisphosphonate in die Hydroxylapatit-Kristalle und die Knochenmatrix sind die wichtigsten physikalisch-chemischen Effekte. Sie werden ermöglicht durch die besondere Affinität der Bisphosphonate zum Festphasen-Kalziumphosphat, an dessen Oberflächen sie fest binden (Hemmung der Kristallbildung, -aggregation und -auflösung). Diese Wirkung wird klinisch mit dem Etidronat zur Hemmung ektoper Kalzifikation umgesetzt. Die Hemmung der Mineralisation führt zu einer Zunahme der Frakturrate und zu einer Verzögerung der Frakturheilung. Im Hinblick auf die Dosis, die zur Mineralisationshemmung und damit zur Osteomalazie führt, unterscheiden sich die verschiedenen Bisphosphonate nur wenig: die tägliche orale Dosis liegt bei 5–20 mg/kg Körpergewicht. Im Gegensatz zu Etidronat bedecken die Aminobisphosphonate nur noch 1/1000 bis 1/10 000 der Sättigungskapazität der Apatitoberfläche und haben damit praktisch keinen Einfluss mehr auf die Auflösbarkeit der Kristalle und auf strukturelle Eigenheiten des Knochens.

▶ Ein künftiges Einsatzgebiet für Bisphosphonate könnte sich aus dem Befund ergeben, dass bestimmte Bisphosphonate wie z. B. Etidronat die Verkalkung bioprothetischer Herzklappen verhindern können. Etidronat verringert auch die Bildung von experimentellen Harnsteinen. Wirksame Dosen von Etidronat führen aber auch zu einer unerwünschten Hemmung der normalen Knochenmineralisation. Diese Nebenwirkung ist der Grund, dass dieses „Bisphosphonat der ersten Stunde" im pharmazeutischen Markt keine Rolle mehr spielt. Schließlich führt die topische Gabe von Etidronat zu einer verringerten Zahnsteinbildung: eine Eigenschaft, die zur Verwendung in Zahnpasten geführt hat.

Die physikalisch-chemische Wirkung spielt bei den modernen Bisphosphonate keine klinisch relevante Rolle mehr.

Hemmung der Knochenresorption

Der klinische Haupteffekt der Bisphosphonate ist die Hemmung der Knochenresorption. Sie setzt innerhalb von 1–2 Tagen ein. Die Effekte sind unabhängig davon, ob das Bisphosphonat auf einmal (Infusion) oder fraktioniert (tägliche oder wöchentliche Tablette) gegeben wird. Entscheidend für die Wirkung ist die applizierte Gesamtmenge. Die Verminderung der Knochenresorption ist begleitet von einer positiven Kalziumbilanz, was die Grundlage des Einsatzes dieser Medikamente bei der Osteoporose darstellt.

Die Hemmung der Knochenresorption erfolgt enzymatisch über den Osteoklasten. Dabei gibt es drei Angriffspunkte (3 Generationen von Bisphosphonaten).

Die Mechanismen, die zur Hemmung der Knochenresorption führen, sind komplex. Mit Einführung der neuen Aminobisphosphonate wissen wir, dass die entscheidenden Angriffspunkte auf molekularer und zellulärer Ebene liegen (Abb. 3.12). Biochemisch treten die entscheidenden Veränderungen im Bereich des Mevalonat-Stoffwechsels auf. Bisphosphonate hemmen die Bildung der Lipidketten prenylierter Proteine. Während Statine durch Hemmung der HMG – CoA – Reduktase die Synthese von Mevalonsäure beeinträchtigen, greifen Bisphosphonate in tiefer liegende Syntheseschritte der Prenylierung und des Steroidstoffwechsels ein. (Abb. 3.12). Folgende *Angriffspunkte in den Mevalonsäure-Syntheseschritten* sind klinisch relevant:

▶ Die *Bisphosphonate der ersten Generation* bilden mit Adenosinmonophosphat ein nicht hydrolisierbares ATP – Analog (z.B. APPCCl$_2$P) und entziehen so der Synthese von Isopentenyl – Pyrophosphat die Energie (Abb. 3.13).

▶ Die *Aminobisphosphonate der zweiten Generation* hemmen kompetitiv die enzymatische Umsetzung von Dimethylallylpyrophosphat (DMAPP, C5 – Baustein) zu Geranyl – Pyrophosphat (GPP, C10 – Baustein). Die Strichformeln zeigen die sterische Ähnlichkeit der

Abb. 3.12. Zelluläre und biochemische Wirkungsmechanismen stickstoffhaltiger Bisphosphonate (z. B. Alendronat, ▶ Risedronat, Pamidronat, Ibandronat und Zoledronat) im Osteoklasten. Links: Bisphosphonate lagern sich auf der Knochenoberfläche in den Resorptionslakunen unter den Osteoklasten ab. Sie werden von den Osteoklasten resorbiert und führen zu einer Zellaktivierung und Schwund der „ruffled border". In höheren Dosen kommt es zusätzlich zu einer gesteigerten Apoptose der Osteoklasten. *Rechts:* Biosyntheseweg der Sterole und Isoprenoide. Diese Syntheseschritte laufen im Zytoplasma des Osteoklasten ab. HMG Co-A = 3-Hydroxy-3-methylglutaryl-Co-A, PP = Pyrophosphat. ① ② ③ = unterschiedliche Generationen der Bisphosphonate mit ihren Angriffspunkten. Bisphosphonate der 2. und 3. Generation führen zu einem Aufstau von Isopentenyl-PP, Auslöser der „Akute Phase Reaktion". Diese kann durch gleichzeitige Gabe von Clodronat gemildert werden

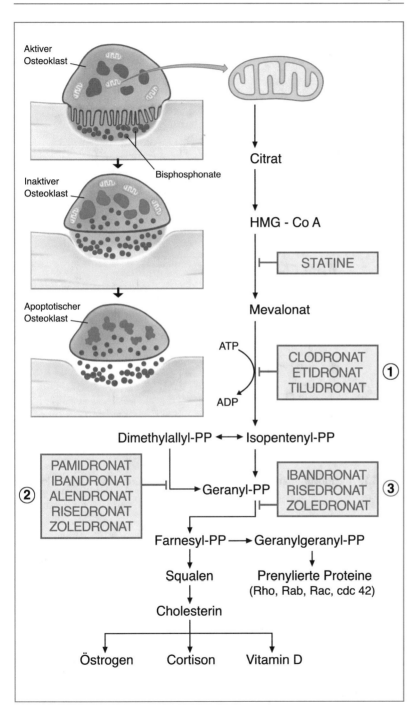

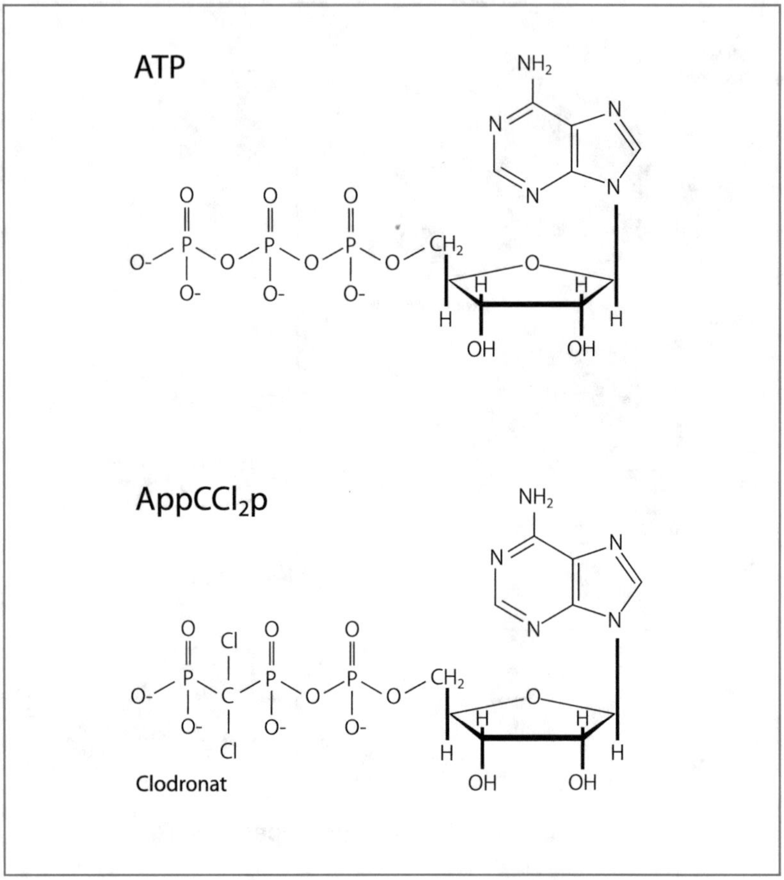

Abb. 3.13. Bisphosphonate der ersten Generation: Bildung eines ATP-Analogs

Ammoniumbisphosphonate mit dem im Enzym stabilisierten DMAPP – Carbokation (Abb. 3.14).

▶ Die *Aminobisphosphonate der dritten Generation* blockieren zusätzlich den nächsten enzymatischen Reaktionsschritt von Geranylpyrophosphat zu Farnesylpyrophosphat (FPP, C15) bzw. zu Geranylgeranylpyrophosphat (GGPP, C20). Auch hier zeigen die Strichformeln der Ammoniumbisphosphonate die sterische Ähnlichkeit mit dem GPP – Carbokation und damit die Fähigkeit, das entsprechende Enzym kompetitiv zu hemmen (Abb. 3.15).

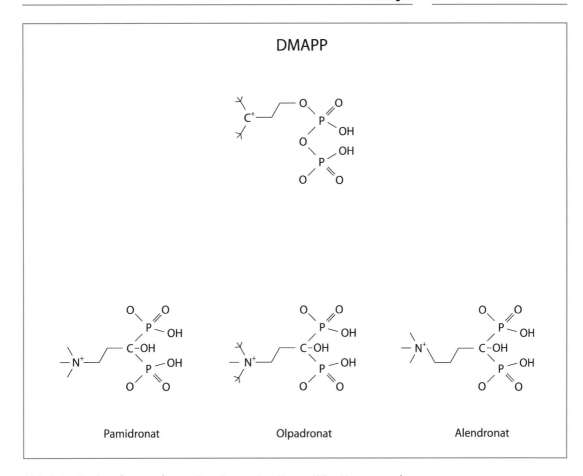

Abb. 3.14. Bisphosphonate der zweiten Generation: Kompetitive Hemmung des Dimethylallylpyrophosphats (DMAPP)

Mit Hilfe von Farnesyl- und Geranylgeranylketten verankern sich kleine Proteine (GTPasen) an der Zellmembran und regeln durch spezifische Signale eine Vielzahl von Zellfunktionen (Abb. 3.16). Ohne Lipidketten sind aber diese Membranproteine nicht in der Lage, ihre Signale auf die Zellmembran zu übertragen. Dadurch wird die Zelle inaktiv, verliert ihre membranspezifischen Eigenschaften und induziert schließlich den programmierten Zelltod, die Apoptose (Abb. 3.17). In erster Linie wirkt sich diese Blockade im Osteoklasten aus, bedingt durch die aktive Aufnahme hoher Bisphosphonatmengen von

Die Blockierung von GTPasen führt zum programmierten Zelltod (Apoptose).

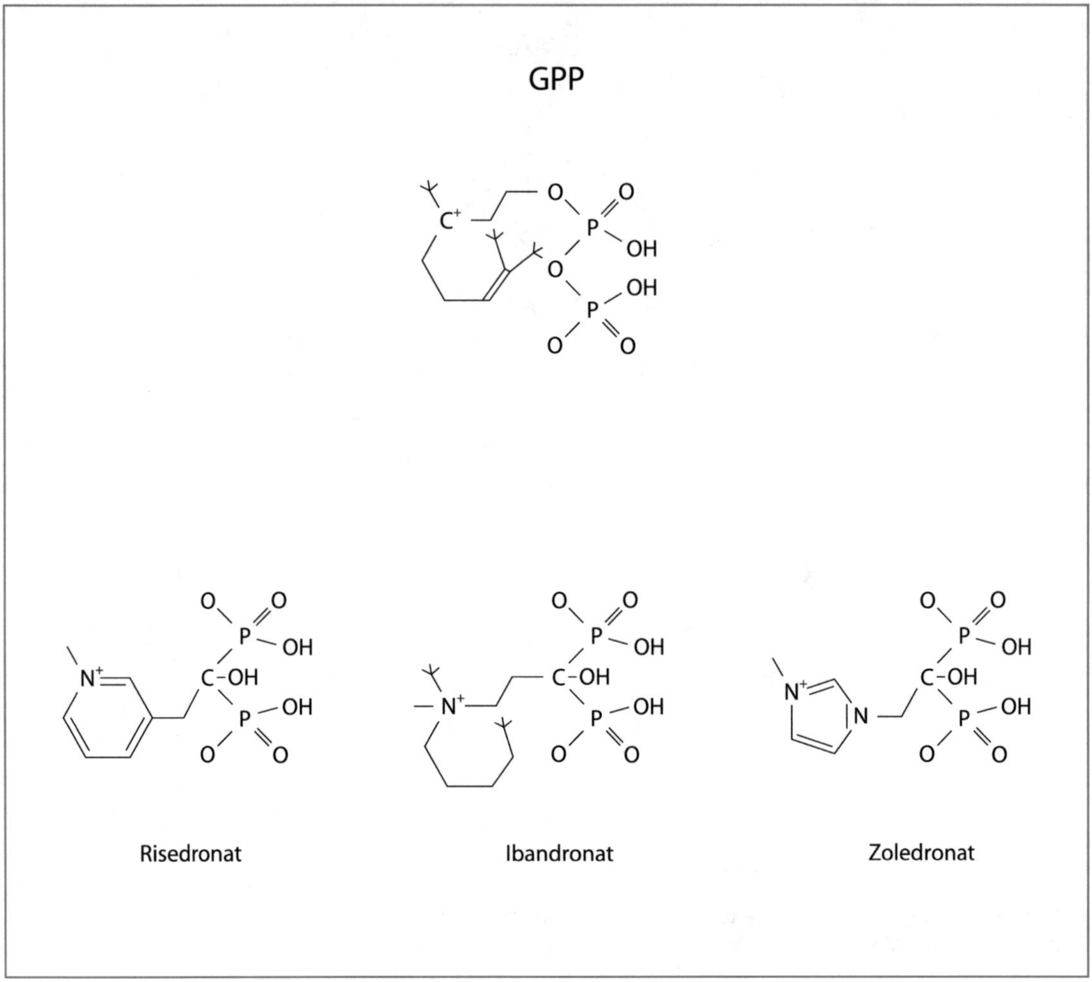

GPP

Risedronat   Ibandronat   Zoledronat

Abb. 3.15. Bisphosphonate der dritten Generation: Zusätzliche kompetitive Hemmung des Geranylpyrophosphats (GPP)

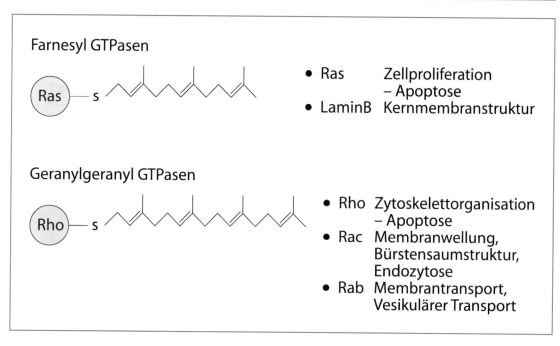

Abb. 3.16. Die beiden wichtigsten, von Bisphosphonaten gehemmten Membranproteine und ihre Funktionen

der Knochenoberfläche. Dieser Wirkmechanismus gilt jedoch für alle
Zellen, in denen sich Bisphosphonate genügend anreichern. Er ist verantwortlich für Wirkung wie Nebenwirkung. So können bei zu hoher
Dosierung, zu kurzen Infusionszeiten und zu kurzen Intervallen zwischen den Infusionen auch in den Tubuluszellen der Niere zu hohe
Bisphosphonatkonzentrationen auftreten, die das aktive Transport-
system überfordern: die Folge ist eine toxische Schädigung der Tubuli
mit Auftreten von Niereninsuffizienz. Bei entsprechend hoher Dosierung können auch Tumorzellen über eine Störung des Mevalonsäure-
stoffwechsels inaktiviert und in die Apoptose gebracht werden.

Zielzellen der Bisphosphonatwirkung sind die Osteoklasten und
deren Vorläuferzellen. Auf molekularer Ebene spielt die Hemmung
von Protein-Tyrosin-Phosphatasen, die Zellwachstum und-differen-
zierung kontrollieren, eine wichtige Rolle. Bisphosphonate können
intrazellulär die Säureproduktion, die Protonen-ATPase, lysosomale
Enzyme und Prostaglandine hemmen.

Eine übermäßige Akkumulation
von Bisphosphonaten in den
Tubuluszellen der Niere führt
– wie beim Osteoklasten –
zur Apoptose und damit zur
toxischen Nierenschädigung.

Die unterschiedliche Basizität
des Stickstoffs der Aminobisphosphonate führt zu
unterschiedlichen Wirkungen
im neutralen Gewebe
(pH ~ 7).

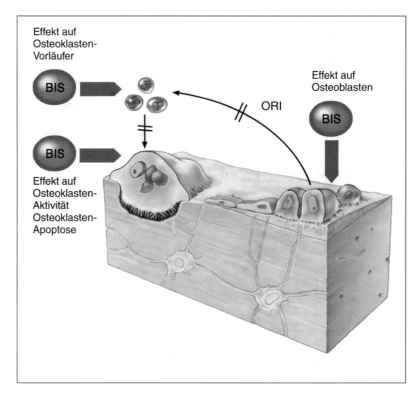

Abb. 3.17. Die drei wichtigsten zellulären Angriffspunkte der Bisphosphonate im Bereich der Knochenumbaueinheit. *ORI*, („osteoclast resorption inhibitor") wird durch Bisphosphonate vermehrt von Osteoblasten sezerniert

Effekte auf Osteoklasten (Abb. 3.18)

Die toxische Schädigung der Osteoklasten durch Bisphosphonate läßt sich auch morphologisch in Phasen nachweisen.

▶ *Hemmung der Osteoklastenaktivität*: Bisphosphonate lagern sich vorzugweise unter den Osteoklasten im sauren Milieu ab und erreichen dort lokal hohe Wirkstoffkonzentrationen. Wenn die Osteoklasten das Bisphosphonat aufnehmen, kommt es zu einer Verminderung der zellulären Leistung, z.B. der Synthese prenylierter Proteine (z.B. Ras, Rho, Rac, Rab), der Säure- und Enzymproduktion, und des vesikulären Transportsystems. Elektronenmikroskopisch findet man Veränderungen des Zytoskelettes (z.B. Aktin, Vinculin), Depolymerisierung der Mikrotubuli, Retraktion des „ruffled border", Bildung großer intrazellulärer Vakuolen und Veränderungen der basolateralen Membran. Bereits 24 Stunden nach Gabe von

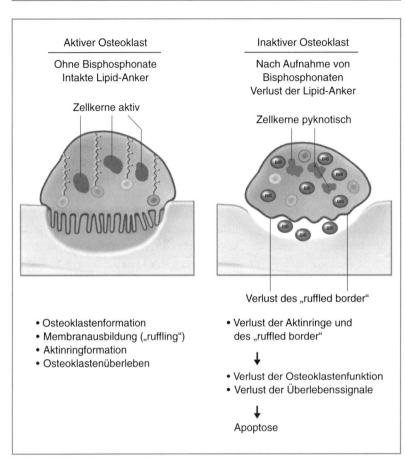

Aktiver Osteoklast

Ohne Bisphosphonate
Intakte Lipid-Anker

Zellkerne aktiv

Inaktiver Osteoklast

Nach Aufnahme von
Bisphosphonaten
Verlust der Lipid-Anker

Zellkerne pyknotisch

Verlust des „ruffled border"

• Osteoklastenformation
• Membranausbildung („ruffling")
• Aktinringformation
• Osteoklastenüberleben

• Verlust der Aktinringe und
  des „ruffled border"

↓

• Verlust der Osteoklastenfunktion
• Verlust der Überlebenssignale

↓

Apoptose

Abb. 3.18. Die Phagozytose von Bisphosphonaten führt zu einer Störung der Membranproteine im Osteoklasten, mit der Folge einer Inaktivierung und der Induktion der Apoptose

Alendronat ist eine Störung des ruffled border zu erkennen und weitere 24 Stunden später ist die Resorptionsmembran völlig aufgelöst. Nach der Inaktivierung entfernt sich der Osteoklast von seiner Resorptionslakune, der Knochendeffekt wird von Osteoblasten repariert, das in der Lakune abgelagerte Bisphosphonat wird in die neu gebildete Knochenmatrix eingelagert und so inaktiviert. Laborchemisch ist eine verminderte Ausscheidung von Knochenabbauprodukten und eine Senkung des Kalziumspiegels im Serum zu erkennen.

Sobald der Osteoklast Bisphosphonat resorbiert hat, zieht er sein „ruffled border" ein und löst sich von der Resorptionslakune.

▶ *Hemmung der Osteoklastenadhäsion*: Die Beschichtung der Resorptionslakune mit Bisphosphonat behindert das „Andocken" der Osteoklasten auf der Knochenoberfläche und beeinträchtigt das für den Resorptionsprozess so wichtige extrazelluläre Milieu zwischen dem „ruffled border" und der Knochenoberfläche. Bisphosphonate lagern sich besonders stark unter den Osteoklasten ab.

▶ *Abnahme der Osteoklastenzahl*: Bisphosphonate hemmen die Proliferation von Makrophagen, die Rekrutierung und Fusionierung zu Osteoklasten. Die Aktivierung von TGFβ könnte ein vermittelnder Faktor sein. Auch eine Hemmung der Osteoklastenrekrutierung über die Osteoblasten wird diskutiert.

▶ *Induktion der Apoptose*: Bisphosphonate bewirken eine vorzeitige Induktion des programmierten Zelltodes, der Apoptose. Dies gilt für Osteoklasten wie für deren Vorläuferzellen. Folge der verkürzten Lebensdauer ist eine Reduzierung der Osteoklastenzahl. Dabei wurden erhebliche Unterschiede zwischen den verschiedenen Bisphosphonaten gefunden. Clodronat induziert sowohl nekrotischen als auch apoptotischen Zelltod nach Metabolisierung in das nicht-hydrolysierbare ATP-Analog AppCCl$_2$P. Bei den Aminobisphosphonaten wird die Apoptose durch die Hemmung des Mevalonsäure-Stoffwechsels mit nachfolgender Hemmung der posttranslationellen Modifizierung verschiedener Proteine (Prenylierung) ausgelöst.

Effekte auf Osteoblasten

Auch Osteoblasten werden – direkt und indirekt – von Bisphosphonaten in ihrer Wirkung gehemmt. Dadurch kommt es zu einer Hemmung des gesamten Knochenumbaus.

Neuere Untersuchungen zeigen, dass Bisphosphonate auch indirekt über Osteoblasten die Osteoklasten-Aktivierung und -Rekrutierung hemmen können („osteoclast resorption inhibitor", ORI). Ebenso wurde gezeigt, dass Bisphosphonate indirekt über Osteoklastenhemmung auch einen Effekt auf die Knochenbildung haben. Dabei kommt dem RANKL-OPG System eine bedeutende Rolle zu. In Knochenbiopsien von Myelompatienten konnten wir einen Anstieg der Osteoblasten- und Osteoidsäume nach Bisphosphonatgabe beobachten und histomorphometrisch dokumentieren.

Effekte auf Osteozyten

Der Einfluss der Osteozyten auf die Knochenfestigkeit ist noch wenig erforscht. Es konnte gezeigt werden, dass Glukokortikoide die Osteozyten negativ beeinflussen (Apoptose-Induktion der Osteozyten- und Osteoblasten). Es ist auch nachgewiesen, dass Aminobisphosphonate diesen negativen Effekt mitigieren und den Pool an Osteozyten und Osteoblasten steigern. Wir können daher davon ausgehen, dass Bisphosphonate die Osteozytenfunktion positiv beeinflussen und so die Knochenqualität verbessern können. Damit lässt sich die scheinbar paradoxe Beobachtung erklären, dass unter Bisphosphonatgabe trotz fehlender Zunahme der Knochendichte das Frakturrisiko abnimmt. Wir konnten immunhistologisch an Beckenkammbiopsien zeigen, dass Ibandronat bereits wenige Wochen nach Infusion in den canaliculi und in Osteozyten nachzuweisen ist (Abb. 3.9). Für eine zuverlässige Beurteilung des Therapieerfolges der Bisphosphonate sind daher zukünftig neben der Knochendichtemessung auch morphologische Veränderungen des Knochengewebes (3D-Darstellungen und histologische Analysen) und eine serologische Beurteilung der Osteozytenfunktion von Bedeutung.

Osteozyten werden ebenfalls von Bisphosphonaten beeinflusst. Wirkformen und Bedeutung sind noch weitgehend unklar.

Effekte auf das Immunsystem

Bestimmte Bisphosphonate wie z. B. das Pamidronat haben stimulierende Effekte auf die Zytokinproduktion durch Makrophagen, Lymphozyten und andere immunkompetente Zellen: es kommt zu einem initialen Anstieg von Zytokinen wie PGE2, Kollagenasen und IL-1. Vor allem nach der ersten Infusion kommt es bei Pamidronat zu einem signifikanten Abfall der gesamten zirkulierenden Lymphozytenpopulation, der natürlichen Killerzellen, der T-Lymphozyten und der CD4+ und CD8+ T-Zellen (Abb. 3.19). Dieser Abfall könnte durch den Anstieg von Akut-Phase-Parametern im Serum wie dem C-reaktiven Protein, IL-6 und TNF-α hervorgerufen werden. Im Gegensatz dazu führt Ibandronat sogar zu einem moderaten Anstieg der Lymphozyten nach 10 Stunden, während Clodronat keine signifikante Veränderungen der genannten Parameter zeigt. In Tierversuchen wurde nachgewiesen, dass stickstoffhaltige Bisphosphonate die Produktion inflammatorischer Zytokine durch Antigen-präsentierende Zellen steigern und die Toleranz gegenüber Tumorantigenen überwinden.

Den Effekt der Bisphosphonate auf das Immunsystem erkennt man schon am Phänomen der „Akute Phase Reaktion". Diese Interaktionen erklären auch die Wirkung auf Tumor- und Entzündungszellen im Knochenmark.

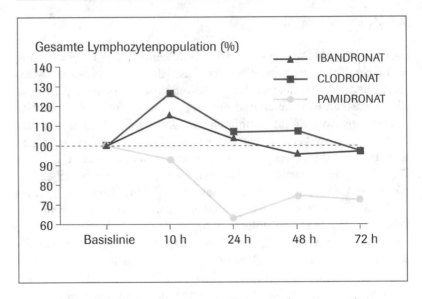

Abb. 3.19. Wirkung der Bisphosphonate auf die Lymphozytenpopulation; prozentuale Abweichung, bezogen auf den Ausgangswert gleich Basislinie. (Aus Pecherstorfer et al. 2000)

Ferner wird die Proliferation spezifischer γδT-Zellen-Subgruppen stimuliert, die zytotoxisch auf eine Reihe von in-vitro Tumor-Zelllinien wirken. Auch die Beeinflussung afferenter Nervenfasern im Knochen, mit Hemmung der Freisetzung von Neuropeptiden und Neuromodulatoren an den Nervenendigungen wird diskutiert und erklärt den schnellen analgetischen Effekt bei Knochenschmerzen.

Antiangiogenetische Effekte

Die Wirkungen der Bisphosphonate auf die Angioneogenese sind vor allem in der Onkologie von Interesse (Vergleich mit der Bedeutung von Thalidomid beim multiplen Myelom).

In-vitro- und in-vivo-Studien zeigten eine antiangiogenetische Wirkung von Bisphosphonaten. Bei einem Myelommodell konnte Croucher et al. die Verringerung der tumorassoziierten Angiogenese belegen. Diesen Zusammenhang konnten wir auch in einer klinischen Myelomstudie von Barlogie mittels quantitativer Auswertung von Knochenbiopsien im Verlauf der Bisphosphonatgabe zeigen. Die hemmende Wirkung auf Endothelzellen scheint über eine Downregulierung von Integrinen und eines Lamininrezeptors auf Endothelzellen des Menschen vermittelt zu sein. Ein anderer Mechanismus umfasst die Modellierung angiogener Wachstumsfaktoren wie VEGF(vascular endothelial growth factor) und βFGF. So bewirkt Pamidronat eine signifikante Senkung der VEGF-Serumspiegel, wobei maximale Wirkungen 2 Tage nach der Infusion zu beobachten waren. Es wurde außerdem gezeigt, dass Patienten mit osteolytischen Knochenmetastasen erhöhte Serumspiegel von bFGF aufweisen, das während der gesteigerten Knochenresorption aus der Knochenmatrix freigesetzt wird. Die Bisphosphonattherapie führte zu einer deutlichen Senkung der zirkulierenden βFGF-Spiegel, die mit einer Hemmung der Angiogenese einhergehen kann. Weitere Untersuchungen müssen die betroffenen Mechanismen aufklären und vor allem die wirksamsten Bisphosphonat-Dosen zeigen. Kombinationen mit Chemotherapeutika wie Taxanen verstärken die antiangiogenetische Wirkung der Bisphosphonate.

Bisphosphonate können die Wirkung von Chemotherapeutika verstärken.

Effekte auf Tumorzellen

Die Interaktionen der Tumorzellen mit Gefäßsystem, Immunsystem, Knochenmark, Knochen und Stroma sind in Abb. 3.20 zusammengefasst. Neuere Untersuchungen belegen einen hemmenden Effekt der Bisphosphonate auf das Tumorwachstum durch Hemmung der intrazellulären Signaltransduktion, die zur Induktion der Apoptose führt (antiproliferativer Effekt). Ein proapoptotischer Effekt des Bisphosphonates Pamidronat wurde inzwischen auch bei menschlichen Myelomzellen gezeigt. Die Osteoklastenhemmung führt zu einer verminderten Produktion von IL-6 und zu einer verminderten Freisetzung von Wachstumsfaktoren aus der Knochenmatrix. Es gibt inzwischen auch Hinweise, dass Bisphosphonate die Entstehung von ossären und wahrscheinlich auch von viszeralen Metastasen hemmen. Neue in vitro-Studien belegen, dass moderne Bisphosphonate wie Zoledronat und Ibandronat dosisabhängig auch einen direkten toxischen Einfluss auf Tumorzellen haben und deren Apoptose auslösen können. Um direkte zytotoxische Effekte auf die Tumorzellen unabhängig vom Osteoklastensystem zu erzeugen, sind allerdings höhere Dosen erforderlich. Neuere In-vitro-Befunde deuten darauf hin, dass die Kombination von Zoledronat oder Ibandronat mit Standard-Antitumorsubstanzen wie Paclitaxel, Taxotere, Taxol, Tamoxifen oder Dexamethason in einem Ausmaß Apoptose induziert, welches die durch eine Mono-

In hoher Dosierung haben moderne Bisphosphonate auch eine direkt toxische Wirkung auf Tumorzellen.

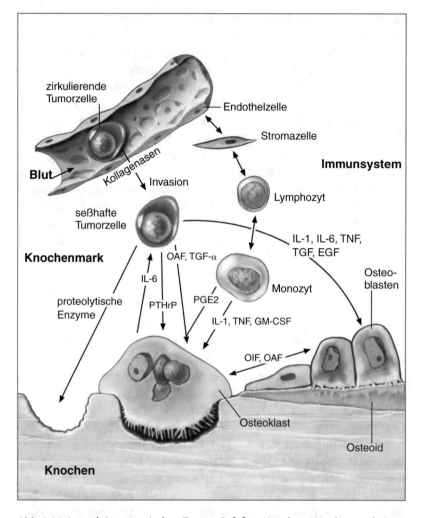

Abb. 3.20. Interaktionen zwischen Tumor, Gefäßen, Knochen, Knochenmark, Stroma und Immunsystem

Bisphosphonate hemmen die Tumorzelladhäsion auf der Knochenoberfläche und damit die Entstehung von Mikrometastasen.

therapie herbeigeführte Wirkung übersteigt. Experimentelle Untersuchungen zeigten, dass die modernen Bisphosphonate der dritten Generation die adhäsiven Eigenschaften von Tumorzellen und Knochenoberflächen beeinträchtigen.

Effekte auf die Frakturheilung

Tierexperimentell haben hohe Etidronatdosen die Frakturheilung beeinträchtigt und eine Mineralisationsstörung verursacht. Bei den Aminobisphosphonaten mit den wesentlich niedrigeren Dosen spielt diese physikalisch-chemische Wirkung keine Rolle mehr. Allerdings muss die Frage beantwortet werden, ob eine Hemmung der Osteoklasten einen negativen Einfluss auf das Remodeling der frühen Phase der Frakturheilung haben könnte. In Tierversuchen wurde gezeigt, dass die Kallusbildung und der Kalziumgehalt im Kallus unter Bisphosphonatgabe zunimmt, eine Störung der Frakturheilung wurde nicht beobachtet. Das „remodeling" des Kallus war unter Bisphosphonatgabe zwar wie zu erwarten reduziert, die mechanische Belastbarkeit des Kallus und des Röhrenknochen nach abgeschlossener Frakturheilung war aber nicht gestört (experimentelle Studien an Schafen unter Pamidronat). Vergleichbare tierexperimentelle Ergebnisse wurden auch mit Incadronat, Ibandronat und Clodronat publiziert. Bei Kindern mit Osteogenesis imperfecta wurden unter Pamidronat weder Störungen der Frakturheilung noch des Skelettwachstums beobachtet. An 9 Patienten unter Langzeittherapie mit Alendronat wurde allerdings eine verzögerte Frakturheilung bei gleichzeitig vorliegenden stark reduzierten Knochenumbaumarkern berichtet (Odvina et al., 2004). Auffallend war ein stark reduzierter Knochenanbau mit Verminderung der Osteoblastensäume. Bei Langzeitgabe von Alendronat wird eine verzögerte Frakturheilung auf Grund der starken Reduktion des Knochenumbaus diskutiert, ihre klinische Relevanz steht aber noch aus. Weitere klinische Studien zum Beleg einer Unbedenklichkeit bezüglich der Bisphosphonatgabe im Rahmen der Frakturheilung sind zu fordern. Als wirksame Substanzen zur Förderung der Frakturheilung erwiesen sich das osteoanabole Parathormonfragment Teriparatid und Vitamin D3.

Zusammengefasst: bei Vorliegen von Frakturen können die modernen Bisphosphonate auf Grund der bisher vorliegenden tierexperimentellen und klinischen Studien in unveränderter Dosierung zur Therapie der Osteoporose eingesetzt werden. Etidronat, das in der empfohlenen Dosierung die Mineralisierung stören kann, soll aber bei Vorliegen einer Fraktur nicht mehr verabreicht werden. Im Rahmen einer Operationsplanung am Knochen empfiehlt sich aus Sicherheitsgründen, 1 Monat vor und 1 Monat nach Operation Bisphosphonate auszusetzen. Bei schwerer Osteoporose mit multiplen Frakturen ist

Bisphosphonate steigern die Bildung und Mineralisation des Kallus, verzögern aber die Durchbauung des neugebildeten Knochens („remodelling"). Teriparatid beschleunigt dagegen die Modellierung des Kallus.

eine osteoanabole Therapie mit Teriparatid vorzuziehen, um einen raschen Knochenaufbau und eine rasche Durchbauung des neuen Kallus zu erzielen.

Effekte auf die Knorpelresorption

Osteoarthritis und Osteochondrose – bald eine neue Indikation für Bisphosphonate!

Von Interesse ist die Beobachtung, dass einige moderne Bisphosphonate die lokale Knorpelresorption hemmen können. So konnte gezeigt werden, dass die entzündliche Reaktion bei verschiedenen Varianten einer experimentell induzierten Arthritis mit Bisphosphonaten unterdrückt und somit die Gelenkarchitektur erhalten werden kann. Diese tierexperimentelle Beobachtungen führten zu erfolgversprechenden klinischen Bisphosphonat-Studien bei der Osteochondrose und Osteoarthritis.

Struktur-Wirkungs-Beziehungen

In den letzten 30 Jahren sind zahlreiche Bisphosphonate entwickelt worden, die sich durch Modifikationen der beiden Liganden am Kohlenstoffatom unterscheiden. Die antiresorptive Potenz ist inzwischen bis zu 20 000 mal größer als beim Etidronat.

Die beiden Seitenketten der Bisphosphonate bestimmen Knochenaffinität und Wirkpotenz.

Substitutionen an Rest 1 (-OHGruppe) sind für die Bindung der Substanz an die Knochenoberfläche („bone hook") mitbestimmend, Substitutionen an Rest 2 definieren die antiresorptive und antiproliferative Aktivität („bioactive moiety") (Abb. 3.21). Derivate mit einer Aminogruppe am Ende der Seitenkette waren besonders aktiv. Die erste dieser Substanzen war Pamidronat, die 10 mal aktiver als das Clodronat ist. Bei einer Kette aus 4 Kohlenstoffatomen wie beim Alendronat wurde eine nochmalige Steigerung um das 10-fache erreicht. Die optimale Länge der aliphatischen Seitenkette liegt bei 3–4 Kohlenstoffatomen. Bei Verlängerung der Kette nimmt die Wirkung wieder ab. Das Anhängen weiterer Gruppen an den Stickstoff (tertiäre Aminobisphosphonate) wie beim Ibandronat kann die Aktivität weiter steigern. Zyklische Bisphosphonate mit dem Stickstoff in Ringstruktur wie beim Risedronat (Pyridinring), Zoledronat (Imidazolring) oder YH529 gehören ebenfalls zu den derzeit potentesten Vertretern. Bei allen stickstoffhaltigen Bisphosphonaten bindet ein Proton (H^+) an das freie Elektronenpaar des Stickstoffs und bildet

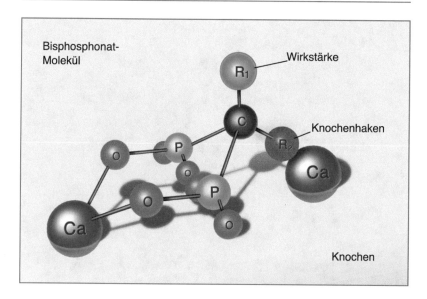

Abb. 3.21. Räumliche Struktur der Bisphosphonate mit Bindung an die Knochenoberfläche

das entsprechende Ammonium-Bisphosphonat. Dieses antagonisiert das entsprechende Carbokation bei der Farnesylierung/Geranylierung.

Nach den *molekularen Wirkungsmechanismen* können Bisphosphonate in 2 Gruppen eingeteilt werden:

▶ *Nicht-stickstoffhaltige Bisphosphonate* werden in zytotoxische ATP-Analoge metabolisiert und hemmen dadurch den Mevalonat-Stoffwechsel reifer Osteoklasten:
Erste Generation: Etidronat, Clodronat, Tiludronat

▶ *Stickstoffhaltige Bisphosphonate* hemmen den Mevalonat-Stoffwechsel und die Protein-Prenylierung. Unterschieden werden 2 Angriffspunkte, wobei nur die Bisphosphonate der dritten Generation neben der Farnesylierung auch die Geranylierung hemmen. Die Molekülstrukturen von Alendronat und Ibandronat sind in Abb. 3.22 und 3.23 dargestellt. Das Fehlen von prenylierten Proteinen im Osteoklasten führt über strukturelle Veränderungen wie die Auflösung des „ruffled border" zu einer Funktionseinschränkung.
Zweite Generation: Alendronat, Pamidronat, Olpadronat
Dritte Generation: Ibandronat, Risedronat, Zoledronat
Beide Mechanismen führen zur Zytostase und induzieren die Apoptose von Osteoklasten und Tumorzellen.

Stickstoffhaltige Bisphosphonate wirken über Enzymhemmung im Osteoklasten.

Die Einführung der Amino-
bisphosphonate – ein Durchbruch der Bisphosphonate
in der Medizin!

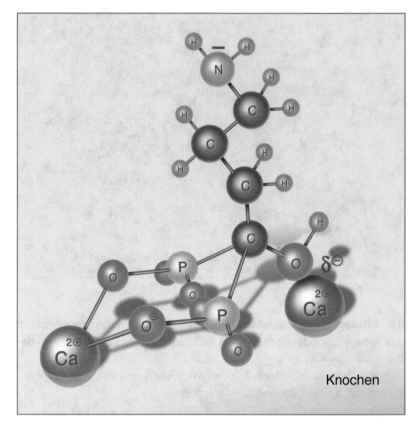

Abb. 3.22. Räumliche Struktur des Alendronats (Aminobisphosphonat, Bisphosphonat der 2. Generation) auf der Knochenoberfläche

Nebenwirkungen

Schwere Nebenwirkungen
bei Bisphosphonaten sind
zwar selten, aber es muß
alles getan werden, um
sie zu vermeiden.

Bisphosphonate sind sehr gut verträglich, Nebenwirkungen sind gering und nur sehr selten schwerwiegend. Trotzdem muss der Patient
über die wichtigsten Komplikationen und über eventuelle Beschwerden aufgeklärt und im Laufe der Behandlung gezielt befragt werden.
Dies gilt besonders für Indikationen, bei denen das verschriebene Bisphosphonat noch keine Zulassung besitzt. In diesen Situationen muss
nach Aufklärung das schriftliche Einverständnis des Patienten einge-
holt werden. Nieren- und Leberfunktion, Blutbild sowie Kalzium,
Magnesium, Phosphat und alkalische Phosphatase im Serum müssen

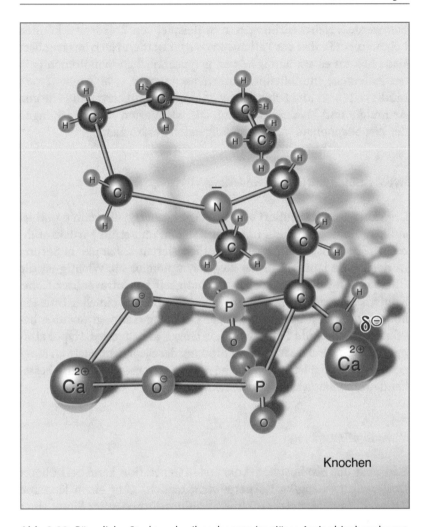

Abb. 3.23. Räumliche Struktur des Ibandronats (tertiäres Aminobisphosphonat, Bisphosphonat der 3. Generation) auf der Knochenoberfläche. Beachte die räumliche Ähnlichkeit mit Geranylpyrophosphat GPP)

initial kontrolliert werden. Bei aufgetretenen Nebenwirkungen kann auf eine andere Applikationsform oder auf ein anderes Bisphosphonat umgestiegen werden. Bei Kindern (z. B. bei Osteogenesis imperfecta) muss das Einverständnis der Eltern und der zuständigen Ethikkommission vorliegen. Die *Häufigkeitsangaben* von Nebenwirkungen beruhen hauptsächlich auf Daten, die bei chronischer Anwendung erhoben werden. Nebenwirkungen zum Beispiel von Zoledronat können bei ca. einem Drittel der Patienten erwartet werden. Nach intravenöser Gabe kommt es am häufigsten zu grippeähnlichen Symptomen (9 % der Patienten) einschließlich Knochenschmerzen (9 %), Fieber (7 %), Müdigkeit (4 %) und Schüttelfrost (3 %). Gelegentlich traten Fälle von Arthralgie und Myalgie (3 %) auf. Die wichtigsten Nebenwirkungen der Bisphosphonate werden im Folgenden besprochen.

Hypokalzämie und Hypomagnesiämie

Hypokalzämien sind selten symptomatisch und therapiebedürftig.

Die akute Toxizität äußert sich in Form einer Hypokalzämie und ist auf eine Komplexbildung mit dem Kalzium im Serum zurückzuführen. Die Folge ist eine Abnahme des ionisierten Kalziums im Serum. In der Praxis läuft sie in der Regel symptomlos ab. Wichtig ist die Überwachung der Infusionsgeschwindigkeit bei intravenöser Gabe. Klinisch relevante Hypokalzämien wurden bei zu schneller Infusion hoher Dosen und bei gleichzeitiger Gabe von Aminoglykosiden beschrieben, da beide Substanzen zu länger anhaltenden Hypokalzämien führen können. Wegen der Bindung der Bisphosphonate an Magnesium-Kationen ist auch auf eine möglicherweise gleichzeitig bestehende Hypomagnesiämie zu achten.

Mineralisationsstörung

Mineralisationsstörungen unter Bisphosphonaten gehören der Geschichte an!

Etidronat, das Bisphosphonat der ersten Generation, kann bei höherer Dosierung (>5 mg/kg Körpergewicht täglich) über einen längeren Zeitraum (>6 Monate) zu Mineralisationsstörungen im Sinne einer Osteomalazie führen. Nach Absetzen des Bisphosphonates normalisiert sich die Mineralisation innerhalb von 3 Monaten. Bei einer begleitenden Gabe von Kalzium und Vitamin D kann die osteomalazische Komponente vermieden werden. Auch für Pamidronat sind Mineralisationsstörungen beschrieben, die allerdings in keinem Fall zu klinisch fassbaren Beschwerden führten. Die histologisch nachgewiesenen Veränderungen sind aber eher Ausdruck eines therapieinduzierten sekundären Hyperparathyreoidismus. Eine begleitende Gabe von Kalzium und Vitamin D zur hochdosierten Bisphosphonattherapie ist daher zu fordern. Bei den neuen Bisphosphonaten wird diese Nebenwirkung nicht mehr beobachtet, weder klinisch noch in

Kontrollbiopsien. Eine Verbreiterung der Osteoidsäume unter Bisphosphonaten ist nicht Zeichen einer osteomalazischen Komponente, vielmehr Ausdruck einer gesteigerten Knochenformation. Unter Bisphosphonatgabe sollte daher bei der Osteoporosetherapie stets eine Vitamin D- und Kalziumsubstitution erfolgen.

Gastrointestinale Nebenwirkungen

Bei oraler Gabe von Bisphosphonaten werden milde gastrointestinale Nebenwirkungen wie Diarrhoe, Übelkeit, Völlegefühl, Magenschmerzen und uncharakteristische Bauchbeschwerden von 2–10 % der Patienten berichtet, obwohl große plazebokontrollierte Studien dies nicht bestätigen konnten. Bei oraler Gabe stickstoffhaltiger Bisphosphonate ist eine *ulzerierende Ösophagitis* beschrieben worden. Diese schwere Nebenwirkung kann aber nur auftreten, wenn die Einnahmevorschriften nicht beachtet werden:

Resorptionsprobleme – Schwachstelle bei der oralen Gabe von Bisphosphonaten. Diese können mit einer parenteralen Applikation vollständig vermieden werden.

▶ Arzt und Patient übersehen eine Refluxösophagitis oder andere Erkrankungen der Speiseröhre.
▶ Der Patient nimmt die Tablette mit zu wenig Leitungswasser ein.
▶ Der Patient legt sich in den ersten 30 Minuten nach Einnahme des Medikaments wieder hin.
▶ Der Patient führt die Therapie trotz Auftretens von Symptomen seitens einer Ösophagitis fort.

Eine ausführliche Aufklärung des Patienten über diese Einnahmevorschriften ist daher besonders wichtig. Bei einer wöchentlichen oraler Gabe von 70 mg Alendronat oder 35 mg Risedronat wurde das Auftreten einer Ösophagitis nicht mehr beobachtet, bei gleichbleibend guter Wirkung auf den Knochen.

Akute-Phase-Reaktion

Wie aus dem Mevalonsäurestoffwechselschema (Abb. 3.12) ersichtlich hemmen stickstoffhaltige Bisphosphonate die Reaktion von Dimethylallyl-PP und Geranyl-PP kompetitiv. Durch den reduzierten Abbau von Isopentenyl-PP (IPP) kumuliert dieses im Osteoklasten. Die Zelle reagiert auf die Überladung durch IPP mit der Ausschüttung von

„Akute Phase Reaktion"
– Hinweis für die Interaktion
der Bisphosphonate mit
dem Immunsystem. Die
schwersten Reaktionen
werden bei Pamidronat
beobachtet.

TNFα und INFγ. Dies wiederum löst die Proliferation von γδT-Zellen und einen Anstieg von IL-6 aus und somit die charakteristischen grippeähnlichen Symptome wie Temperaturanstieg und Knochenschmerz. Eine längeranhaltende Hemmung der Isoprensynthese führt durch diesen Rückstau zum Herunterregeln des Mevalonsäurestoffwechsels und einem geringeren Nachschub an IPP. Daher tritt die Akut-Phase-Reaktion bei erneuter Gabe nicht mehr oder nur noch abgeschwächt auf. Die Bisphosphonate der ersten Generation hemmen indirekt die Synthese von IPP und verursachen folglich keine Akut-Phase-Reaktion. Ebenso verhindert eine Vorbehandlung mit Statinen oder Bisphosphonaten der ersten Generation (z. B. Clodronat) das Auftreten einer Akut-Phase-Reaktion beim Wechsel auf ein stickstoffhaltiges Bisphosphonat. Um die Akut-Phase-Reaktion gering zu halten, ist eine einschleichende Behandlung mit niedriger intravenöser oder oraler Erstdosierung empfehlenswert. Weiterhin spielt die Höhe der Eiweißbindung der verschiedenen Bisphosphonate und ihre dadurch bedingte unterschiedliche Anflutungsgeschwindigkeit im Gewebe eine Rolle.

Klinisch kann es bekanntlich bei Aminobisphosphonaten in etwa 20–40 % der Fälle am Tage nach der Infusion zu einer Temperaturerhöhung mit Blutbildveränderungen (Veränderungen der Lymphozytenzahl) kommen. Charakteristisch sind ein Abfall von Lymphozyten und ein Anstieg des C-reaktiven Proteins, von IL-6 und TNFα. Diese Befunde werden von grippeartigen Beschwerden wie Kopf-, Knochen-, Brust- und Gliederschmerzen sowie Abgeschlagenheit begleitet. Die Reaktion setzt 10 Stunden nach der ersten Infusion ein, hält 1–2 Tage an und verursacht keine anhaltenden Nebenwirkungen. Eine symptomatische Therapie kann mit Paracetamol, Acetylsalizylsäure oder Metamizol erfolgen, ist aber selten erforderlich. Ältere Patienten mit Herzinsuffizienz berichteten vereinzelt am Tage nach der Infusion über gelegentliches „Herzstolpern". Diese paroxysmale Rhythmusstörung war in keinem Fall therapiebedürftig. In der Regel tritt die Akute-Phase-Reaktion nur bei der ersten Infusion, selten nochmals und abgeschwächt bei der zweiten Gabe auf. Stärkere Reaktionen beobachteten wir bei der Behandlung von Patienten mit Morbus Sudeck, weniger häufig bei Patienten mit Osteoporose und selten bei Tumorpatienten. Besondere Vorsicht ist bei Aspirin-sensitiven Asthmapatienten geboten. Es empfiehlt sich daher bei diesen Patienten eine niedrigere Dosierung bei der Erstinfusion mit nachfolgender einstündiger Überwachung.

Renale Nebenwirkungen

Rasche Infusionen oder Injektionen großer Mengen von Etidronat oder Clodronat haben in der Vergangenheit zum akuten Nierenversagen geführt. Bei Vorliegen einer Hyperkalzämie mit begleitender Exsikkose ist diese Gefahr zu beachten. Der Grund liegt wahrscheinlich in der Bildung unlöslicher Komplexe im Blut, die dann über eine glomeruläre Schädigung das Nierenversagen verursachen. Diese Erfahrungen führten zu der Empfehlung, dass die intravenöse Applikation von Bisphosphonaten langsam und in starker Verdünnung erfolgen soll. Ibandronat als hochpotentes Bisphosphonat ist bereits in einer Dosierung von 2 mg wirksam und kann in dieser Dosierung auch injiziert werden. Es traten hierbei keine signifikanten renalen Komplikationen auf. Beobachtet wurde lediglich eine kurzfristige und minimal erhöhte Proteinausscheidung, wahrscheinlich verursacht durch das membrantoxische Potential aller Bisphosphonate. Beim intravenösen Einsatz von 2 und 6 mg Ibandronat bei Patienten mit Mammakarzinom konnten keinerlei relevanten Anzeichen von Nierenschädigung (z. B. Proteinurie, Enzymurie, Hämaturie und Serum-Kreatinin-Erhöhungen) gemessen werden. Dieses Fehlen einer Nephrotoxizität bei Ibandronat 6 mg bedeutet, dass eine routinemäßige Kontrolle der Nierenfunktion bei Ibandronat nicht zu fordern ist. Beim multiplen Myelom muss vor allem sichergestellt werden, dass ein vorbestehender Volumenmangel durch entsprechende Infusionstherapie ausgeglichen wird.

Eine vorbestehende Niereninsuffizienz ist grundsätzlich keine Kontraindikation für Bisphosphonate. Allerdings beschreiben mehrere Publikationen unter Therapie mit Pamidronat das Auftreten einer „collapsing glomerulonephritis" als Sonderform der fokal segmentalen Glomerulosklerose sowie ähnlich wie bei Zoledronat akute Tubulusnekrosen. Bei Niereninsuffizienz empfiehlt es sich generell, die Dosis zu reduzieren und eine längere Infusionsdauer zu wählen (entsprechend den Empfehlungen der Fachinformationen der Firmen). Bei kompletter Niereninsuffizienz und Hämodialyse ist die Dosis um ca. 30 % zu reduzieren. Bei bekannter Nierenfunktionsstörung empfiehlt es sich auch, die Infusionszeit beispielsweise von 15 auf 30 Minuten zu erhöhen. Besonders anfällig für renale Komplikationen unter Bisphosphonatgabe sind Myelompatienten. Gründe dafür sind Einlagerungen der leichten Ketten und des Paraproteins sowie Amyloidniederschläge in den Nieren.

Ibandronat – ein „nierenfreundliches" Bisphosphonat durch die hohe Eiweißbindung und das langsame Anfluten an die Tubuluszellen der Niere.

Bei einer Vorschädigung der Niere ist vor allem Ibandronat empfehlenswert. Bei Dialysepatienten gibt man 2/3 der normalen Dosis unmittelbar nach der Dialyse.

Die neuen Bisphosphonate hemmen die Farnesylierung und Geranylierung der GTPasen kompetitiv. Bestimmte GTPasen (Rab) steuern den aktiven Membrantransport unter anderem in den Tubuluszellen. Ihre durch zu hohe Bisphosphonat-Konzentration bedingte Hemmung führt zu einem exponentiellen Konzentrationsanstieg des Bisphosphonates in den Tubuluszellen. Dadurch werden weitere GTPasen (Rho, Ras) blockiert, mit der Konsequenz einer zunehmenden toxischen Schädigung des Tubulussystems bis hin zu Tubulusnekrosen. Die Beurteilung der Nierenfunktion basiert im klinischen Alltag auf der Messung des Serum-Kreatinins und der Kreatinin-Clearance im Urin. Diese Tests sind aber weder sensitiv noch spezifisch genug, eine Nephropathie im frühen Stadium zu erkennen. Zur Beurteilung der tubulären Nephrotoxizität bietet sich die Bestimmung zweier Substanzen im Urin an: α1-Mikroglobulin (MG) und N-acetyl-β-D-Glucosaminidase (NAG). In der klinischen Praxis kann alternativ die Bestimmung von γGT im Urin verwendet werden.

Die *unterschiedliche Nephrotoxizität der Bisphosphonate* hängt vor allem von deren pharmakokinetischen Eigenschaften ab:

> Die Nephrotoxizität der Bisphosphonate hängt vor allem von deren unterschiedlichen Pharmakokinetik ab.

▶ In die Tubuluszelle kann nur Bisphosphonat diffundieren, das nicht eiweißgebunden ist. Eine hohe *Eiweißbindung* bremst daher das rasche Anfluten des Bisphosphonates an die Tubuluszelle und verlangsamt den Einstrom in die Tubuluszelle. Der aktive Transportmechanismus hat daher Zeit, das intrazelluläre Bisphosphonat zu eliminieren, ohne dass hohe, toxisch wirkende intrazelluläre Wirkstoffspiegel in der Zelle auftreten: der aktive Transport in das Lumen der Tubuli wird entlastet.

▶ Die unterschiedlichen *Gewebehalbwertzeiten* der Bisphosphonate in der Niere haben ebenfalls einen wesentlichen Einfluss auf eine Tubuluschädigung. Zoledronat verbleibt mit einer terminalen Halbwertzeit von 150–200 Tagen wesentlich länger in den Tubuluszellen als Ibandronat mit 24 Tagen. Dies erklärt, warum in einigen Fällen das akute Nierenversagen erst nach wiederholter Gabe auftrat, da die Gefahr der intrazellulären Kumulation bei Zoledronat größer ist.

▶ *Hohe Dosen mit kurzen Infusionszeiten und Mehrfachinfusionen in kurzen Abständen* bedingen vor allem bei Bisphosphonaten mit geringer Eiweißbindung Plasma- und Gewebs-Spitzenkonzentrationen mit Überlastung der Transportkapazitäten in den Tubuluszellen. Von oralen Bisphosphonaten ist auf Grund der geringen und verzögerten Resorption keine Nephrotoxizität bekannt.

Unter diesen Aspekten kann jedem Bisphosphonat eine therapeutische Breite zugeordnet werden, die das Verhältnis der verwendeten Wirkdosis zur maximal nierenverträglichen Dosis beschreibt. So hat zum Beispiel das nicht stickstoffhaltige Clodronat eine Breite von 1:4 bezogen auf eine Infusion von 300 mg. Von Ibandronat ist seit Zulassung im Oktober 1996 kein Fall einer substratbedingten Nierenfunktionseinschränkung berichtet worden. *Ibandronat kann daher als das nierensicherste Bisphosphonat eingestuft werden.* Eine Kontrolle der Nierenfunktion vor jeder Applikation ist daher nicht zwingend nötig. Auch bestehen keine Restriktionen bezüglich des gleichzeitigen Einsatzes nephrotoxischer Chemotherapeutika. Ibandronat kann sogar bei Patienten mit schweren Nierenfunktionsstörungen (Kreatinin-Clearance <30 ml/min) mit auf 2 mg reduzierter Dosis angewandt werden. Bei den anderen Bisphosphonaten sollten Einschränkungen in den neuesten Fachinformationen beachtet werden.

Ibandronat – das „nierensicherste" Bisphosphonat.

Osteonekrosen/Osteomyelitiden des Kiefers

Kieferosteonekrosen unter Bisphosphonatgabe wurden erstmals 2003 berichtet. Am 2. August 2004 ist im Deutschen Ärzteblatt („UAW-News" International) unter der Überschrift „Osteonekrosen des Kiefers unter Bisphosphonaten" eine Mitteilung der Arzneimittelkommission der deutschen Ärzteschaft erschienen, die sich mit vier Veröffentlichungen zum oben genannten Thema befasst. Auslöser der Diskussion ist eine Publikation von Ruggiero et al., in der die Autoren über 63 Fälle von Osteonekrosen des Kiefers unter Bisphosphonattherapie berichten, die innerhalb von zweieinhalb Jahren in einer Klinik für Mund-, Kiefer- und Gesichtschirurgie in New York dokumentiert wurden. In der Mehrzahl der Fälle waren Zahnextraktionen, Insertion von Zahnimplantaten oder Infekte im Bereich des Kiefers vorausgegangen und fast alle Patienten standen unter einer *Langzeittherapie mit Pamidronat oder Zoledronat* (Ibandronat und Clodronat sind in den USA nicht zugelassen). 56 dieser Patienten hatten eine intravenöse Therapie mit Pamidronat, Zoledronat oder Pamidronat gefolgt von Zoledronat erhalten. Die 7 restlichen hatten eine orale Bisphosphonattherapie. Von diesen erhielten ein Patient Risedronat und sechs Patienten Alendronat. Die betroffenen Patienten litten an Kieferschmerzen, nicht heilenden Extraktionswunden und freiliegendem Knochen mit Sequestrierung. Diese Läsionen waren therapierefraktär

Kieferosteonekrosen – eine neue, aber wenig verständliche Nebenwirkung der Bisphosphonate bei onkologischen Erkrankungen.

Kiefernekrosen –
viele Hypothesen, aber
keine überzeugt.

auf Antibiotika und mussten operativ behandelt werden. Konservative oder chirurgische Maßnahmen führten meist nicht zu einer dauerhaften Abheilung oder verschlechterten den Lokalbefund weiter. 44 % der Patienten litten an einem multiplen Myelom, 32 % an einem metastasierten Mammakarzinom und 5 % an einem fortgeschrittenen Prostatakarzinom. Diese Tumorpatienten waren ausschließlich mit intravenösem Pamidronat (teils über mehrere Jahre), Zoledronat oder mit einer Kombination Pamidronat/Zoledronat behandelt worden. Was die oralen Bisphosphonate betrifft, ist die Frage nach einem kausalen Zusammenhang noch offen. So steht den berichteten 6 Fällen mit Alendronat kein einziger Fall in allen bisher mit Alendronat durchgeführten Studien an mehr als 17 000 Patienten gegenüber. Auch die umfangreichen Erfahrungen, die mit Alendronat nach Markteinführung am Patienten gemacht wurden und die ca. 20 Millionen Patientenjahre abdecken, gaben bisher keine Hinweise auf eine derartige Problematik.

Pathogenetisch gibt es bisher keine befriedigende Erklärung, warum es nur Beschreibungen von Osteonekrosen des Kiefers, nicht aber anderer Skelettareale gibt. In der Regel gehen aber bei fast allen Patienten mit Kiefernekrosen Eingriffe an den Zähnen (z. B. Wurzelbehandlungen) oder am Kiefer der Bisphosphonatgabe voraus. Entzündungen, Abszesse oder sogar Mikrometastasen im Zahn und Kieferbereich waren gerade bei den immunsupprimierten Tumorpatienten keine Seltenheit. Als *Erklärungen für das gehäufte Auftreten von Kiefernekrosen* unter den beschriebenen Bisphosphonaten wurden angeführt:

▶ Mikrofrakturen im stark belasteten Kieferknochen
▶ Besonders leichte Eintrittspforte von Bakterien nach Zahn- und Kiefereingriffen
▶ Besonderheiten der Durchblutung im Kieferbereich
▶ Infektiöse Entzündungsprozesse bei gleichzeitiger Immunsuppression
▶ Antiangiogenetische Wirkung der Bisphosphonate mit Entstehung von Nekrosen
▶ Hemmender Einfluss auf den physiologischen Knochenumbau
▶ Verstärkung dieser entzündlich/nekrotisierenden Vorgänge durch Chemotherapie und Kortikosteroide.

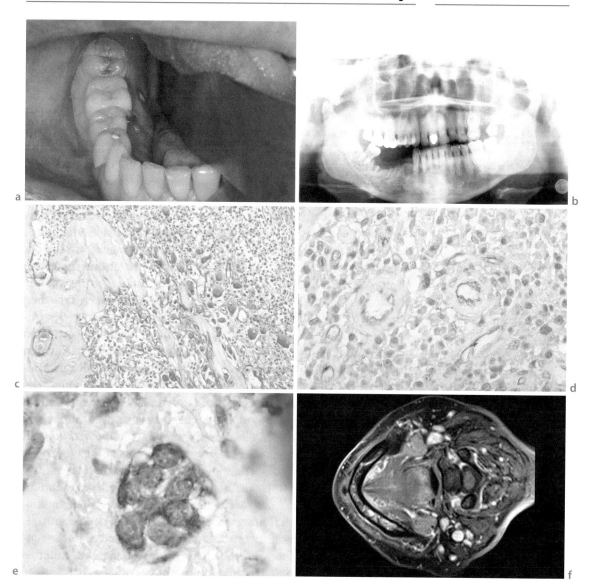

Abb. 3.24 a–f. Patientin mit Osteonekrose des Kiefers unter Zoledronat und späterem Auftreten einer osteolytischen Knochendestruktion in diesem Bereich: a Osteonekrose des rechten Unterkiefers, b Röntgenbild der Osteonekrose, nach Zahnextraktion in diesem Bereich, c Histologie aus dem Bereich der Osteonekrose mit deutlicher
Osteoklastenvermehrung, leeren Osteozytenhöhlen und massiver plasmazytär/lymphozytärer Entzündungsreak-
tion (Osteomyelitis) im benachbarten Knochenmarkraum (Giemsa), d Immunhistologie mit Nachweis zahlreicher
Gefäße (Endothelin-AK), umgeben von Entzündungszellen. e Immunhistologischer Nachweis von Tumorzell-Nes-
tern in Nachbarschaft der Knochenoberfläche des rechten Unterkiefers (Cytokeratin-Antikörper). f 4 Monate nach
Biopsieentnahme: zunehmende Schmerzen und Schwellung des rechten Unterkiefers mit Verdacht auf eine osteolytische Metastasierung im MRT. Eine nochmalige Biopsie in diesem Bereich ergab aber nur eine massive Osteomyelitis. (Abb. 3.24 a, b wurden freundlicherweise von Herrn Dr. Dr. G. Mast zur Verfügung gestellt)

Nach unseren Untersuchungen bewirken Bisphosphonate mit langen Gewebehalbwertszeiten eine Zytokin-getriggerte Stimulierung einer vorbestehenden Entzündung im Zahn/Kiefer-Bereich. Diese Vorstellung entspricht histologisch einer abakteriellen Osteomyelitis, reich an Lymphozyten, Plasmazellen und Gefäßen. Ein massiver Knochenumbau mit hochaktiven Osteoklasten, nekrotischen Osteozyten und Zementlinien zeichnen das Knochegewebe aus. Bakterien konnten in keinem der untersuchten Fälle nachgewiesen werden. Klinisch war die schlechte bis fehlende Heilungstendenz charakteristisch, wahrscheinlich bedingt durch ausgeprägte Makrophagenhemmung. Die Aktivität der Makrophagen wird besonders unter der Gabe von Zoledronat gehemmt.

All diese Erklärungen sind aber nur spekulativ. Bei der histologischen Aufarbeitung des nekrotischen Kiefermaterials an 15 Fällen konnten wir reichlich Gefäßstrukturen, Entzündungszellen (Granulozyten, Lymphozyten und Plasmazellen) und osteoklastische Knochenresorption beobachten, einer *subakuten bis chronischen abakteriellen Osteomyelitis* entsprechend (Abb. 3.24). Bakterien waren in keiner der untersuchten Biopsieproben nachzuweisen. Andererseits waren auch Veränderungen zu finden, die einer klassischen Osteonekrose mit vollständiger Nekrosierung des Knochenmarkes und des Weichteilgewebes entsprachen. Wir konnten auch neugebildeten Knochen mit hochaktiven Osteozyten und betonten Zementlinien angrenzend an nekrotische Knochenareale mit leeren Osteozytenlakunen entdecken. Auffallend waren nekrotische Veränderungen der Osteozyten, ohne dass wir diesen Befund pathogenetisch deuten könnten. Die Rolle der *Osteozyten* ist in diesem Zusammenhang völlig unklar und sollte weiter untersucht werden. Denkbar aber wäre eine Anreicherung von Bisphosphonat im Kanalsystem des Knochens, die zu einer toxischen Schädigung der Osteozyten nach langzeitiger, hochdosierter Bisphosphonatgabe führt. Dafür spräche der histologische Befund von leeren osteozytären Lakunen in den nekrotischen Knochenbereichen. In den Randbereichen der Kiefernekrose waren dagegen die oben beschriebenen entzündlichen Knochenreaktionen mit überstürzter Knochenneubildung und hochaktiven Osteozyten zu finden. Eine weitere wichtige Erklärung für die topographische Bevorzugung des Unterkiefer-Seitenzahngebietes liegt in den Besonderheiten der *Durchblutung* in diesem Areal. Wegen des fehlenden Muskelaufbaus, der geringen Weichteilbedeckung und der damit vergleichsweise schlechteren Blutversorgung in diesem Unterkieferbereich handelt es sich um die anfälligste Stelle des Unterkiefers für Entzündungen und Nekrosen. Inflammatorische Reaktionen führen rasch zu Aufschwellungen und Auftreibungen des Kieferknochens mit Kompression des zentralen Nerven-Gefäß-Bündels und folgender Nekrose. Bevorzugt werden daher in diesem Kieferbereich Osteoradionekrosen beobachtet (persönliche Mitteilungen von Dr. Dr. G. Mast, Klinik und Poliklinik für Mund-, Kiefer- und Gesichtschirurgie, Klinikum der Universität München).

Es wird noch diskutiert, ob diese Komplikation von allen Aminobisphosphonaten oder – wahrscheinlicher – nur von Aminobisphosphonaten mit kurzen Serum- und langen Gewebehalbwertszeiten wie z. B. Pamidronat und Zoledronat verursacht werden. Eine entscheidende Rolle kann dabei die unterschiedliche Albuminbindung im

Serum und/oder eine lange Gewebehalbwertzeit spielen. Tatsache ist, dass unter Ibandronat uns bisher nur ein Fall mit Kiefernekrose bekannt geworden ist, der allerdings eine Dosis von 6 mg in 14-tägigen Abständen verabreicht bekam und damit nicht den Empfehlungen des Herstellers entsprach. In klinischen Studien und in der Postmarketing-Überwachung sind bisher unter der empfohlenen Dosierung keine Kiefernekrosen bekannt geworden. Von einem „Klasseneffekt" aller Bisphosphonate bezüglich Kiefernekrosen kann nach den derzeitigen Erkenntnissen daher nicht gesprochen werden. Die Komplikation der Osteonekrose erscheint umso paradoxer als gerade „Vorstufen" einer Osteonekrose (z. B. lokales Knochenmarksödem bei transienter Osteoporose) und Parodontitis mit Bisphosphonaten erfolgreich behandelt werden.

Die in der Literatur berichtete Ähnlichkeit einer Berufskrankheit bei Arbeitern, die in der Streichholzindustrie *weißem Phosphor* ausgesetzt waren, ist biochemisch nicht zu erklären und daher höchst unwahrscheinlich. Bei Menschen unter langjähriger Einwirkung von Phosphordämpfen wurden „neue, harte Verknöcherungen in der Kieferregion beobachtet, während die alten Ober- und Unterkieferknochen allmählich unter dem Einfluss von Eiterbakterien zerfallen („Phosphornekrose")." Verantwortlich für die Toxizität des weißen Phosphors sind Oxidationsvorgänge der Phosphordämpfe mit dem Luftsauerstoff zu Phosphortrioxid. Diese chemischen Reaktionen sind aber mit Bisphosphonaten unwahrscheinlich, da die P-C-P-Verbindung chemisch extrem stabil ist.

Dem *Bundesinstitut für Arzneimittel und Medizinprodukte* (BfArM) wurden bisher 63 Verdachtsfälle von Knochennekrosen des Kiefers unter Anwendung von Bisphosphonaten gemeldet. Alle Meldungen stammen aus den Jahren 2004 und 2005 und wurden vermutlich durch einen entsprechenden Hinweis der Arzneimittelkommission der deutschen Ärzteschaft ausgelöst. Fast alle publizierten oder gemeldeten Fälle betrafen Pamidronat und/oder Zoledronat. Nur wenige Berichte betreffen Patienten, die andere Bisphosphonate (z. B. Ibandronat) bei zugrundeliegender Tumorerkrankung erhielten oder aufgrund einer Osteoporose behandelt wurden. In einem großen Teil der Fälle ging dem Auftreten der Knochennekrose ein zahnmedizinischer Eingriff, wie zum Beispiel eine Zahnextraktion oder eine Kiefersanierung, voraus.

Inzwischen wurden *detaillierte Empfehlungen zur Prävention, Diagnose und Therapie der Kiefernekrosen* publiziert (Juni 2004) und

Kiefernekrose unter Zoledronat = „abakterielle chronische Osteomyelitis"

Problem erkannt! Empfehlungen zur Prävention und Therapie wurden inzwischen formuliert.

in einem Rundschreiben der Firma Novartis „im Sinne einer sicheren Anwendung von Zometa® bei Patienten mit fortgeschrittenen Tumorerkrankungen" aufgegriffen:

„Danach soll generell bei der Anwendung von Bisphosphonaten auf den Zahnstatus und eine gute Hygiene im Mundbereich geachtet werden. Idealerweise sollte der Zahnstatus zu Beginn der Therapie saniert werden."

Ergänzend dazu empfiehlt sich, dass bei dringend indizierten operativen Eingriffen im Zahn- und Kieferbereich die intravenöse Bisphosphonatgabe unterbrochen werden sollte (etwa 1 bis 2 Monate bis zur Abheilung der Wunde). Bei eingetretener Problematik während einer bereits eingeleiteten Bisphosponattherapie wird eine Absetzung des Bisphosphonates ca. 1 bis 2 Monate vor einem chirurgischen Eingriff im Kieferbereich sowie eine antibiotische Begleittherapie empfohlen. Ferner sollte in Beobachtungsstudien untersucht werden, ob Kiefernekrosen einen „Klasseneffekt" aller Bisphosphonate darstellen und welcher Einfluss der Pharmakokinetik (z. B. Serum- und Gewebshalbwertszeiten) der verschiedenen Bisphosphonate zukommt.

> Die Kiefernekrose ist zweifellos eine sehr ernste Komplikation, trotzdem sollte den Tumorpatienten – nach erfolgter Sanierung im Zahn/Kieferbereich – ein modernes Bisphosphonat nicht vorenthalten werden.

Zusammenfassend: Bei Einsatz von intravenösen Bisphosphonaten in der klinischen Praxis ist diese ursächlich völlig ungeklärte Komplikation stets zu bedenken, vorher abzuklären und wenn nötig Vorsorge zu treffen. Histologisch fand sich ein Spektrum, das von einer abakteriellen chronischen Osteomyelitis bis zu einer Osteonekrose reichte. Insbesondere Patienten mit zusätzlichen Risikofaktoren wie Tumorerkrankungen, Chemo-, Radio- oder Steroidtherapie sollten zahnmedizinische Eingriffe auf das erforderliche Minimum begrenzen. Gegebenenfalls sollte vor Beginn einer intravenösen Bisphosphonat-Therapie eine zahnärztliche Untersuchung erfolgen und eine notwendige zahnärztliche Behandlung abgeschlossen werden (s. Mitteilungen der Bundesärztekammer). Aber „correlation is not causation, and causation must be proven scientifically before we advocate any modification in the current use of such important and live-safing drugs" (H.C. Schwartz, Los Angeles, 2004, Leserbrief).

Okuläre Nebenwirkungen

Bei Gabe von Aminobisphosphonaten, insbesondere bei Pamidronat, werden in Einzelfällen über Augenbeschwerden und Sehstörungen geklagt. Ursache können entzündliche Reaktionen sein: Konjunktivitis, Skleritis, Episkleritis und Uveitis bis zu einer ausgedehnten Retinitis. Daher sollte jedes „rote Auge", jeder Augenschmerz und jede Sehstörung sofort augenärztlich abgeklärt werden. Diese Entzündungen sind in der Regel einseitig und nach Absetzen der Bisphosphonate reversibel, können aber bei erneuter Infusion wieder auftreten. Auch visuelle Halluzinationen nach Gabe von Pamidronat wurden beschrieben.

> Ein „rotes Auge" unter Bisphosphonatgabe – bitte immer an eine Uveitis denken und vom Augenarzt abklären lassen.

Hämatopoietische Nebenwirkungen

In der Vergangenheit wurden einige Leukämiefälle mit Clodronat in Verbindung gebracht. Dieser Verdacht einer leukämogenen Wirkung hat sich aber nicht bestätigt. Hämatopoietische Veränderungen konnten auch unter Langzeitgabe nicht beobachtet werden. Gelegentlich werden bei intravenöser Gabe von Zoledronat Anämien und andere Zytopenien beobachtet, die aber extrem selten symptomatisch werden.

> Hämatologische Komplikationen wie Anämie sind sehr, sehr selten und wurden nur unter Pamidronat beobachtet.

Andere Nebenwirkungen

In Einzelfällen wurde eine *Ototoxizität* unter Pamidronat beschrieben, der kausale Zusammenhang ist aber umstritten. In einem Fall mit Osteogenesis imperfecta beobachteten wir unter Pamidronatgabe eine einseitige Hörstörung. Dieses Symptom wird aber bei dieser Erkrankung unabhängig von einer Therapie beobachtet. Bei Patienten mit Aspirin-sensitivem Asthma bronchiale können Clodronat und Etidronat einen *Asthmaanfall* provozieren. Vereinzelt tritt bei oraler und intravenöser Gabe von Bisphosphonaten ein allergischer *Hautausschlag* auf. Bei rascher, hochkonzentrierter Infusion kann lokal eine *Phlebitis* auftreten.

Kontraindikationen

Bisphosphonate verzögern zwar das Remodelling des neugebildeten Kallus, können aber bei Frakturen weiter gegeben werden.

Als absolute Kontraindikation gelten bisher nur *Schwangerschaft* und *Stillzeit*, da einige Bisphosphonate plazentagängig sind und möglicherweise über die Muttermilch ausgeschieden werden. Es ist nicht bekannt, ob Ibandronat in die Muttermilch übergeht. Es wurde kein Anzeichen für ein karzinogenes Potenzial beobachtet. Untersuchungen zur Genotoxizität ergaben keine Hinweise auf eine genetische Aktivität von Ibandronat.

Frakturheilung oder frische orthopädische Prothesen stellen keine Kontraindikation dar. Im Gegenteil, Frakturen unter Bisphosphonatgabe zeigen eine vermehrte Kallusbildung und erhöhte Kalziumeinlagerung, wenn auch ein verzögertes Kallus-Remodeling. Aminobisphosphonate können auch im Kindesalter bei streng gestellter Indikation gegeben werden. Wachstums- oder Mineralisationsstörungen wurden nicht beobachtet. Bei Patienten mit Schluckstörungen, Refluxösophagitis oder entzündlichen gastrointestinalen Erkrankungen ist die intravenöse Gabe indiziert. Von einer gleichzeitigen Gabe von Aminoglykosiden ist zur Vermeidung einer klinisch relevanten Hypokalzämie abzuraten. Mehrere Bisphosphonate sollten nicht gleichzeitig eingesetzt werden. Bei Patienten mit multiplem Myelom unter Thalidomid-Therapie sollte Zoledronat ebenfalls nicht verabreicht werden.

Praktische Ratschläge

Orale Gabe

Bei oraler Gabe den Patienten auf die genaue Einnahme hinweisen! – Und fragen Sie immer wieder nach, ob die Einnahme richtig erfolgt

Die geringe Resorptionsrate stickstoffhaltiger Bisphosphonate wird durch die extrem hohe Wirksamkeit ausgeglichen. Bei der Besprechung der Einnahme von Tabletten sind folgende Punkte von Bedeutung:

▶ Ausschluss einer Schluckstörung oder einer Refluxösophagitis in der Anamnese.
▶ Eindringlicher Hinweis auf die genaue Einnahme nach den Vorschriften des Herstellers.
▶ Der Patient darf nicht gleichzeitig ein anderes Medikament einnehmen.

▶ Nach der Einnahme darf sich der Patient nicht hinlegen, um einen Reflux zu vermeiden.

▶ Bettlägerigen Patienten sollte kein orales Bisphosphonat verordnet werden.

▶ Besprechung möglicher Nebenwirkungen, deren Häufigkeit und klinische Bedeutung.

▶ Bei Auslandsaufenthalten kann das Leitungswasser durch ein Kalzium- und Kohlensäure-armes Mineralwasser ersetzt werden.

▶ Alternativ kann eine intravenöse Applikation zu Beginn der Reise die Zeit im Ausland überbrücken.

Intravenöse Gabe

Infusionen erfolgen in der Regel ambulant. Folgende Punkte sind bei der Infusion zu berücksichtigen:

Vor einer Infusion muß die Nierenfunktion überprüft sein!

▶ Dosierung und Intervall richten sich nach der Erkrankung, dem Grad der Osteoklastenaktivität und der Dringlichkeit eines Therapieerfolgs. Das Spektrum der Infusions-Intervalle beträgt 3 Wochen bis 12 Monate.

▶ Eine Dosierung nach dem Körpergewicht ist nicht empfehlenswert. Sinnvoll wäre nur eine Dosierung nach der Knochenmasse oder noch genauer nach der Größe der Resorptionsfläche. Diese Berechnungen sind praktisch nicht durchführbar und auch nicht nötig.

▶ Eine bestehende Exsikkose muss vorher erkannt und behoben werden, um Nierenschäden mit Niederschlägen in den Tubuli zu vermeiden.

▶ Die Infusion muss langsam mit reichlich Flüssigkeit (z.B. 250–500 ml physiol. Kochsalzlösung) erfolgen, um lokale Reaktionen, Nierenschäden und symptomatische Hypokalzämien zu vermeiden.

▶ Vor Beginn einer intravenösen Therapie muss zumindest ein Serum-Kreatinin-Wert vorliegen. Bei Anwendung von Zoledronat wird zusätzlich eine Kreatinin-Clearance empfohlen.

▶ Bei inkompletter Niereninsuffizienz muss die Vorschrift des Herstellers berücksichtigt werden.

▶ Bei kompletter Niereninsuffizienz wird die Dosis um etwa ein Drittel reduziert.

▶ Bei Hämodialyse-Patienten soll das Bisphoshonat unmittelbar nach dem Dialysevorgang gegeben werden.

▶ Bei der ersten Infusion muss der Patient über das mögliche Auftreten einer Akute-Phase-Reaktion informiert werden.

▶ Interaktionen mit anderen Medikamenten bestehen nicht. Lediglich die gleichzeitige Gabe von Aminoglykosiden sollte zur Vermeidung einer symptomatischen Hypokalzämie vermieden werden.

▶ Vor Beginn einer intravenösen Therapie muss sichergestellt sein, dass im Kieferbereich keine klinisch relevanten Entzündungen vorliegen oder operative Eingriffe vorgesehen sind.

▶ Bei Resistenzentwicklung sollte zunächst geprüft werden, ob die Dosis um 50 % erhöht werden kann. Alternativ kann auf ein anderes, möglichst potenteres Bisphosphonat umgestiegen werden.

Bei Gabe von Zoledronat wurden vom Hersteller Verhaltensregeln zur Vermeidung von Kieferosteonekrosen veröffentlicht.

Speziell beim Einsatz von Zoledronat in der Onkologie werden von Experten 3 Verhaltensregeln gefordert, entsprechend den Angaben in der neuesten Fachinformation:

▶ Systematisches Monitoring der Substanz nach den Empfehlungen der Herstellerfirma, insbesondere Kontrolle der Nierenfunktion

▶ Hinweis auf die Möglichkeit eines akuten Toxizitätsrisikos

▶ Durchführung einer vom Hersteller vorgeschriebenen Dosisreduktion bei Niereninsuffizienz

Bei fehlender Zulassung des Bisphosphonates muss der Patient ausführlich über die Notwendigkeit, den Nutzen und mögliche Nebenwirkungen aufgeklärt werden. Die schriftliche Zustimmung des Patienten ist nötig. Bei Kindern ist die Zustimmung der Eltern zu fordern. Der Name des Bisphosphonates, die Dosis und die Infusionsdauer sollten als Anordnung schriftlich dokumentiert und nach erfolgter Gabe von der Schwester oder vom Arzt abgezeichnet werden. Ein *Formular* für den Einsatz von Bondronat® ist beispielhaft in Abb. 3.25 dargestellt.

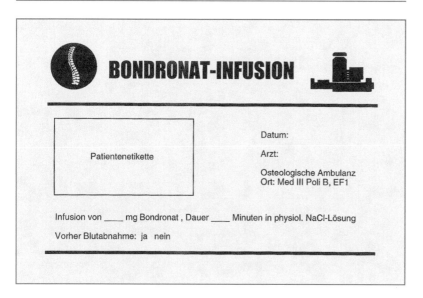

Abb. 3.25. Beispiel eines in der Ambulanz verwendeten Formulars zur Infusion von Ibandronat

Definition

Unter Osteoporose versteht man eine Krankheit mit „zu wenig Knochen" und einem damit verbundenen erhöhten Frakturrisiko. Die von Experten akzeptierte *Osteoporose-Definition* lautet:

> **!** Die Osteoporose ist eine systemische Skeletterkrankung, charakterisiert durch eine Verminderung der Knochenmasse und Verschlechterung der Mikroarchitektur der Knochengewebes, mit entsprechend reduzierter Festigkeit und erhöhter Frakturneigung.

Der Zusammenhang von Knochendichte und Frakturrisiko wurde inzwischen durch eine Reihe von prospektiven Studien belegt. Gemäß der *Weltgesundheitsorganisation* (WHO) wird die Osteoporose der Frau daher einfach nach den Werten der Knochendichtemessung festgelegt:

> **!** Eine Osteoporose liegt vor, wenn die Knochenmineraldichte um 2,5 Standardabweichungen unter dem statistischen Mittelwert gesunder prämenopausaler Frauen liegt (T-Score).

Gemessen wird mit der DXA-Methode an der Lendenwirbelsäule und/oder Hüfte. Damit kann die Diagnose einer Osteoporose bereits vor Auftreten einer Fraktur gestellt werden. Diese einfache Definition der WHO ist weltweit reproduzierbar und hat eine hohe Akzeptanz gefunden.

Diagnosestellung der Osteoporose – mit der DXA-Messung einfach und standardisiert! Diese meßtechnische Definition der Osteoporose erlaubt eine effektive Therapie noch vor Auftreten von Frakturen. Vorsorge ist immer besser als Komplikationen „reparieren" zu müssen.

Beachte: kein Knochen
repräsentiert für sich allein
das Gesamtskelett!

Einteilung

Einteilung nach der Ausdehnung

Nach dem Befallmuster des Skelettes werden unterschieden:

▶ lokalisierte (fokale, regionale) Osteoporose
▶ generalisierte (systemische, globale) Osteoporose.

Den seltenen lokalisierten Osteoporosen steht die viel häufigere generalisierte Osteoporose als metabolische Knochenkrankheit gegenüber. Trotz ihres Namens betrifft sie nur selten homogen das Gesamtskelett, zeigt aber stets ein symmetrisches Muster. So befallen die juvenilen und postmenopausalen Formen bevorzugt das Achsenskelett, während die senile Form auch die Röhrenknochen mit einschließt.

Einteilung nach dem Knochenumsatz

Die Dynamik der Osteoporose zeigt ein breites Spektrum: von chronisch (über Jahrzehnte) bis progressiv (in Monaten).

Nach dem Ausmaß des Knochenumbaus werden unterschieden:

▶ Osteoporosen mit niedrigem Knochenumsatz
  (Low-turnover Osteoporosen)
▶ Osteoporosen mit hohem Knochenumsatz
  (High-turnover Osteoporosen).

Zur Unterscheidung dienen die biochemischen „Knochenmarker" und in ausgesuchten Fällen die Knochenbiopsie. Bei Osteoporosen mit besonders starkem Knochenabbau spricht man von „fast looser" oder „very high turnover" Formen.

Einteilung nach Alter und Geschlecht

▶ *Idiopathische juvenile Osteoporose*: Die juvenile Osteoporose ist eine seltene, selbstlimitierende Erkrankung präpubertärer Kinder. Sie manifestiert sich zwischen dem 8. und 14. Lebensjahr in Form von Kompressionsfrakturen der Wirbelkörper und schweren Rückenschmerzen.

▶ *Idiopathische Osteoporose junger Erwachsener*: Die Erkrankung tritt zwischen dem 30. und 50. Lebensjahr auf und befällt vor allem Männer. Das Achsenskelett ist mit Wirbelfrakturen besonders betroffen. Labor und Knochenbiopsie zeigen einen deutlich gesteigerten Knochenabbau.

▶ *Postmenopausale (Typ I) Osteoporose*: Diese häufigste Form tritt zwischen dem 51. und 75. Lebensjahr als Folge des Ausfalls der Ovarfunktion auf. Nach neuen Erkenntnissen setzt der Knochenschwund jedoch bereits Jahre vor der Menopause (perimenopausal) verstärkt ein. Etwa 30 % aller Frauen erkranken nach der Menopause an Osteoporose. Ob man auch beim Manne nach dem 50. Lebensjahr von „Wechseljahren" mit Hormonumstellung und Osteoporoserisiko reden kann, wird von dem meisten Männern bestritten.

▶ *Senile (Typ II) Osteoporose*: Die postmenopausale Osteoporose geht stufenlos in die senile Form über. Sie repräsentiert vor allem den normalen Alterungsprozess (Involution) und ist mit einer Zunahme der Osteoklastentätigkeit verbunden. Typ II tritt nach dem 70. Lebensjahr auf und ist bei Frauen nur noch zweimal häufiger als bei Männern. Auch der kortikale Knochen wird jetzt zunehmend abgebaut, mit Betonung der Schenkelhals-, Radius- und Beckenfrakturen. Ungefähr 80 % aller osteoporosebedingten Frakturen sind diesem Altersabschnitt zuzuordnen.

Osteoporose befällt alle Altersstufen, Männer wie Frauen. Vom Knochenschwund besonders betroffen sind aber postmenopausale Frauen und Männer ab dem 60. Lebensjahr. Die Männer „hinken" bei der Osteoporose etwa 10 Jahre den Frauen hinterher.

Einteilung nach der Ätiologie

Dabei geht es um die Abgrenzung primärer Fälle von sekundären Formen, die auf eine bestimmte Grundkrankheit zu beziehen sind. Unter dem Begriff der *primären oder idiopathischen Osteoporosen* werden vor allem die postmenopausalen und senilen Osteoporosen eingeschlossen, obwohl hier bereits mehrere pathogenetische Teilfaktoren bekannt sind. *Sekundäre Osteoporosen* umfassen nur 5 % aller Osteoporose-Fälle, verursachen aber 20 % der osteoporosebedingten Frakturen. Unterschieden werden folgende Gruppen:

Sekundäre Osteoporosen sind bei Männern besonders häufig.

▶ *Endokrinologisch*: Hypogonadismus, Hyperthyreose, Hyperparathyreoidismus, Morbus Cushing und Diabetes mellitus sind einige wichtige Vertreter.

Jede „atypische" Osteoporose muß auf andere zugrundeliegende Erkrankungen untersucht werden. Stets muß eine maligne Ursache ausgeschlossen werden. Und – Medikamente als Ursache nie vergessen. Wir Ärzte sind dafür verantwortlich, den Patienten mit den von uns verordneten Medikamenten keinen Schaden zuzufügen!

▶ *Hämatologisch/myelogen*: Maligne und expandierende Erkrankungen des Knochenmarkes beeinflussen direkt den Knochenumbau und können eine schwere Osteoporose erzeugen. Beispiele hämatologischer Erkrankungen, die im Verlauf eine Osteoporose induzieren können, sind: Multiples Myelom, Polyzythämia vera, chronische myeloische Leukämie, angeborene Hämolyse-Syndrome, Speicherkrankheiten und die systemische Mastozytose.

▶ *Onkologisch*: Eine diffuse Metastasierung durch einen soliden Tumor kann ebenfalls eine primäre Osteoporose vortäuschen, vor allem wenn osteolytische oder osteosklerotische Läsionen fehlen. Osteoporose kann auch paraneoplastisch bei Malignomen (z. B. Bronchialkarzinom) durch Sekretion parathormonähnlicher Substanzen (PTHrP) auftreten.

▶ *Hepatisch/gastroenterologisch/alimentär*: Chronische Erkrankungen der Leber oder des Gastrointestinaltrakts (z. B. Malabsorptions-Syndrome, Morbus Crohn, Pankreasinsuffizienz, primär biliäre Zirrhose, Magen/Darmoperationen) erzeugen häufig auf Grund des Vitamin D und C Mangels das Mischbild einer Osteoporose und einer Osteomalazie („Osteoporomalazie", Mischosteopathie). Der Einsatz von Glukokortikoiden oder Alkoholabusus verstärken noch den Knochenschwund.

▶ *Nephrologisch*: Chronische Niereninsuffizienz erzeugt auf Grund des gestörten Vitamin-D Metabolismus Mischbilder von Osteoporose, Osteomalazie und sekundärem Hyperparathyreoidismus („renale Osteopathie" oder „renale Osteodystrophie"). Diese Osteopathie wird in einem eigenen Kapitel beschrieben.

▶ *Rheumatologisch/immunologisch*: Die Mischung aus Gelenkentzündung, Immobilisation und Glukokortikoid-Gabe bewirkt regelmäßig einen Knochenschwund. Die rheumatoide Arthritis zeigt eine gelenknahe, bandförmige Demineralisation (arthritische Kollateralphänomen), Usuren und Erosionen.

▶ *Kardiologisch/pulmonologisch*: Patienten nach Herzklappenoperation und langjähriger Marcumar-Therapie sind besonders gefährdet, Knochenschwund zu erleiden. Weitere Ursachen sind Immobilität im Rahmen einer chronischen Herzinsuffizienz oder langjähriges kortisonpflichtiges Asthma bronchiale.

▶ *Medikamentös/toxisch*: eine lange Liste von Medikamenten schadet bei Langzeitgabe den Knochen. Hervorzuheben sind die Glukokortikoide und die Antikoagulantien. Auch Antiepileptika können zu osteoporotisch/osteomalazischen Bildern führen. Sie führen durch hepatische Enzyminduktion zu einem relativen Vitamin D Mangel. Bestimmte Metalle (Aluminium, Kadmium, Arsen) und Kohlenwasserstoffe (Äthylen, Propylen, Polyvinylchlorid) blockieren den Einbau von Kalziumhydroxylapatit in das Osteoid mit dem Folgebild einer Osteoporomalazie.

▶ *Genetisch*: Zwillingsstudien haben belegt, dass die Entstehung einer Osteoporose zu mehr als 50 % genetisch determiniert ist und von einer Vielfalt von Genen gesteuert wird. Diese genetische Vorprogrammierung der „Peak Bone Mass" und des nachfolgenden Ausmaßes des Knochenschwunds gilt vor allem für den spongiösen Knochen. Die klinisch wichtigste erblich bedingte Osteoporose ist die Osteogenesis imperfecta (Glasknochenkrankheit), die in einem eigenen Kapitel dargestellt wird.

Häufig wird die mitigierte Form der Osteogenesis imperfecta übersehen und als Osteoporose interpretiert. Daher bitte immer „in die Augen schauen". Blaue Skleren dürfen nicht übersehen werden!

Einteilung nach dem Schweregrad

Im klinischen Alltag ist die Beurteilung der Krankheitsschwere notwendig, um Dringlichkeit, Strategie und Erfolg der Behandlung festzulegen. Die Einteilung richtet sich nach der Knochendichte und dem Vorliegen von Frakturen:

Die Bestimmung des Schweregrades hat zunehmend Bedeutung für die Wahl des Medikamentes: antiresorptiv oder osteoanabol.

▶ *Normaler Knochen*: wenn die Knochendichte um weniger als 1 Standardabweichung (SD) vom Mittelwert der maximalen Knochendichte (T-Score) abweicht.

▶ *Osteopenie*: die Knochendichte weicht negativ um mehr als 1 und weniger als 2,5 SD vom Mittelwert der maximalen Knochendichte (T-Score) ab.

▶ *Präklinische Osteoporose*: die Knochendichte weicht negativ mehr als 2,5 SD vom Mittelwert der maximalen Knochendichte (T-Score) ab. Einbrüche oder Frakturen liegen noch nicht vor. Die Häufigkeit einer messtechnischen Osteoporose bei Frauen ist in Tabelle 4.1 dargestellt.

▶ *Manifeste, schwere Osteoporose*: gleichzeitig sind erste Osteoporose-bedingte Frakturen aufgetreten. Zu unterscheiden sind schmerzhafte Wirbelkörpereinbrüche von immobilisierenden extravertebralen Frakturen. Die Häufigkeit von Folgefrakturen nach aufgetretener erster Fraktur ist in Tabelle 4.2 ersichtlich.

Tabelle 4.1. Anteil der Frauen mit messtechnischer Osteoporose (T-Score < −2,5 SD)

Altersgruppen (Jahre)	Hüfte, LWS oder Unterarm (%)	Hüfte allein (%)
30–39	0	0
40–49	0	0
50–59	14,8	3,9
60–69	21,6	8,0
70–79	38,5	24,5
80–89	70,0	47,5
< 50	30,3	16,2

Untersucht wurden 1990 Frauen in den USA.

Tabelle 4.2. Meta-Analyse des Frakturrisikos bei Frauen nach aufgetretener Fraktur

Areal der ersten Fraktur	Risiko von Folgefrakturen		
	Hüfte	Wirbelsäule	Unterarm
Hüfte	2,3	2,5	1,4
Wirbelsäule	2,3	4,4	1,4
Unterarm	1,9	1,7	3,3

Nach Klotzbuecher 2000.

Diagnosestellung

In die Liste der *Vorsorgeuntersuchungen* – vor allem bei Vorliegen von Risikofaktoren – gehört die Knochendichtemessung. *Die Schlüsselfragen*, die zuverlässig beantwortet werden müssen, sind:

▶ Wieviel Knochenmasse liegt gerade vor?
▶ Wie hoch ist die Knochenverlustrate?
▶ Liegen bereits körperliche Schäden (Frakturen, Deformierungen, Arthrosen) vor?
▶ Sind die Veränderungen noch reversibel?
▶ Ist eine Grundkrankheit sicher ausgeschlossen?

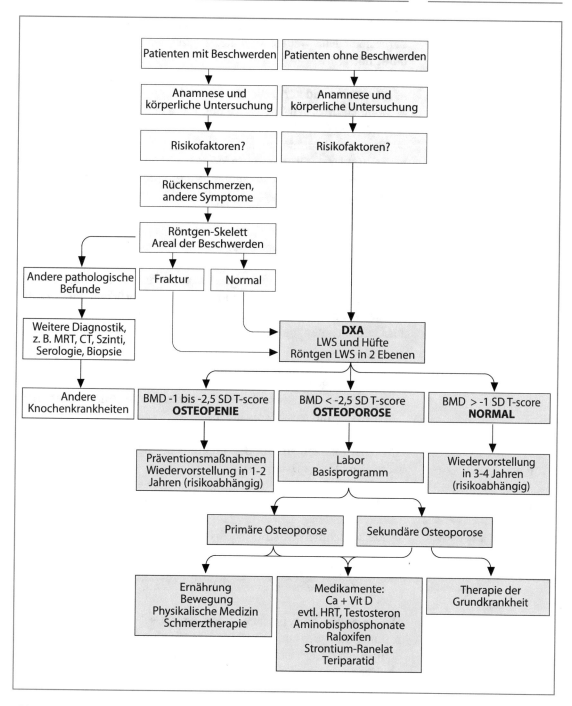

Abb. 4.1. Algorithmus zur diagnostischen Abklärung der Osteoporose

Am Anfang steht immer die gründliche Anamnese!

Die Schritte in der *Diagnosestellung* einer Osteoporose sind in Abb. 4.1 dargestellt. Nur wenige und kostengünstige Untersuchungen sind dafür nötig:

▶ Anamnese und körperliche Untersuchung
▶ Röntgen LWS, evtl. auch BWS und HWS in 2 Ebenen
▶ DXA LWS und Hüfte
▶ Blut- und Urinuntersuchung
▶ Bei unklaren Osteoporosen oder bei Verdacht auf ein malignes Geschehen ist eine Knochenbiopsie und/oder Magnetresonanztomographie indiziert.

Anamnese und körperliche Untersuchung

Die Osteoporose verläuft lange still und ohne Symptome. Rückenschmerzen treten erst mit dem Ereignis von Einbrüchen oder Frakturen der Wirbelkörper auf. Vielfältige Erkrankungen sind zu bedenken und interdisziplinär abzuklären:

▶ Vertebrale Erkrankungen: entzündlich, degenerativ, neoplastisch und myelogen,
▶ Extravertebrale Erkrankungen: viszeral, neurogen, myogen, neoplastisch und psychosomatisch.

Durch Rückenschmerzen entstehen in Deutschland Kosten von insgesamt 17 Milliarden Euro pro Jahr! Es handelt sich um eine chronisch rezidivierende bis persistierende Schmerzkrankheit, hinter der sich viele Grundkrankheiten verstecken können.

Rückenschmerzen sind in der Tat einer der häufigsten Gesundheitsstörungen. Einige Daten verdeutlichen dies:

▶ Mehr als drei Viertel aller Menschen haben unter diesen Beschwerden zu leiden.
▶ Rückenschmerzen sind die dritthäufigste Diagnose in der Allgemeinarztpraxis.
▶ Rückenschmerzen sind die zweithäufigste Ursache (nach der Sinusitis) für Arbeitsausfalltage in Deutschland.

Die *Anamnese* gibt entscheidende diagnostische Hinweise auf Lokalisation, Dauer, Beginn, Charakter, Intensität und Beeinflussbarkeit des Schmerzen. Sensorische und motorische Funktionseinschränkungen sind genau zu eruieren. Die *körperliche Untersuchung* umfasst folgende Prüfungen:

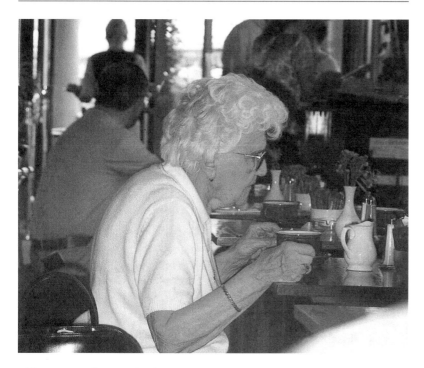

Rundrücken:
Folge von Keilwirbeln

Abb. 4.2. Typischer Rundrücken einer Patientin mit Osteoporose

▶ Körpergröße und deren Abnahme in einem bestimmten Zeitraum
▶ Statik und Haltung
  (z. B. Rundrücken siehe Abb. 4.2, unsicherer Gang)
▶ Klopfschmerz der Dornfortsätze
▶ Beweglichkeit der Wirbelsäule
▶ Muskeltonus und Muskelverspannungen
▶ Zeichen einer sekundären Osteoporose

Konventionelle Röntgenaufnahmen

Zur Basisdiagnostik gehören Röntgenaufnahmen der Lendenwirbelsäule in 2 Ebenen. In Abb. 4.3 sind die wichtigsten Deformierungen
der Wirbelkörper dargestellt. Zusätzliche Aufnahmen der HWS und
BWS, des Beckens, der Extremitäten und vor allem der Hände richten
sich nach dem klinischen Bild.

Bei unklaren Rückenschmerzen
sind Röntgenaufnahmen der
Wirbelsäule unentbehrlich.

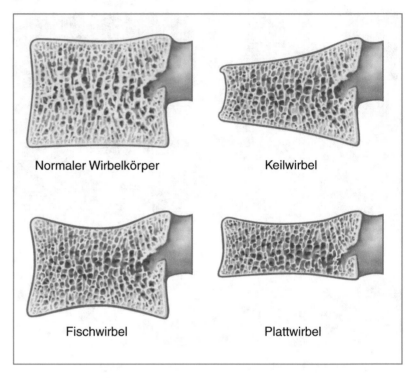

Normaler Wirbelkörper   Keilwirbel

Fischwirbel   Plattwirbel

Abb. 4.3. Verschiedene Formen der Wirbeldeformierung bei Osteoporose: Keil-, Fisch- und Plattwirbel. Keilwirbel treten bevorzugt im Brustwirbelbereich, Fisch- und Plattwirbel im Lendenwirbelbereich auf

Knochendichtemessung

Osteoporose demaskiert sich erst mit Auftreten von Frakturen – ein schlagendes Argument für eine Knochendichtemessung im Rahmen der Vorsorgeuntersuchung!

Die Diagnose einer Osteoporose ist mittels einer Knochendichtemessung zu stellen. Schon die Verminderung der Knochendichte um 10 % geht mit einer Verdoppelung des Frakturrisikos im Bereich der Wirbelsäule und einer Verdreifachung im Bereich des Oberschenkelhalses einher. Sie liefert folgende Informationen:

▶ Sie entdeckt eine Osteopenie oder eine Osteoporose noch vor Auftreten von Frakturen.
▶ Sie sagt das Risiko einer späteren Osteoporose voraus.
▶ Sie zeigt die Rate des Knochenverlustes („Progression") in Kontrollmessungen.

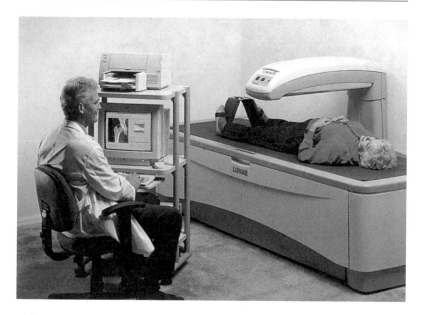

Abb. 4.4. Beispiel eines modernen DXA-Gerätes zur Messung der Knochendichte im Bereich der Lendenwirbelsäule und Hüfte

▶ Sie dokumentiert die Wirksamkeit oder auch Erfolglosigkeit einer Behandlung.
▶ Sie kontrolliert und erhöht die Compliance des Patienten.

Die *DXA Methode* (dual energy x-ray absorptiometry), auch DEXA oder QDR bezeichnet, ist heute die populärste und ausgereifteste Messmethode, der Goldstandard weltweit, in allen großen Therapiestudien eingesetzt und vom DVO empfohlen (Abb. 4.4). Gemessen wird die Lendenwirbelsäule und die Hüfte (Abb. 4.5). Wichtige Vorteile dieser Methode sind:

▶ Sie ist nichtinvasiv.
▶ Sie stellt keine Belastung für den Patienten dar.
▶ Sie ist in wenigen Minuten durchzuführen.
▶ Sie ist preiswert.
▶ Sie hat eine sehr geringe Strahlenbelastung (1–3 mRem, entsprechend nur 1/10 bis 1/100 einer normalen Röntgenaufnahme).
▶ Sie misst die für die Osteoporose empfindlichsten und frakturgefährdetsten Skelettstellen.

Die DXA-Methode ist der „Goldstandard" in der Diagnosestellung der Osteoporose! Es gibt eindeutige Beziehungen zwischen der Knochendichte und dem Frakturrisiko.

Die gleichzeitige Messung der LWS und Hüfte erlaubt eine zuverlässige Beurteilung des Achsenskelettes. Liegen massive degenerative Veränderungen der Wirbelsäule vor, so ist die alleinige Beurteilung der Hüfte vorzuziehen.

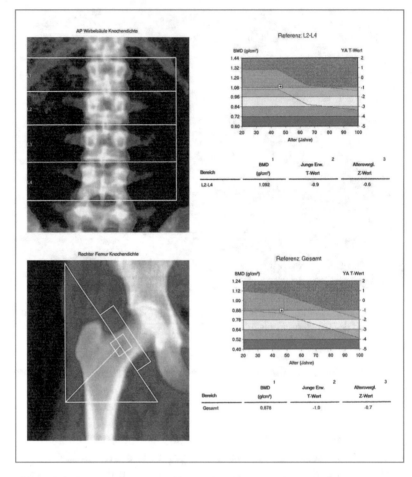

Abb. 4.5. DXA-Messung der Lendenwirbelsäule (L1–4) und der Hüfte (Oberschenkelhals, Wardsches Dreieck, Trochanterregion und Schaft). Klinisch bedeutsam für die Definition der Osteoporose ist der T-Wert (T-Score = Vergleich des Patienten mit einer Referenzbevölkerung, Alter 20 bis 40 Jahre). Vergleichsuntersuchungen beider Oberschenkel sowie Verlaufsbeurteilungen sind ebenfalls möglich

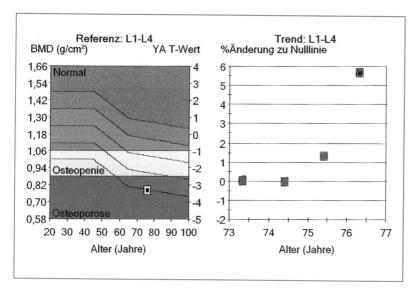

Die Verlaufsmessungen mittels DXA: auch ein psychologischer Effekt für die Einnahmetreue des Medikamentes. Der Patient sieht, es geht endlich „aufwärts" mit ihm.

Abb. 4.6. Jährliche DXA-Verlaufskontrollen der Knochendichte, unter Therapie mit Fosamax® 70 mg wöchentlich im letzten Jahr. Beachte die Zunahme der Knochendichte um fast 5 % im letzten Jahr

▶ Sie misst sehr genau und ist ideal für Kontrollmessungen (Abb. 4.6).
▶ Sie ist die von der WHO anerkannte Standardmethode zur Definition der Osteoporose.
▶ Sie ermöglicht eine Darstellung der gesamten seitlichen Wirbelsäule (Abb. 4.7).
  Weitere Methoden der Knochendichtemessung sind:
▶ Quantitative Computertomographie (QCT) der LWS. Sie ist eine genaue Messmethode und erlaubt eine getrennte Messung von Kompakta und Spongiosa.
▶ Periphere quantitative Computertomographie (pQCT) der Tibia und des Radius
▶ Quantitative Ultraschallmessung (QUS) der Ferse und Finger (Abb. 4.8). Sie ist als Screening-Methode von besonderem Wert .

Warum noch QCT, pQCT oder US, doch lieber gleich die DXA-Messung! Der Patient erspart sich Geld, Zeit und Unsicherheit.

Moderne DXA-Geräte liefern gut verwertbare Ansichten der gesamten seitlichen Wirbelsäule. Wirbeleinbrüche sind gut zu erkennen.

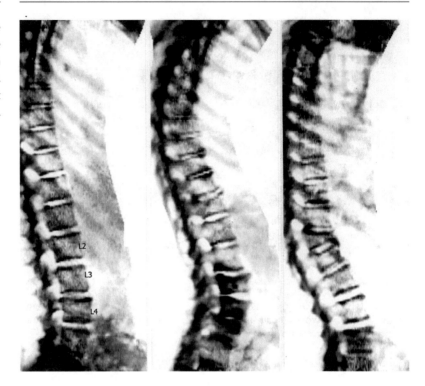

Abb. 4.7. Moderne DXA-Geräte ermöglichen eine seitliche Aufnahme der gesamten Wirbelsäule: *links*: normale Wirbelsäule, Mitte: Zustand nach Vertebroplastie mehrerer Wirbelkörper im LWS-Bereich, *rechts*: ventraler keilförmiger Zusammenbruch des 12. Brustwirbelkörpers. (Untersucht mit Lunar Prodigy). Die Qualität der Aufnahmen entspricht zwar nicht der eines Röntgenbildes, stärkere Einbrüche der Wirbelkörper sind aber gut erkennbar

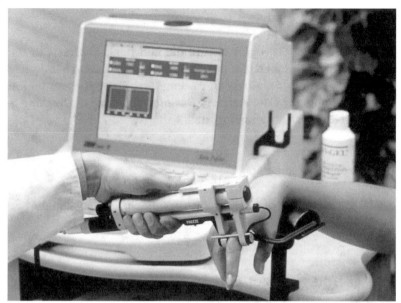

Der Nachteil der Ultraschall-messung: sie erlaubt nur eine Beurteilung des peri-pheren Skelettes. Ist die Messung normal, ist eine schwere Osteoporose des Achsenskelettes trotzdem nicht ausgeschlossen. Ist die Messung pathologisch, muß für die Diagnosestel-lung der Osteoporose immer noch eine DXA-Mes-sung durchgeführt werden. Also mache ich doch gleich die DXA-Messung, auch im Rahmen eines „Screening"!

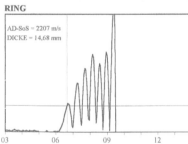

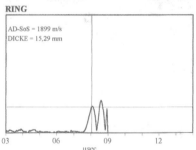

Abb. 4.8. Beispiel eines Ultraschallgerätes (Osteosonometrie) zur Messung der Grundphalangen (*oberes Bild*). Osteosonogramm einer Patientin mit normalen Werten (*unteres Bild links*) und mit schwerer Osteoporose (*unteres Bild rechts*). *AD-SoS* Amplitude Dependent Speed of Sound (Amplituden-abhängige Schall-geschwindigkeit). Die Werte liegen zwischen ca. 1800 bis 2200 Meter pro Sekunde (m/s). Je höher die Geschwindigkeit, desto höher die Knochenmasse

Blut- und Urinuntersuchungen

Bei der primären Osteoporose sind die üblichen Labortests in Blut und Urin im Normbereich. Die Bedeutung der Laborchemie liegt daher vor allem in der Abklärung sekundärer Osteoporosen und im Ausschluss anderer Osteopathien. Das *laborchemisches Screening* ist bereits in Kapitel 2 zusammengestellt.

Magnetresonanztomographie

Sie ist vor allem für die Abklärung zugrundeliegender maligner Erkrankungen des Knochenmarks wertvoll (Abb. 4.9).

MRT, eine unentbehrliche Methode zur Beurteilung der Weichteile und des Knochenmarks.

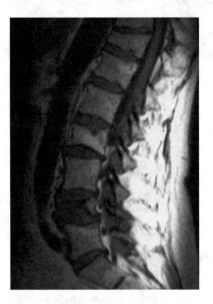

Abb. 4.9. MRT der Lendenwirbelsäule mit Nachweis eines Platt- und Fischwirbels sowie Einbruch der Deckplatte. Diese Untersuchung wurde durchgeführt zum Ausschluss einer malignen Infiltration bei Verdacht auf Knochenmetastasierung

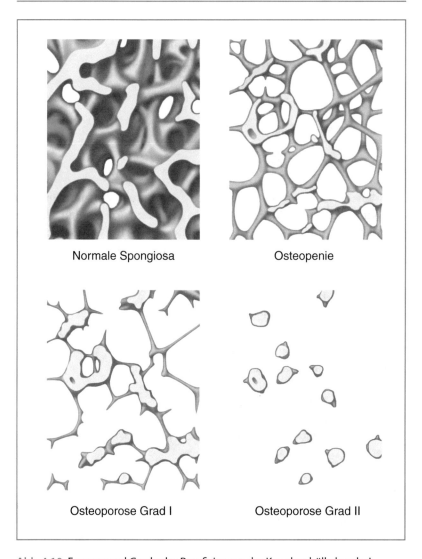

Normale Spongiosa | Osteopenie

Osteoporose Grad I | Osteoporose Grad II

Abb. 4.10. Formen und Grade der Rarefizierung der Knochenbälkchen bei Patienten mit nachgewiesener Osteoporose

Natürlich - die Belastbarkeit des Knochens hängt nicht nur von der Knochendichte, sondern auch von der Verbindung der Knochenbälkchen ab. Dabei spielt die Dichte der „Knotenpunkte" eine entscheidende Rolle. Trotzdem ist die Messung der Knochendichte die praktibelste und zuverlässigste Methode, das Frakturrisiko zu beurteilen. Man kann nicht flächendeckend eine Knochenbiopsie oder ein hochauflösendes CT umsetzen.

Knochenbiopsie

Die wichtigsten Formen und Grade der Spongiosararefizierung sind in Abb. 4.10 gegenübergestellt. Der Einsatz der Knochenbiopsie ist bei folgenden Fragen angezeigt:

- Liegt eine Osteoporomalazie vor?
- Liegt eine andere Osteopathie zugrunde?
- Liegt eine Knochenmarkerkrankung zugrunde?
- Liegt eine Knochenmarkkarzinose vor?

Behandlungsstrategien

Evidenzbasierte Medizin und Osteoporose

Bei den derzeit zur Verfügung stehenden Medikamenten gibt es bezüglich der Glaubwürdigkeit und Qualität der vorliegenden Studien ganz erhebliche Unterschiede. Probleme in der Bewertung und im Vergleich ergeben sich vor allem bei folgenden Kriterien:

Merksatz: Der genaue Vergleich zweier Medikamente ist nur in einer „head-to-head"-Studie erlaubt, und dabei nur bezüglich des in der Studie definierten Endpunktes.

- Dauer der Studie
- Anzahl und Alter der Patienten
- Definition der Ausschlusskriterien
- Primäres Ziel der Studie
- Frakturinzidenz versus Frakturrate
- Vorbestehende Frakturen bei Studieneinschluss
- Definition einer Fraktur
- Definition der Kontrollgruppe
- Status Vitamin D + Kalzium
- Messmethoden und Messgenauigkeit der Knochendichtemessungen
- Unterschiedliche statistische Methoden

Bei der Beurteilung von Studienergebnissen und Erfahrungsberichten gibt es inzwischen eine *Hierarchie der Evidenz* und damit eine objektivierbare Gewichtung der vorliegenden Daten (in abnehmender Reihenfolge):

- Metaanalysen von randomisierten, kontrollierten Studien
- Individuelle randomisierte, kontrollierte Studien
- Beobachtungsstudien
- Resultate der Grundlagenforschung
- Klinische Erfahrungswerte.

Meunier hat in einer Publikation aus dem Jahre 1999 mehr als 35 klinische Osteoporose-Studien hinsichtlich der Reduktion des Frakturrisikos und der Glaubwürdigkeit geprüft. Für Alendronat bzw. Vitamin D + Kalzium konnte er einen eindeutig belegten Nutzen finden. Die größte relative Risikoreduktion wurde mit *Alendronat* erzielt. Für Kalzitonin, Etidronat, Fluorid, die Hormonsubstitutionspräparate, Parathormon und Calcitriol lagen entweder keine Frakturdaten aus methodisch überzeugenden klinischen Studien vor oder die Ergebnisse ließen keine eindeutigen Schlussfolgerungen zu. Inzwischen konnten auch *Risedronat*, *Zoledronat* und *Ibandronat* in großen randomisierten Studien ihren Nutzen statistisch belegen. Somit sind heute die stickstoffhaltigen Bisphosphonate die am sorgfältigsten untersuchten Medikamente mit der größten Abnahme des Frakturrisikos: Abnahme vertebraler und extravertebraler Frakturen um die Hälfte bereits nach einem Therapiejahr. Auch Raloxifen, Strontium und das osteoanabol wirkende *Teriparatid* werden auf Grund positiver Studienergebnisse zu den A-klassifizierten Medikamenten gerechnet. Die Reduktion des Frakturrisikos in großen randomisierten Studien ist in den Tabellen 4.3 und 4.4 zusammengestellt.

Die Studien mit Bisphosphonaten sind vorbildlich im Sinne der „evidence-based medicine".

Entwicklung neuer Medikamente

Der Nachteil aller oben beschriebenen Medikamente besteht darin, dass die Aktivierung bzw. Deaktivierung einer Zell-Linie gleichgerichtete Veränderungen in den anderen, funktionell entgegengerichteten Zell-Linien verursachen. So reduzieren antiresorptive Substanzen die Knochenresorption, aber gleichzeitig über das Regulationssystem des „coupling" auch die Knochenneubildung. Wird umgekehrt mit Teriparatid die Osteoblastenfunktion gesteigert, so induziert man auch eine an sich unerwünschte Osteoklastenaktivierung. Neue und vor allem kürzer wirksame Medikamente sind bereits in klinischer Erprobung, die dieses „coupling" für die Dauer der Therapie „entkoppeln". Damit wird eine raschere Zunahme der Knochendichte und der Knochenfestigkeit erreicht werden. Diese neueren antiresorptiven Moleküle wie z.B. *Osteoprotegerin*, *RANKL-Antikörper*, *Kathepsin K Inhibitoren*, *Integrine* und *Prostaglandine* haben zudem eine wesentlich kürzere biologische Halbwertszeit (T1/2) und werden nicht in das Knochengewebe eingelagert. So wird der RANKL-Antikörper AMG-162 bereits bei der postmenopausalen Osteoporose an 7200 Patienten

Neue Antiosteoporotika vereinfachen die Behandlung der Osteoporose.

Tabelle 4.3.   Inzidenz von Wirbelkörperfrakturen (WKF) über 3 Jahre (% der Patienten) ι relatives Risiko (RR) mit 95 % „confidence interval" (CI) in großen randomisierten Studi

Substanz	Wirbelkörperfraktur Inzidenz		
	Studie	Risikoprofil	Alter (Jahre)
Alendronat (5/10 mg)	FIT-1	Hoch	71
Kalzitonin (200 IU)	PROOF	Hoch	69
Raloxifen (60 mg)	MORE-2	Hoch	68
Risedronat (5 mg)	VERT-US	Hoch	69
Risedronat (5 mg)	VERT-MN	Hoch	71
Teriparatid (20 µg)	Neer et al.	Hoch	69
Alendronat (5/10 mg)	FIT-2	Niedrig	68
Raloxifen (60 mg)	MORE-1	Niedrig	65

Risikoprofil *hoch* mit WKF, *niedrig* ohne WKF, *n. a.* nicht angegeben.
* Inzidenz und RR nach 21 Monaten.

Tabelle 4.4. Inzidenz von Hüftfrakturen über 3 Jahre (% der Patienten) und relatives Risiko (RR) mit „confidence interval" (CI) in großen randomisierten Studien

Substanz	Hüftfraktur Inzidenz		
	Studie	Risikoprofil	Alter (Jahre)
Alendronat (5/10 mg)	FIT-1	Hoch	71
Kalzitonin (200 IU)	PROOF	Hoch	69
Raloxifen (60/120 mg)	MORE	Hoch/niedrig	67
Risedronat (5 mg)	VERT-US	Hoch	69
Risedronat (5 mg)	VERT-MN	Hoch	71
Teriparatid (20 µg)	Neer et al.	Hoch	69
Alendronat (5/10 mg)	FIT-2	T-Score <−2,5 T-Score <1,6	n.a. 68
Risedronat (2,5/5 mg)	HIP	Hoch/niedrig Mit WKF	74

[a]   Subgruppe mit prävalenten WKF.
*   Inzidenz nach 21 Monaten.

Patientenzahl (n)	Placebo (%)	Aktive Substanz (%)	RR (95 % CI)
2027	15	8	0,53 (0,41–0,68)
557	16	11	0,67 (0,47–0,97)
1539	21	15	0,70 (0,6–0,9)
1628	16	11	0,51 (0,36–0,73)
815	29	18	0,59 (0,43–0,82)
892	14*	5*	0,35 (0,22–0,55)*
6063	2,7/4,2	1,5/2,1	0,56 (0,39–0,8)
3012	4,5	2,3	0,5 (0,4–0,8)

Patientenzahl (n)	Placebo (%)	Aktive Substanz (%)	RR (95 % CI)
2027	2,2	1,1	0,49 (0,23–0,99)
557	1,8	1,2	0,5 (0,2–1,6)
7705	0,7	0,8	1,1 (0,6–1,9)
1628	1,8	1,4	n.a.
815	2,7	2,2	n.a.
892	0,74*	0,037*	n.a.
1631	1,6/4,2	0,72	0,4 (0,18–0,97)
4432	0,8	0,65	0,79 (0,43–1,44)
5445	3,2	1,9	0,6 (0,4–0,9)
	5,7[a]	2,3[a]	0,4 (0,2–0,8)[a]

in der Phase III getestet. Kathepsin K ist ein von Osteoklasten abstammendes Produkt, das für den Abbau von Kollagen Typ I verantwortlich ist. Anti-Kathepsin K wird bereits in Phase I und II Studien bezüglich ihrer Potenz, die Knochenresorption zu hemmen, getestet. *Neue SERMs* (Lasofoxifene und BZA) haben eine stärkere Wirkung auf die Knochendichte und eine geringere Rate an Nebenwirkungen (z.B. Hitzewallungen). *ANGELs* (activators of non-genomic estrogen ligands) haben einen völlig neuen Ansatz in der Modulation des Knochengewebes. Ähnlich wie die SERMs wirken sie agonistisch auf den Knochen, nicht aber auf das Brust- und Uterusgewebe. Andere Peptidsequenzen des Parathormons oder *PTH-like compounds* werden zukünftig als potente osteoanabole Medikamente die Osteoblastentätigkeit stimulieren, ohne eine Hyperkalzämie zu verursachen. Auch das *Wachstumshormon* (rhGH) wird für die Therapie der Osteoporose wiederentdeckt und klinisch geprüft.

Konzept der Osteoporosetherapie

Die Strategie der Osteoporosetherapie umfasst mehrere Komponenten, individuell abgestimmt.

Eine erfolgreiche Behandlung der Osteoporose umfasst folgende *Komponenten*:

▶ Schmerztherapie,
▶ Psychische Betreuung,
▶ Bewegungstherapie und Gymnastik,
▶ Sturzprophylaxe,
▶ Knochenbewusste Ernährung,
▶ Basistherapie mit Vitamin D + Kalzium,
▶ Hormonersatztherapie (Östrogen, Gestagen, Testosteron),
▶ Antiresorptive Therapie (Bisphosphonate, Raloxifen, Kalzitonin),
▶ Osteoanabole Therapie (Teriparatid, Fluorid, Strontium, Anabolika),
▶ Neue Therapieansätze (AMG 162, Statine, Wachstumsfaktoren, Tetrazykline, Leptin).

Diese einzelnen Komponenten sollten individuell auf die Bedürfnisse des Patienten angepasst zum Einsatz kommen. Auf der Grundlage der evidenzbasierten Medizin wird folgende *Behandlungsstrategie* vorgestellt:

▶ Die Prävention der Osteoporose umfasst körperliche Aktivität, Sturzprophylaxe, kalziumreiche Kost und ein knochenbewusster Lebensstil. Bei Vorliegen von Risikofaktoren sind diese Punkte besonders konsequent umzusetzen.

▶ Als Basistherapie erhalten alle Patienten mit Osteopenie/Osteoporose täglich 1000 IE Vitamin D + 1000 mg Kalzium.

▶ Bei Bedarf erfolgt eine konsequente Schmerztherapie einschließlich Bewegungsübungen.

▶ Die Frage einer Östrogensubstitution wird mit dem Patienten und Gynäkologen kritisch abgeklärt. Ein Testosteronmangel beim Manne wird nach Ausschluss von Kontraindikationen ausgeglichen.

▶ Stickstoffhaltige Bisphosphonate kommen frühzeitig präventiv wie kurativ zum Einsatz. Kombinationen mit Östrogen bzw. Testosteron sind besonders effektiv.

Schmerztherapie

Osteoporosebedingte Schmerzen sind akute Schmerzen, denen fast immer eine Fraktur im mittleren und unteren Wirbelsäulenabschnitt zugrundeliegt. Dieser schlagartig einsetzende Rückenschmerz lässt langsam nach, kann aber auch nach Abheilung der Fraktur in chronische Schmerzen übergehen. Im Vordergrund der Behandlung steht die psychische Betreuung und die physikalische Therapie. Analgetika werden erst in zweiter Linie eingesetzt. In Einzelfällen sollte bei schmerzhaften Wirbelkörperbrüchen eine Kyphoplastie erwogen werden.

Schmerztherapie – der erste Schritt!

Basistherapie

Sie umfasst bei jedem Osteoporosepatienten folgende Maßnahmen:

Der Patient muß aufgeklärt werden, welchen Beitrag er selbst leisten muß.

▶ Meidung von „Knochenräubern" in der Nahrung und im Lebensstil (vor allem Einstellen des Rauchens!)

▶ Psychische Betreuung und Führung

▶ Körperliche Aktivität und Kräftigung der Muskulatur („Wirbelsäulengymnastik")

▶ Knochenbewusste, kalziumreiche Ernährung

▶ Zufuhr von täglich 1000 mg Kalzium und 1000 IE Vitamin D3.

HRT – „for symptoms only"!

Hormonersatztherapie (Hormone Replacement Therapy, HRT)

Eine große prospektive Studie (*Woman's Health Initiative*), die zur Beantwortung vieler Fragen bezüglich des Östrogenersatzes geplant wurde, schloss mehr als 25 000 ältere, im allgemeinen gesunde postmenopausale Frauen ein. Der Östrogen/Gestagenarm wurde eingestellt, als Zwischenergebnisse zeigten, dass die HRT eine geringe Risikozunahme für Herzinfarkt, Schlaganfall, Lungenembolie und Brustkrebs zeigte. Es wurde jedoch auch eine Risikoreduktion bei Oberschenkelhalsfraktur und Dickdarmkrebs nachgewiesen, die Nachteile insgesamt überwogen jedoch diese Vorteile. Es konnte auch klar gezeigt werden, dass die Hormontherapie die Lebensqualität bei älteren Frauen ohne klimakterische Beschwerden nicht verbesserte. Das gleiche negative Ergebnis zeigte sich bei kognitiven Leistungen, Depression und Sexualfunktion.

Frauen mit vasomotorischen Symptomen müssen die therapieinduzierten Risiken gegen den Vorteil der Symptomerleichterung abwägen. Eine Behandlung der Symptome ist jedoch nur wenige Jahre notwendig und damit auch vertretbar. Unter Berücksichtigung anderer effektiver Medikamente ist die Verwendung der Hormontherapie zur Prävention und Behandlung der Osteoporose heute nicht mehr nötig. *Eine HRT ist derzeit nur noch zur Behandlung klimakterischer Beschwerden indiziert („for symptoms only"),* und dabei sollte sich die Behandlung auf wenige Jahre beschränken.

Neue Untersuchungen weisen darauf hin, dass *orale Kontrazeptiva* die Knochendichte bei jungen Frauen erhöhen.

Testosteronmangel beim Mann kann heute einfach mit Pflaster, Gel oder i. m. Injektionen ausgeglichen werden. Der Patient dankt es Ihnen. Aber bitte vorher ein Prostatakarzinom ausschließen (PSA-Bestimmung).

Testosteronersatz beim Manne mit Testosteronmangel

Tritt bei einem jungen Mann ein auffallender Knochenschwund mit Frakturen auf, so muss eine sekundäre Osteoporose abgeklärt werden. In Frage kommen die Osteogenesis imperfecta und der Hypogonadismus. Die Therapie der Wahl beim *Hypogonadismus* ist die Substitution mit Testosteron und kann mit einem Bisphosphonat kombiniert werden.

Bisphosphonate

Für die Behandlung der Osteoporose sind in Deutschland derzeit nur orale Bisphosphonate zugelassen.

Die Einführung der Bisphosphonate war ein „Quantensprung" in der Behandlung von Knochenkrankheiten.

Alendronat

Dieses Aminobisphosphonat wurde inzwischen in klinischen Studien an mehr als 17 000 Patienten erfolgreich getestet und bereits über 5 Millionen Patienten in 80 Ländern weltweit verschrieben. In Deutschland ist Alendronat zur Therapie der postmenopausalen Osteoporose und der Osteoporose des Mannes sowie zur Prävention und Therapie der Glukokortikoid-induzierten Osteoporose bei Frauen nach der Menopause, die keine Östrogene erhalten, zugelassen.

▶ Die *tägliche orale Gabe von 10 mg Alendronat* führt innerhalb von ein bis drei Jahren zu einer Zunahme der Knochenmasse von 5–9 % gegenüber der Kontrollgruppe (Kalzium und Vitamin D) und zu einer Abnahme der Frakturrate um mehr als 50 %. Nach einem Jahr betrug die Reduktion klinischer Wirbelfrakturen gegenüber Placebo 59 % und nach 18 Monaten 63 % bei Oberschenkelhalsfrakturen. Nach 3 Monaten war die Knochendichte bereits signifikant angestiegen, nach einem Jahr war die Therapie bei 95 % der Patienten erfolgreich. Auch Schmerzreduktion und Zunahme der Mobilität waren unter Alendronat im Rahmen der *FIT-Studie* („Fracture intervention Trial") nachweisbar. Alendronat verringert sowohl die Wirbelfrakturen als auch alle anderen Frakturen (Unterarm, Oberschenkel) signifikant. Vergleichbare Ergebnisse konnten auch bei Männern und bei der Glukokortikosteroid-induzierten Osteoporose belegt werden.

▶ Die *einmal wöchentliche orale Gabe von 70 mg Alendronat* ist ein Fortschritt in der praktischen Anwendung von Bisphosphonaten. Pharmakokinetische Studien belegen, dass Alendronat in einer Dosis von 5–80 mg jeweils zu 0,5–1 % resorbiert und zu 50 % auf der aktiven Oberfläche des Knochens abgelagert wird. Die Konzentration des abgelagerten Alendronats ist bei täglicher Gabe von 10 mg oder wöchentlicher Gabe von 70 mg gleich. Auch die Raten der Zunahme der Knochendichte waren bei beiden Applikationsformen identisch: an der Wirbelsäule 5–6 % und an der Hüfte 39 %

Die Einführung der Wochentablette war ein praktischer Durchbruch in der Behandlung der Osteoporose.

innerhalb eines Jahres. Umfragen bei Patienten belegen die hohe Akzeptanz, Compliance und Verträglichkeit einer *„Wochentablette"* („Once Weekly Dosage"). Inzwischen wird Alendronat als Wochentablette auch mit einem Zusatz von 2800 IE Vitamin D₃ angeboten (FOSAVANCE®).

Risedronat

Risedronat wird auch als Wochentablette und zusätzlich mit Kalziumtabletten für die folgenden Tage angeboten.

Risedronat wurde ebenfalls in großen internationalen Studien an 15000 Patienten getestet. An der Lendenwirbelsäule nahm die Knochendichte bei einer täglichen Gabe von 5 mg Risedronat nach 3 Jahren um 5,4–7,7% zu (mit signifikantem Unterschied zur Kontrollgruppe). Die Abnahme des Frakturrisikos im Bereich der Wirbelsäule war nach einem Jahr mit bis zu 65% signifikant. Es lässt sich auch feststellen, dass die Therapie mit Risedronat 5 mg/Tag das Risiko für vertebrale und nicht-vertebrale Frakturen bereits ab einer Behandlungsdauer von 6 Monaten signifkant senkt. Die rasche Senkung des Frakturrisikos ist vor allem bei Hochrisikopatienten und Patienten mit vorbestehenden Frakturen zur Vermeidung von Folgefrakturen von Interesse. Risedronat ist zugelassen für die Behandlung der postmenopausalen und der Glukokortikoid-induzierten Osteoporose.

Risedronat 35 mg und 50 mg einmal wöchentlich zeigen die gleiche Effektivität und Sicherheit wie eine tägliche Gabe von 5 mg. Deshalb wird die niedrigere Dosis von *35 mg Risedronat einmal wöchentlich* als die optimale Dosierung für Frauen mit postmenopausaler Osteoporose angesehen und eingesetzt. Inzwischen wird die Wochentablette Actonel® 35 mg auch zusammen mit 6 Tabletten von je 500 mg Kalzium für die nachfolgenden 6 Tage angeboten (Actonel® 35 mg plus Calcium).

Direkte Vergleichsstudien von Alendronat und Risedronat

In zwei direkten *Vergleichsstudien* (head-to-head trials) wurde die Effektivität von Alendronat und Risedronat untersucht. In diesen Studien erreichte Alendronat 70 mg wöchentlich über 12 Monate signifikant raschere und höhere Knochendichtewerte an der Wirbelsäule und am Oberschenkel als Risedronat 5 mg täglich ($n = 549$) bzw Risedronat 35 mg ($n = 1053$) wöchentlich (*FACT-Studie*, Fosamax Actonel

Comparison Trial). Auch die Knochenumbaumarker zeigten unter Alendronat signifikant stärkere Reduktionen gegenüber Risedronat. Der stärkere antiresorptive Effekt von Alendronat war bereits nach 3 Monaten nachzuweisen und hielt über die Beobachtungszeit von 12 Monaten an, die Verträglichkeitsprofile waren vergleichbar. Beide Vergleichsstudien erlauben aber keine definitiven Aussagen über Differenzen bezüglich der Reduktion des Frakturrisikos. Andererseits haben vorausgegangene Meta-Analysen den positiven signifikanten Zusammenhang zwischen der Zunahme der Knochendichte bzw. der Abnahme der Knochenumbau-Parameter unter Therapie und der Abnahme des Frakturisikos – insbesondere der extravertebralen Frakturen – belegt. Bauss konnte tierexperimentell belegen, dass unter Ibandronattherapie ein enger Zusammenhang zwischen der Knochendichte-Zunahme und der Knochenfestigkeit an den Wirbelkörpern besteht. Statistiker haben weiter errechnet, dass für den „head-to head" Nachweis eines signifikanten Unterschiedes des Frakturrisikos zwischen diesen beiden Bisphosphonaten die Rekrutierung von etwa 30–50 000 Patienten nötig wären. So betrachtet wird es in Zukunft keine „head-to-head" Studie zweier Bisphosphonate mit dem Endpunkt vertebraler und extravertebraler Frakturen geben. Auch Placebo-kontrollierte Osteoporosestudien mit neuen Medikamenten sind aus ethischen Gründen kaum mehr durchführbar.

Die direkte Vergleichsstudie von Alendronat und Risedronat zeigte, daß Alendronat den Knochenumbau stärker reduziert und die Knochendichte stärker anhebt. Die FACT-Studie gibt aber keine Auskunft über das Ausmaß der Fraktursenkung.

Ibandronat

Die hohe Wirkpotenz von Ibandronat erlaubt im Vergleich zu den bisher für die Osteoporose zugelassenen Bisphosphonate geringere Dosierungen in größeren zeitlichen Abständen. Ibandronat ist auch das einzige Bisphosphonat, das derzeit für die orale wie intravenöse Applikation in der Indikation postmenopausale Osteoporose getestet wird und die Zulassung als Monatstablette erhalten hat.

Ibandronat – „der Dritte im Bunde", mit einer Monatstablette auf dem Markt und der Option einer intravenösen Applikation.

▶ *Orale Therapie der Osteoporose*: Ibandronat (2,5 mg täglich) ist zur oralen Therapie und Prävention der postmenopausalen Osteoporose zugelassen. Die Effektivität bezüglich Frakturreduktion, Knochendichte und Knochenstoffwechsel wurde unter anderem in der *BONE-Studie* (Chesnut, 2004) nachgewiesen. In dieser Studie mit über 2900 Patientinnen wurde zusätzlich ein Therapieregime mit einnahmefreien Intervallen von mehr als 2 Monaten untersucht

Ibandronat hat das Potential, universell bei einer Vielzahl von Knochenkrankheiten eingesetzt zu werden - von der Prävention der Osteoporose bis hin zur Therapie von Knochenmetastasen.

(20 mg jeden 2. Tag für 12 Dosen alle 3 Monate). Beide Behandlungsarme zeigten eine vergleichbar gute Wirksamkeit und Sicherheit. Auf der Basis der Daten der BONE-Studie wurde eine Studie für eine patientenfreundliche Therapie mit Ibandronat in einer monatlichen oralen Applikation oder als intravenöse Injektion konzipiert. Die Applikation einer Monatstablette wurde erstmalig in der *MOPS-Studie* („Monthly Oral Pilot Study") mit 144 postmenopausalen Patientinnen untersucht. Die monatliche Gabe von 100 mg bzw. 150 mg wurde gut vertragen und führte zur Suppression biochemischer Knochenresorptionsmarker auf normale prämenopausale Werte. Anschließend wurde die über 2 Jahre laufende *MOBILE-Studie* („Monthly Oral Ibandronate In Ladies") mit 1600 Patientinnen begonnen. Diese belegt, dass die einmalige Einnahme pro Monat zur Therapie der postmenopausalen Osteoporose ausreicht. Die europäische Zulassung für die monatliche Applikation von 150 mg Ibandronat liegt bereits vor (Bonviva®).

▶ *Intravenöse Therapie der Osteoporose*: Die Wirksamkeit der intravenösen Therapie der Osteoporose mit Ibandronat wurde im Rahmen der placebokontrollierten multizentrischen *DIVA-Studie* („Dosing Intravenous Administration") mit ca. 1400 Patientinnen mit postmenopausaler Osteoporose bestätigt. Ibandronat wurde in dieser Studie als Injektion (über 15–30 Sekunden) gegeben (2 mg alle 2 Monate versus 3 mg alle 3 Monate). Beide Applikationsformen sind mindestens so effektiv wie 2,5 mg täglich oral (eine Dosierung und Applikation, für die bereits eine Fraktureffizienz in der BONE-Studie nachgewiesen wurde). Die europäische Zulassung für die intravenöse Applikation wird Mitte 2006 erwartet.

Zoledronat

Mit Zoledronat wird der Wunschtraum nach einer „Geburtstagsspritze" in der Prävention und Therapie der Osteoporose Wirklichkeit.

Klinische Osteoporosestudien mit Zoledronat werden gerade durchgeführt, unter anderem mit einer halbjährlichen und jährlichen Kurzinfusion. In einer Studie wurden postmenopausale Frauen mit verminderter Knochendichte mit Zoledronat behandelt. Die Ergebnisse bei diesem Patientenkollektiv waren bei einer einmaligen Gabe von 4 mg Zoledronat pro Jahr vergleichbar in Bezug auf Knochenumsatz und Knochendichte mit den Ergebnissen, die es zur täglichen Gabe oraler Bisphosphonate gibt (Reid 2002). Eine generelle Dosisempfehlung kann derzeit noch nicht ausgesprochen werden. Die Ergebnisse dieser Studie legen jedoch folgende Dosierung nahe:

▶ Eine effektive Therapie für Patienten mit manifester, altersbedingter Osteoporose könnte im Bereich von 2 mal 4 mg Zoledronat pro Jahr liegen.

▶ Bei der Glukokortikoid-induzierten Osteoporose liegen mit Zoledronat noch keine Daten vor. Hier könnte ebenfalls eine Dosierung von 2 mal 4 mg Zoledronat pro Jahr wirksam sein. Die erste Gabe des Bisphosphonate könnte prophylaktisch mit der Initiierung der Glukokortikoidtherapie und nach der DXA-Knochendichtemessung erwogen werden.

▶ Bei Hochrisikofällen, wie z. B. einer Osteoporose im Rahmen einer Testosteronentzugstherapie beim Prostatakarzinom oder einer Therapie mit Aromatasehemmern beim Mammakarzinom, erwies sich eine Dosierung von 4 mal 4 mg Zoledronat pro Jahr als wirksam.

▶ In Studien wird derzeit der Einsatz einer einmal jährlichen Infusion von 5 mg Zoledronat (Aclasta®) geprüft, mit der bei postmenopausalen Frauen erste positive Ergebnisse erzielt wurden.

Clodronat und Pamidronat

Diese Bisphosphonate haben sich in der Behandlung der Hyperkalzämie und Knochenmetastasen bewährt. Da sie für die Therapie der Osteoporose noch nicht zugelassen sind, sollten sie nur in Zusammenarbeit mit Osteoporosezentren und nach ausführlicher Aufklärung des Patienten eingesetzt werden.

Etidronat

Mit diesem „Bisphosphonat der ersten Generation" liegen die längsten Erfahrungen in der Behandlung von Knochenkrankheiten vor. Es wurde jedoch von den wesentlich potenteren stickstoffhaltigen Bisphosphonaten verdrängt.

Etidronat – inzwischen ein „geschichtliches" Bisphosphonat, das von den wesentlich potenteren stickstoffhaltigen Bisphosphonaten verdrängt wurde.

Intravenöse Applikation der Bisphosphonate

Die intravenöse Therapie der Bisphosphonate hat einen hohen Grad der Compliance vor allem bei Patienten, die bereits zahlreiche andere

Die intravenöse Therapie mit Bisphosphonaten – eine Frage von Dosis und Intervall.

Medikamente einnehmen müssen. Weitere Vorteile sind die 100 %ige Bioverfügbarkeit und fehlende gastrointestinale Nebenwirkungen. Folgende Dosierungen und Zeitintervalle finden derzeit in unserer Osteoporoseambulanz Anwendung.

Pamidronat   30 mg Infusion alle 3 Monate
Ibandronat   2–3 mg Infusion/Injektion alle 2–3 Monate
Zoledronat   5 mg Infusion alle 6–12 Monate

Die Gabe von Bisphosphonaten in Intervallen von 3 Monaten basiert auf der Beobachtung, dass eine einzelne intravenöse Gabe die Knochenresorption mehrere Wochen hemmt. Infusionen von 4 mg Zoledronat alle 6 bis 12 Monate zeigten Zunahmen der Knochendichte, vergleichbar mit einer täglichen oralen Bisphosphonatgabe. Es muss betont werden, dass diese intravenösen Protokolle noch keine offizielle Zulassung für die Behandlung der Osteoporose besitzen und daher nur in Osteoporosezentren und nach Einholung des schriftlichen Einverständnisses des Patienten gegeben werden sollten. Die intravenöse Verabreichung von Bisphosphonaten sollte vor allem bei oraler Unverträglichkeit und bei Problempatienten (z. B. Transplantation, gastrointestinale Erkrankungen, Ösophagitis, Kinder) erwogen werden.

Therapiedauer und Langzeitstudien

Die Bisphosphonattherapie soll mindestens 1–3 Jahre dauern.

Die optimale Dauer der Bisphosphonat-Therapie beträgt 1 bis 3 Jahre, in Abhängigkeit vom Schweregrad der Osteoporose und der Zunahme der Knochendichte. Drei *Therapiephasen* können unterschieden werden.

Reparaturphase   bis zu 12 Monate
Wiederaufbauphase   6 bis 36 Monate
Erhaltungsphase   24 bis 60 Monate

Die höchste Rate der Knochendichtezunahme ist in den ersten 12 Monaten zu beobachten. In dieser Zeit werden die Resorptionslakunen ausgebessert und mit neuem Knochengewebe aufgefüllt. Man nimmt an, dass die Reparatur des trabekulären Knochens innerhalb des ersten Therapiejahres verantwortlich ist für die auffallend starke

Reduktion der Frakturrate, die mit einer alleinigen Zunahme der Knochendichte nicht erklärt werden kann. Die maximale Abnahme des Fraturrisikos unter einem Bisphosphonat wird bereits bei einer Zunahme der Knochendichte von etwa 3 % in den ersten 2 Jahren erreicht. Eine Zunahme der Knochendichte über 3 % zeigte bei Alendronat etwa die gleiche Abnahme des Frakturrisikos wie eine Zunahme bis 3 %. Ähnliche Korrelationen wurden auch bei Patienten unter Risedronat berichtet. Eine Zunahme der Knochendichte über mehr als 3 % korrelierte nicht mit einer weiteren Abnahme des Frakturrisikos. Jährliche Zunahmen der Knochendichte bis zu 10 % sind zwar möglich, diese Steigerung bedeutete aber nicht automatisch eine proportionale Abnahme des Frakturrisikos. Ähnlich verhält es sich bei den Knochenresorptionsmarkern. So führte bei Risedronat eine Verminderung des Urin-NTx um mehr als 40 % nicht zu einer weiteren Frakturreduktion. Während der Wiederaufbau- und Erhaltungsphase ist die Zunahme der Knochendichte weniger ausgeprägt, da jetzt die Zunahme der Mineralisationsdichte im Vordergrund steht. Die Beendigung einer Bisphosphonat-Therapie führt im Folgejahr zu einem mäßigen Abfall der Knochendichte bei postmenopausalen Frauen, nicht bei Männern. Dieser Abfall ist an der LWS stärker ausgeprägt als an der Hüfte.

Bei Einführung der Bisphosphonate wurden Bedenken geäußert, dass der verminderte Knochenumbau unter Langzeittherapie mit Bisphosphonaten einen überalterten minderwertigen Knochen („frozen bone") erzeugen und damit vermehrt Mikrofrakturen („*microcracks*") verursachen könnte. Nur bei extremer Überdosierung im Tierexperiment traten vermehrt mikroskopisch nachweisbare „microcracks" auf. Alle bisherigen klinischen Langzeitstudien mit Bisphosphonaten haben diese Bedenken widerlegt (Abb. 4.11). Bei Alendronat liegen dazu bereits Beobachtungen über mehr als 10 Jahre vor. In der Therapieperiode von 7–10 Jahren nahm die Knochendichte immer noch um 0,7 % jährlich zu. So wurde nach einer Therapie über 10 Jahre eine Zunahme der Knochendichte von durchschnittlich 13 % beobachtet.

Es gibt keine Zeitbeschränkung für die Therapie mit Bisphosphonaten! Auch nach 10 Jahren Therapie ist der Knochen qualitativ einwandfrei: Masse, Dicke und Anzahl der Knochenbälkchen nehmen sogar zu. Das Frakturrisiko nimmt stetig ab.

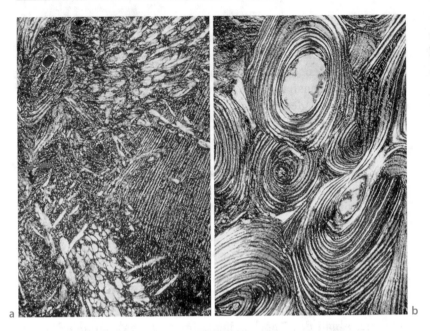

Abb. 4.11 a, b. Knochenstruktur nach dreijähriger Osteoporose-Therapie: a unter Fluoridtherapie mit ungeordnetem Geflechtknochen, b unter Bisphosphonatthe-rapie mit geordnetem lamellärem Knochen (Beckenkammbiopsien)

Monitoring und „Therapieversager"

Die früheste Information über einen Therapieerfolg liefern die biochemischen Knochenmarker (bereits nach einigen Wochen).

Folgende Parameter werden verwendet, um den Erfolg einer antire-sorptiven Therapie zu beurteilen:

▶ Abnahme der Kollagenabbauprodukte und von TRAP im Urin und/oder Serum
▶ Zunahme der Knochendichte (gemessen mit DXA der Wirbelsäule und Hüfte)
▶ Abnahme der Frakturrate (vertebral und extravertebral)
▶ Abnahme des Osteoporose-assoziierten Knochenschmerzes
▶ Zunahme der Lebensqualität und der Mobilität
▶ Abnahme der Tage des Krankenhausaufenthalts.

Nach ungefähr 3 bis 6 Wochen Therapie sollte eine Abnahme der Kno-chenresorptionsmarker festzustellen sein. Sollten nach 2–3 Monaten

Therapie die Resorptionsmarker nicht um 30–40 % gesunken sein, muss der Patient befragt werden, ob und in welcher Form das Medikament eingenommen wird. Subjektive Parameter wie Schmerz, Mobilität und Lebensqualität können nur als sekundäre Kriterien akzeptiert werden. Die Knochendichte (BMD) sollte jährlich gemessen werden. Bei fehlender Zunahme der Knochendichte unter antiresorptiver Therapie kann trotzdem von einer Reduktion des Frakturrisikos ausgegangen werden. Dies haben großen Frakturstudien mit Bisphoshonaten gezeigt. Sollte es nach einem Jahr Therapie keine Zunahme der Knochendichte in der DXA-Messung geben, so kommen vor allem drei *Erklärungsmöglichkeiten* in Frage:

Die jährliche Kontrolle der Knochendichte mittels DXA-Methode ist derzeit „Goldstandard".

▶ Das Medikament wurde nicht eingenommen
▶ Das Medikament wurde nicht vorschriftsmäßig eingenommen
▶ Es liegt eine sekundäre Osteoporose zugrunde.

Auch wenn die Zunahme der Knochendichte unter antiresorptiver Therapie nicht streng mit der Reduktion des Frakturrisikos korreliert, so erwies sich doch die *Knochendichte* (DXA-Messung) als der pragmatisch beste und einfach quantifizierbare Parameter zur Beurteilung des Frakturrisikos – sowohl im Rahmen der initialen Diagnosestellung als auch des Monitoring. Zwei große Metaanalysen vertebraler Frakturen konnten einvernehmlich zeigen, dass etwa 24 % bis 54 % der Risikoreduktion unter einer Bisphosphonattherapie auf die Zunahme der Knochendichte zurückzuführen ist. Bei nichtvertebralen Frakturen ist eine wesentlich engere Beziehung zwischen der Zunahme der Knochendichte bzw. der Abnahme der Knochenumbauparameter und der Abnahme des Frakturrisikos nachzuweisen. Auch diese Metaanalysen sprechen dafür, dass Bisphosphonate nicht nur die Knochendichte über eine Hemmung der Osteoklasten steigern, sondern auch die Knochenarchitektur über eine Beeinflussung (Hemmung der Aoptose) der Osteozyten und Osteoblasten positiv beeinflussen und so das Risiko vertebraler und nicht-vertebraler Frakturen senken.

Weiterhin haben Langzeitstudien mit Alendronat kombiniert mit Biopsiekontrollen gezeigt, dass in trabekulären Regionen die Verbesserung der *Mikroarchitektur* mit der Zunahme der Knochendichte korreliert. Recker et al. haben bei osteoporotischen Frauen nach einer 2 bis 3-jährigen Alendronattherapie mittels Mikro-CT und Histomorphometrie zeigen können, dass die Zunahme der Knochenmasse mit einer Verbesserung der trabekulären Mikroarchitektur einhergeht –

Unter einer Bisphosphonattherapie korreliert steigende Knochendichte mit Verbesserung der Mikroarchitektur. Natürlich wäre es begrüssenswert, neben der einfach zu messenden Knochendichte auch auf Bildgebung der Mikroarchitektur zugreifen zu können, dieser Wunsch ist aber praktisch noch nicht zu realisieren.

Unter Teriparatid kann die gemessene Knochendichte abnehmen, aber das Volumen und die Festigkeit trotzdem zunehmen – nur scheinbar ein Paradoxon!

ein wichtiges Argument für die Aussagekraft der DXA-Messung für die Erfolgsbeurteilung einer Bisphosphonattherapie. Unter Alendronat-Therapie nahmen histomorphometrisch Dicke, Zahl und Verknüpfung der Trabekel zu. Die Porosität des kortikalen Knochens nimmt dagegen ab. Auch unter Risedronat konnte mittels Mikro-CT der Erhalt der Mikroarchitektur belegt werden. Allerdings muss beachtet werden, dass die DXA-Messung unter Therapie abnehmende Werte zeigen kann und trotzdem die Knochenmasse zugenommen hat. Dieses scheinbare paradoxe Verhalten wird vor allem unter Teriparatid-Therapie im ersten Halbjahr an der Hüfte beobachtet: Abnahme der DXA-Werte bei gleichzeitig zunehmender Knochenfläche. QCT-Messungen belegen aber eine tatsächliche Zunahme der Knochenmasse.Diese Daten belegen, dass bei Vergrößerung der Knochenfläche die DXA-Messung die Knochenmassen-Zunahme unterschätzt.

Die Therapie mit antiresorptiven Substanzen ist nur effektiv, wenn sie über mehrere Jahre konsequent und regelmäßig eingenommen werden (*Compliance*). In der Praxis wird dieses Ziel aber bisher nur bei einem kleinen Teil der Patienten erreicht, wie neue Studien eindrucksvoll belegen (Recker R et al. J Bone Miner Res 2004: 19, Suppl. 1: S 172). In der Beobachtungsstudie von Recker haben 80 % der Patienten, die ein Bisphosphonat als Tagestablette einnahmen, die Therapie innerhalb eines Jahres wieder abgebrochen. Als Gründe für den Therapieabbruch wurden vor allem die rigiden Einnahmevorschriften, gastrointestinale Nebenwirkungen und häufig fehlende Erfolgssymptomatik (z. B. Schmerzreduktion) angegeben. Bei Verwendung der Wochentablette war die Compliance mit 60 % bereits deutlich besser. Beim Einsatz einer Monatstablette ist zumindest bei bestimmten Patientengruppen eine weitere Verbesserung der Compliance zu erwarten. Allerdings müssen wegen des längeren Intervalls die Einnahmemodalitäten gesichert seins. Entsprechende Studienergebnisse über den Einfluss des Einnahme-Intervalls auf die Compliance stehen aber noch aus. Eine Studie belegte, dass der Zuwachs an Knochendichte mit einer guten Compliance korreliert.

Die Wochen- und Monatstablette – Garanten für eine langjährige regelmäßige Einnahme des Medikamentes.

Meta-Analysen antiresorptiver Substanzen

Nach den Prinzipien der evidence based medicine haben randomisierte klinische Studien und Meta-Analysen die höchste Priorität. Allerdings sind die Einstufung und vor allem der Vergleich der Medikamente untereinander mit methodischen Problemen behaftet, die leicht übersehen bzw. unterschätzt werden. Anzahl, Alter und Einschlusskriterien der Patienten, prävalente Frakturen, Frakturdefinitionen und Verwendung von Begriffen wie Inzidenz oder Rate, Dauer der Studie, Basistherapie und Abbruchkriterien beeinflussen die Studienergebnisse. Signifikante Ergebnisse finden sich im Rahmen einer nachträglichen Auswertung oft nur in Untergruppen, teils nur nach Neudefinition der Einschlusskriterien und unter Verwendung spezieller Statistiken.

Kürzlich hat ein Team von Experten für „evidence based medicine"-Methodik (The Osteoporosis Methodology Group [OMG]) und für Osteoporoseforschung (The Osteoporosis Research Advisory Group [ORAG]) trotz all der oben beschriebenen Studienprobleme den Versuch unternommen, die verschiedenen antiresorptiven Medikamente bezüglich ihrer Effektivität das Frakturrisiko zu senken, einzuordnen und klinisch zu bewerten. Die sicherste Methode Medikamente zu vergleichen ist zweifellos die direkte „head-to-head" Studie. Dies würde aber bedeuten, dass zur Beurteilung der 9 wichtigsten Substanzen allein 36 „head-to-head" Studien nötig wären. Zusätzlich wären häufig extrem hohe Patientenzahlen nötig, um signifikante Wirkunterschiede zwischen zwei effektiven Substanzen belegen zu können.

Die Analysen der ORAG zeigten, dass es zwischen den antiresorptiven Substanzen durchaus bedeutende Unterschiede bezüglich Grad und Ort der Frakturreduktion gibt. Für Alendronat wurde unter den Kriterien der evidence based medicine ein eindeutiger und vor allem konsistenter Beleg für die Reduktion von Hüft- und Wirbelkörperfrakturen erbracht – schon nach 1 Jahr wurden unter Alendronat sowohl vertebrale als auch extravertebrale Frakturen signifikant reduziert. Vor allem bei der Reduktion der extravertebralen Frakturen zeigte sich in der ORAG-Studie die Überlegenheit von Alendronat gegenüber allen anderen hier untersuchten Substanzen (s. Meta-Analyse antiresorptiver Substanzen bezüglich vertebraler und nonvertebraler Frakturen von Wehren et al. 2004).

Meta-Analysen liefern Vergleichsdaten bezüglich der Effektivität von Antiosteoporotika. Ein zuverlässiger Vergleich zweier Medikamente ist aber nur in einer direkten „head-to-head" Studie möglich.

Praktische Ratschläge

Nachfolgend ist der praktische Einsatz der wichtigsten Medikamente bei Osteoporose zusammengefasst:

Kalzium und Vitamin D

Kalzium	1000 mg sollten täglich mit der Nahrung, in Mineralwasser und/oder in Tablettenform zugeführt werden
Vitamin D3	1000 I.E. (internationale Einheiten) werden täglich als Tablette zum Essen eingenommen

Hormonsubstitution

Vor Einsatz einer Hormonsubstitution muß ein Sexualhormon-abhängiger Tumor ausgeschlossen sein!

Zur Behandlung der *postmenopausalen Osteoporose* allein ist heute eine Hormonsubstitution nicht mehr zu empfehlen. *Orale Kontrazeptiva* steigern offensichtlich bei jungen Frauen die Knochendichte.

❗ Bei jeder unklaren *Osteoporose des Mannes* sollte der Testosteronspiegel im Serum bestimmt und ein *Hypogonadismus* abgeklärt werden. Vor jeder Testosteronsubstitution müssen ein Prostatakarzinom und schwere Leberfunktionsstörungen ausgeschlossen sein.

Bisphosphonate

Bisphosphonate – der „Goldstandard" in der Behandlung der Osteoporose.

Bisphosphonate in Tablettenform (für bestimmte Formen der Osteoporose zugelassen):

Alendronat (Fosamax®)	10 mg werden täglich als Tablette auf nüchternen Magen eingenommen (siehe Einnahmevorschriften auf dem Beipackzettel). Alternativ wird die wöchentliche Einnahme einer Tablette mit 70 mg angeboten. In Entwicklung ist eine Wochentablette Alendronat 70 mg in Kombination mit 2800 I.E. Vitamin D in einer Tablette (Fosavance®)

Risedronat (Actonel®)	5 mg werden täglich als Tablette auf nüchternen Magen eingenommen (siehe Einnahmevorschriften auf dem Beipackzettel). Alternativ wird die wöchentliche Einnahme einer Tablette mit 35 mg angeboten. Eine weitere Neuheit ist das zusätzliche Angebot von tgl. 500 mg Kalzium (Actonel® 35 mg plus Calcium). In einem Wochenblister sind 1 Tablette Actonel 35 mg gefolgt von 6 Tabletten mit je 500 mg Kalzium
Ibandronat (Bonviva®)	150 mg werden monatlich als Tablette auf nüchternen Magen eingenommen (siehe Einnahmevorschriften auf dem Beipackzettel). Im Gegensatz zur 1/2-stündigen Nüchternperiode bei den Wochentabletten beträgt die Nüchternperiode bei der Monatstablette 1 Stunde. Damit wird eine noch bessere Resorptionsrate erreicht. Die Tablette ist in den USA bereits zugelassen, in Deutschland ist die Zulassung im Oktober 2005 geplant
Etidronat (Didronel Kit®)	400 mg werden als Tablette in zyklischer Gabe (14 Tage lang alle 3 Monate) auf nüchternen Magen verabreicht (siehe Einnahmevorschriften auf dem Beipackzettel)

Alternative Bisphosphonate als Infusion (in Absprache mit Osteoporosezentren, da für die Indikation der Osteoporose noch keine Zulassung vorliegt):

Ibandronat (Bondronat®)	2–3 mg Infusion oder Injektion vierteljährlich
Zoledronat (Aclasta®)	4 mg Infusion halbjährlich oder jährlich
Pamidronat (Aredia®)	30–60 mg Infusion vierteljährlich

Alendronat, Risedronat und Ibandronat: die „Global Player" in der Therapie der Osteoporose. Auch Zoledronat wird noch hinzukommen.

Bei Einnahmeproblemen stehen effektive intravenöse Bisphosphonate zur Verfügung. Es gibt also keinen Grund, ein Bisphosphonat nicht einsetzen zu können!

Neue effektive Antiosteo-
porotika mit unterschied-
lichen Wirkmechanismen
drängen zunehmend
auf den Markt.

Andere Medikamente

Raloxifen
(Evista®, Optruma®)

Es handelt sich um ein A-klassifiziertes Medikament (SERM) und wird in einer Dosierung von 60 mg oral verabreicht. Raloxifen senkt gleichzeitig das Mammakarzinomrisiko um etwa 75 % und hat einen positiven Effekt auf den Fettstoffwechsel. Es ist zugelassen für die Prävention und Therapie der postmenopausalen Osteoporose

Teriparatid (Forsteo®)

Dieses Parathormonfragment hat inzwischen mehrere klinische Studien durchlaufen und seine osteoanabole Wirkung belegt. Es muss täglich subkutan (20 µg) gespritzt werden, die maximale Therapiedauer beträgt 18 Monate. Zugelassen ist diese Substanz zur Behandlung einer schweren manifesten Osteoporose postmenopausaler Frauen

Strontiumranelat
(Protelos®)

Diese neu zugelassene Substanz fördert mit seinem dualen Wirkansatz den Knochenaufbau und bremst gleichzeitig die Knochenresorption. Als Erklärung für den osteoanabolen Effekt mit Aktivierung der Osteoblasten wird die tierexperimentell nachgewiesene Modulation des „calcium-sensing receptor" auf den Knochenzellen durch Strontiumranelat diskutiert. Die signifikante Reduktionen von Wirbelkörperfrakturen (SOTI-Studie) und Hüftfrakturen (TROPOS-Studie) sind bereits belegt. Zugelassen ist dieses Medikament für die Behandlung der postmenopausalen Osteoporose in einer Dosierung von 2 g täglich als Granulat

Aktive
Vitamin D-Metaboliten

wie Alfacalcidol (0,5–1 µg) oder Calcitriol (0,5 µg) täglich in Tablettenform werden vor allem bei bestimmten sekundären Osteoporosen (Nieren- und Lebererkran-

Kalzitonin

kungen) und bei der Transplantations-Osteoporose (in Kombination mit Bisphosphonaten) mit Erfolg eingesetzt

wird täglich subkutan (50–100 IE) oder intranasal (200 IE) verabreicht, ist inzwischen aber weitgehend von Bisphosphonaten verdrängt worden

Natriumfluorid

in geringen täglichen Dosen wird in Studien untersucht. Eine höherdosierte Gabe (50–70 mg täglich) von Natriumfluorid ist wegen der schmalen therapeutischen Breite nicht mehr empfehlenswert. Eine signifikante Abnahme der Frakturrate unter Natriumfluorid konnte nicht gezeigt werden. Der Einsatz ist heute nach den Vorgaben der „evidence based medicine" nicht mehr zu empfehlen

Es gibt keinen rationalen Grund mehr, Kalzitonin oder Natriumfluorid in der Therapie der Osteoporose einzusetzen.

Glukokortikoid-induzierte Osteoporose

Definition

Unter einer Steroid-Langzeittherapie erleiden ungefähr 50 % der Patienten eine manifeste Osteoporose. Häufig trägt auch die zugrundeliegende Krankheit selbst zur Osteoporose bei: Morbus Crohn, rheumatische Erkrankungen, Transplantationen, Asthma bronchiale, multiples Myelom und maligne Lymphome. Besonders empfindlich reagiert das Skelett von Kindern, jungen Männern und postmenopausalen Frauen. In Einzelfällen mag eine unterschiedliche „Kortisonempfindlichkeit" eine Rolle spielen, dabei sind jedoch unterschiedliche Ausgangsbedingungen zu berücksichtigen. Diese Osteoporoseform zeigt folgende *Besonderheiten*:

Ein Patient, der Glukokortikoide einnehmen muß, hat das Recht auf eine Überwachung und gegebenenfalls auf eine Therapie des Knochenschwunds. Wir Ärzte sind verantwortlich, daß ein von uns verschriebenes Medikament keinen Schaden anrichtet. Dieses Denken müssen wir gegenüber den Kassen kompromisslos verteidigen!

▶ Der trabekuläre Knochen ist besonders betroffen. Frakturen treten daher bevorzugt im Bereich der Wirbelkörper, Rippen und Oberschenkel auf.

▶ Es liegt ein besonders rascher Knochenverlust („very high turnover", „fast looser") vor.

▶ Der Knochenverlust ist in den ersten 6 bis 12 Monaten mit mehr als 20 % besonders hoch.

Pathophysiologie

Die *Wirkung* der Glukokortikoide auf den Knochen ist multifaktoriell:

Die Wirkung der Gluko-
kortikoide auf den Bewe-
gungsapparat ist vielfältig
und beängstigend, trotzdem
gilt: Erkennen der Gefahr
und konsequente Präven-
tion ist der erste Schritt
zur erfolgreichen
Knochenpflege.

▶ Hemmung der Osteoblastenfunktion
▶ Verminderte Proliferation der Osteoblasten
▶ Gesteigerte Apoptose der Osteoblasten
▶ Steigerung der Osteoklastenfunktion
▶ Verminderte Apoptose der Osteoklasten
▶ Verminderte intestinale Kalziumresorption
▶ Gesteigerte renale Kalziumausscheidung
▶ Steigerung der Parathormonsekretion
▶ Verminderte Sekretion gonadaler Steroide
▶ Hemmung der Wachstumshormonsekretion
▶ Verminderung der Kalzitoninsekretion
▶ Verminderung der Knochenumbaueinheiten
▶ Entstehung von aseptischen Knochennekrosen
▶ Erhöhte Produktion von Kollagenase

Folgende *Interaktionen* der Glukokortikoide mit anderen Faktoren sind zusätzlich für die Pathogenese bedeutsam:

▶ Erhöhte Sensitivität der Osteoblasten auf PTH und 1,25 (OH)2D
▶ Verminderte Produktion von Prostaglandin E
▶ Verminderte lokale Produktion von IGF-1
▶ Beeinflussung der IGF-bindenden Proteine
▶ Verminderte biologische Wirkung von IGF-1
▶ Erhöhte Produktion von Kollagenase

Prävention

Bei einer Therapiedauer von mehr als 6 Monaten und einer Dosis von mehr als 7,5 mg Prednisonäquivalent/Tag ist ein relevanter Knochenschwund zu erwarten. Bei höherer Dosierung kann der Verlust bis zu 15 % pro Jahr und mehr betragen. Ist eine längere Kortisontherapie abzusehen, so sollte zu Beginn eine Knochendichtemessung zum Abschätzen des Ausgangsrisikos erfolgen. Kortisongaben über wenige Tage oder lokal als Creme, Spray oder Injektion verabreicht stellen kein Risiko für Osteoporose dar. Bei der Glukokortikoidgabe sollte man mit Blick auf den Knochen folgende *Regeln* beachten:

▶ Austestung der niedrigsten effektiven Dosis
▶ Möglichst kurze Therapiedauer zur Vermeidung einer Atrophie der Nebennierenrinde
▶ Verwendung von Glukokortikoiden mit möglichst kurzer Halbwertszeit
▶ Bevorzugte Verwendung von lokal applizierbaren Glukokortikoiden
▶ Betonung der körperlichen Aktivität und des Muskeltrainings.

Beim systemischen Einsatz von Glukokortikoiden trifft ausnahmsweise der Verhaltenssatz zu:„Geiz ist geil!"

Behandlungsstrategie

Bei der Glukokortikoid-induzierten Osteoporose kommen die gleichen *Therapieprinzipien* wie bei der postmenopausalen Osteoporose zur Anwendung:

▶ Körperliche Belastung und gezieltes Muskeltraining,
▶ Zufuhr von Vitamin D + Kalzium,
▶ Behandlung eines steroidinduzierten Diabetes mellitus,
▶ Behandlung eines Hypogonadismus,
▶ Antiresorptive Therapie mit einem stickstoffhaltigen Bisphosphonat.

Bisphosphonate

Für die Prävention und Therapie der Glukokortikoid-induzierten Osteoporose liegen inzwischen Zulassungen für Alendronat und Risedronat vor:

Alendronat (Fosamax®)   10 mg täglich oder 70 mg wöchentlich
Risedronat (Actonel®)   5 mg täglich oder 35 mg wöchentlich

In Fällen mit Resorptionsstörungen oder im Rahmen einer Transplantation ist die intravenöse Applikation von Aminobisphosphonaten vorzuziehen:

Bei Abfall der Knochendichte früh Bisphosphonate einsetzen, um den raschen Knochenschwund zu stoppen. Wegen einer Glukokortikoid-Therapie darf kein Patient mehr „in die Frakturen laufen"!

Ibandronat (Bondronat®)   Für die Prävention 2 mg Kurzinfusion/Injektion vierteljährlich, für die Therapie 2–6 mg Infusion über 15 Minuten vierteljährlich

Bei „Kortison-Patienten" ist die Messung der Knochendichte ausnahmsweise in halbjährlichen Abständen empfehlenswert.

Ringe behandelte Patienten mit glukokortikoidinduzierter Osteoporose 2 Jahre lang mit vierteljährlich 2 mg Ibandronat als Bolus. Er konnte eine Zunahme der Knochendichte um 11 % im Bereich der Lendenwirbelsäule und vor allem eine hohe Akzeptanz dieser Applikationsform von Patient und Arzt zeigen. Kontrollen der Knochendichte mittels DXA-Methode an der Lendenwirbelsäule und Hüfte sollten während der ersten 2 Jahre alle 6 Monate durchgeführt werden.

Tumortherapie-induzierte Osteoporose

Definition

Der Onkologie muß sich mehr mit den Wirkungen der Chemotherapeutika auf den Knochen beschäftigen. Auch Knochenzellen werden unter Chemo- und Strahlentherapien geschädigt.

In der Onkologie begünstigen viele Therapieschemata das Auftreten einer manifesten Osteoporose. Während Strahlentherapie einen lokalen Knochenschwund mit Ödem und folgender Atrophie des Knochenmarks verursachen kann, bewirken Chemo- und Hormontherapie eine systemische Rarefizierung des Knochens. Die iatrogen induzierte Osteoporose kann durch einen direkten Einfluss des Tumors verstärkt werden.

Pathophysiologie

Ursachen für die Entstehung einer Osteoporose unter Tumortherapie sind:

▶ Therapieinduzierter Hypogonadismus
▶ Glukokortikoide als Begleittherapie
▶ Toxische Einwirkung der Chemotherapeutika
▶ Bestrahlung des ZNS bei Kindern mit Hirntumor oder akuter Leukämie
▶ Immobilisation
▶ Ernährungsstörungen.

Formen

Tumortherapien mit Induktion eines sekundären Hypogonadismus

Jede Chemotherapie, die einen Hypogonadismus induziert, wird langfristig einen Knochenschwund mit dem Bild einer schweren Osteoporose verursachen. Zwei Gruppen von Tumoren mit *therapieinduziertem Hypogonadismus* lassen sich unterscheiden:

Therapieinduzierter Hypogonadismus birgt eine hohe Osteoporosegefahr.

▶ *Sexualhormon-abhängige Neoplasien*, wie das Mamma- oder Prostatakarzinom. Bei diesen Tumoren ist der Hypogonadismus Teil der Behandlungsstrategie und kann daher nicht mit einer Hormonsubstitution behandelt werden.
▶ *Sexualhormon-unabhängige Neoplasien*, wie der Morbus Hodgkin oder die Non-Hodgkin-Lymphome. Hier stellt der Hypogonadismus eine unerwünschte Nebenwirkung dar.

Hypogonadismus beim Mammakarzinom

Prämenopausale Patientinnen mit Mammakarzinom entwickeln nach der adjuvanten Chemotherapie innerhalb des ersten Jahres eine irreversible Ovarialinsuffizienz. Studien haben gezeigt, dass die Knochendichte innerhalb von zwei Jahren Chemotherapie um 8–10 % an der LWS und um 4–6 % an der Hüfte abnimmt. Bei gleichzeitiger Gabe von Bisphosphonaten und/oder Tamoxifen kann der Knochenschwund weitgehend kompensiert werden. Darüberhinaus wird eine vorzeitige Ovarialinsuffizienz gezielt als Behandlungsstrategie beim Mammakarzinom (insbesondere bei Östrogen-Rezeptor-positiven Formen) eingeplant. Dies wird erreicht durch Gonadotropin-Releasing-Hormon-(GnRH)-Analoga, Aromatasehemmer und Östrogenantagonisten. Bei dieser antihormonellen Therapie ist von einem erheblichen Langzeitrisiko einer Osteoporose auszugehen. Tamoxifen als synthetisches Antiöstrogen ist wegen seiner antiresorptiven Wirkung am Knochen eine Ausnahme, es kann aber die fehlende Wirkung von Östrogen am Knochen nicht ersetzen.

Aromatasehemmer

Bestimmte Aromatasehemmer sind Knochenräuber. In unseren Kliniken bekommen alle Patientinnen mit Mammakarzinom im Rahmen der initialen Diagnostik eine DXA-Knochendichte-Messung.

Aromatasehemmer unterdrücken die Östrogenspiegel durch Hemmung der Aromatase, ein Enzym, das verantwortlich ist für die Synthese des Östrogens aus androgenen Vorstufen. Im Gegensatz zu Tamoxifen haben die meisten Aromatasehemmer keinen positiven Effekt am Knochen. Vor allem die nichtsteroidalen Aromatasehemmer der dritten Generation besitzen ein hohes Osteoporoserisiko, bedingt durch eine ausgeprägte Senkung der Östrogenspiegel im Blut. Die Kurzzeitgabe von Letrozol führte in Studien zu einer deutlichen Zunahme der Knochenresorptionsmarker. Die adjuvante Therapie mit Anastrozol zeigte eine deutlich höhere Frakturrate als eine Therapie mit Tamoxifen (ATAC-Studie). Der steroidale Aromatasehemmer Exemestan verhütet dagegen den Knochenschwund und erhöht die mechanische Belastbarkeit des Knochens. Für diese positive Wirkung am Knochen wird die steroidale Wirkung des Exemestan-Metaboliten 17-Hydroexemestan verantwortlich gemacht. Die Entwicklung einer Osteoporose unter nicht-steroidalen Aromatasehemmern oder unter Chemotherapie kann durch die gleichzeitige Gabe antiresorptiver Substanzen verhindert werden. Deshalb sollte bei allen Patienten mit Brustkrebs bereits bei Diagnosestellung eine Knochendichtemessung (DXA-Messung) durchgeführt werden.

Bei Vorliegen osteopenischer Werte sollte frühzeitig eine *Bisphosphonat-Therapie zur Prävention der Osteoporose* erfolgen.

Bei Durchführung einer Chemotherapie bietet sich eine monatliche Infusionstherapie mit Bisphosphonaten an – Prophylaxe gegen Osteoporose und gegen Entstehung von Knochenmetastasen! Dies ist aber immer noch Gegenstand von klinischen Studien.

▶ Bei oraler Gabe von täglich 1600 mg *Clodronat* ist eine Zunahme der Knochendichte belegt. Gleichzeitig gibt es Hinweise, dass damit auch die Zahl ossärer und viszeraler Metastasen reduziert wird. Zur alleinigen Therapie und Prävention der Osteoporose können ebenso Alendronat oder Risedronat eingesetzt werden.

▶ Eine Alternative zur oralen Applikation ist die intravenöse Verabreichung von 2–6 mg *Ibandronat* in monatlichen oder vierteljährlichen Abständen, je nach Schweregrad und Aktivität der Osteoporose.

Bei Patienten mit Osteoporose und mit einem Mammakarzinom in der Vorgeschichte ist eine Hormonsubstitution kontraindiziert. Eine alleinige Therapie mit einem Aminobisphosphonat – entweder oral oder intravenös – ist ausreichend, um die Osteoporose zu vermeiden oder erfolgreich zu therapieren. Alternativ kommt eine Therapie mit Raloxifen in Frage.

Hypogonadismus beim Prostatakarzinom

Beim Prostatakarzinom gehört die Induktion eines Hypogonadismus zur Therapiestrategie, insbesondere bei allen metastasierten Formen und im Rahmen postoperativ persistierender hoher PSA-Werte. Als antiandrogene Therapie stehen beim Mann die Orchidektomie, GnRH-Analoga und Antiandrogene zur Verfügung.

Bisherige Studien haben gezeigt, dass alle Androgen-supprimierte Patienten mit Prostatakarzinom Hochrisikopatienten für Osteoporose sind. Entsprechend gilt auch für diese Patientengruppe das gleiche diagnostische und therapeutische Vorgehen wie bei Patientinnen mit Mammakarzinom.

Auch Männer mit Prostatakarzinom sind Hochrisikopatienten für Osteoporose! Hier gilt das gleiche Vorgehen wie beim Mammakarzinom.

Hypogonadismus bei Morbus Hodgkin und Non-Hodgkin-Lymphomen

Die Lymphome stellen die häufigste Form eines therapieinduzierten Hypogonadismus bei nicht-hormonabhängigen Neoplasien dar. Bei vielen Frauen kommt es nach Bestrahlung und intensiver Chemotherapie zur vorzeitigen Menopause, bei 30–60 % der Patientinnen zu irreversibler Ovarialinsuffizienz. Männer sind wegen der geringen Proliferationsrate der Leydigzellen besser gegen einen schweren Hypogonadismus geschützt. Trotzdem wird auch bei dieser Patientengruppe eine höhere Osteoporoserate beobachtet, die sich teilweise erst in späteren Lebensabschnitten äußern kann. Auch bei Lymphompatienten sollte daher eine Kontrolle der Knochendichte erfolgen, um mit einer frühzeitig eingeleiteten Bisphosphonat-Therapie eine manifeste Osteoporose zu vermeiden.

Tumortherapien mit direkter Wirkung auf den Knochen

Zahlreiche Therapieschemata in der Onkologie enthalten Substanzen, die den Knochen bzw. die Knochenzellen direkt schädigen können und bei systemischer Anwendung eine Osteoporose verursachen. Knochenschädigung und Knochenschwund hängen wesentlich von der Dauer bzw. Häufigkeit der Therapiezyklen ab. Auch bei diesen Formen einer tumortherapieinduzierten Osteoporose ist der frühe Einsatz von Bisphosphonaten unter Kontrolle der Knochendichte angezeigt.

Therapieschemata mit Kortikosteroiden

Zahlreiche Chemo-
therapeutika schädigen die
Knochenzellen auf unter-
schiedliche Weise.

Patienten mit malignen Lymphomen oder multiplem Myelom erhalten im Rahmen der Chemotherapie hohe Dosen von Kortikosteroiden. Im Gegensatz zu den Frauen mit Ovarialinsuffizienz wiesen die
Patientinnen ohne Hypogonadismus nach Abschluss der Chemotherapie aber keinen Knochenschwund auf – obwohl hohe kumulative
Dosen von Prednison gegeben wurden. Ein Grund mag in der relativ
kurzen Expositionsdauer liegen, andererseits wird durch die Therapie
der negative Einfluss der Knochenmarkinfiltration auf den Knochen
reduziert. Dies gilt für alle Lymphome mit Knochenmarkbefall und
vor allem für das multiple Myelom.

Therapieschemata mit Methotrexat und Doxorubicin

Chemotherapeutika sind bisher nur wenig auf ihre knochenschädi-
gende Wirkung untersucht worden. Ausführliche Ergebnisse liegen
bisher nur bei Methotrexat im Rahmen der rheumatoiden Arthritis
vor. Ursache für den negativen Einfluss auf die Knochenmasse scheint
ein gesteigerter Knochenabbau bei gleichzeitig vermindertem Knochenanbau zu sein. Eine erhöhte renale Kalziumausscheidung ist die
Folge der negativen Kalziumbilanz. Experimentelle Daten sprechen
für eine verminderte Rekrutierung osteoblastärer Vorläuferzellen. Ein
besonders starker Knochenabbau wurde bei Kindern beobachtet, die
mit Methotrexat behandelt wurden (z. B. bei der akuten lymphatischen Leukämie). Nach Absetzen des Methotrexats ist die Osteopenie
wieder teilweise reversibel. Klinische Studien beim Mammakarzinom
im Rahmen des häufig verwendeten CMF-Schemas liegen aber nicht
vor.

Therapieschemata mit Ifosfamid

Das Alkylans Ifosfamid wird vor allem bei soliden Tumoren in Kombination mit Cisplatin eingesetzt. Dabei werden dosisabhängig rever-
sible oder bleibende Schädigungen der proximalen Tubulusabschnitte
mit vermindertem Schwellenwert für die Phosphatreduktion verursacht. Folgen sind eine metabolische Azidose, ein renaler Phosphat-
verlust und eine Hyperkalzurie, die häufig in das klinische Bild einer

Osteoporomalazie münden. Neben dieser nephrotoxischen Wirkung ist über die direkte toxische Wirkung an Knochenzellen noch wenig bekannt.

Behandlungsstrategie

Das Problem der Osteoporose wird bei Tumorpatienten unterschätzt. Ein Osteologe wird erst in einem fortgeschrittenen Stadium bei Auftreten multipler Frakturen konsultiert. Diese unbefriedigende Situation kann nur durch frühzeitige *Osteoprotektion* verbessert werden. Dazu gehört eine Knochendichtemessung bereits bei Diagnosestellung eines Tumorleidens. Bei niedrigen Werten sollte umgehend die Basistherapie mit Muskeltraining, knochenbewusster Ernährung und Vitamin D Substitution (1000 I E täglich) erfolgen. Eine langfristige Hormonsubstitution sollte bei nicht-hormonabhängigen Tumoren erwogen werden. Bei Auftreten schwerwiegender Risikofaktoren wie Kortikosteroide, Bewegungseinschränkung, bestimmte Chemotherapeutika oder immunsuppressive Therapie ist eine Hemmung der osteoklastischen Knochenresorption indiziert.

„Osteoprotektion" – ein „Muß" in der Onkologie!

Bisphosphonate

Auswahl, Dosis und Intervall der Bisphosphonate richten sich nach dem Schweregrad des Knochenschwunds und den Risikofaktoren. Damit wird das Defizit nicht nur ausgeglichen, sondern auch eine positive Knochenbilanz mit Zunahme der Knochendichte bis zu 10 % erreicht. Eine breite Palette von Bisphosphonaten steht zur Verfügung:

Orale Applikation	Alendronat (Fosamax®)	10 mg täglich oder 70 mg wöchentlich
	Risedronat (Actonel®)	5 mg täglich oder 35 mg wöchentlich
Intravenöse Applikation	Ibandronat (Bondronat®)	2 mg Infusion/ Injektion alle 1–3 Monate
	Pamidronat (Aredia®)	30 mg Infusion alle 1–3 Monate

| Zoledronat (Aclasta®) | 5 mg Infusion alle 1–3 Monate |
| Clodronat (Ostac®) | 600 mg Infusion alle 1–3 Monate |

Die intravenöse Gabe bietet sich vor allem als begleitende supportive Maßnahme in Rahmen der intravenösen Chemotherapie in 4- bis 6-wöchentlichen Abständen an. Sie umgeht gastrointestinale Nebenwirkungen, etwaige Resorptionsprobleme und denkbare Unregelmäßigkeiten bei der Tabletteneinnahme.

Transplantations-Osteoporose

Definition

Vor, während und nach einer Organtransplantation wird der Knochen geschädigt. Eine Bisphosphonat-Therapie sollte aus präventiven Überlegungen bereits vor Transplantation erwogen werden. Dazu ist die Monatstablette Ibandronat eine interessante Option.

Die Transplantationszahlen solider Organe wie Niere, Leber, Herz, Lunge und Pankreas nehmen stetig zu (Tabelle 4.5). Eindrucksvoller als die Zahl ist der deutliche Anstieg der Überlebenszeiten dieser Patienten: die 1-Jahr Überlebenszeit beträgt 98 % bei der Niere, 87 % bei der Leber und 69 % beim Herzen. Nach 5 Jahren lebten noch 60–70 % der Patienten mit Lebertransplantation. Die Hälfte der transplantierten Patienten leiden später an manifester Osteoporose mit Frakturen, die die Lebensqualität erheblich einschränken. Dies gilt auch für Patienten mit autologer und allogener Knochenmarktransplantation, die sowohl im Rahmen der Grundkrankheit als auch während und nach der Transplantation hohe Dosen von Chemotherapeutika, Kortikosteroiden und Immunsuppressiva erhalten.

Tabelle 4.5. Osteoporose nach Organtransplantation (Angaben in %)

| Transplantat | Prävalenz nach Transplantation | | Knochenschwund nach 1 Jahr | |
	Osteoporose	WK-Frakturen	LWS	Hüfte
Niere	11–56	3–29	4–9	8
Herz	25–50	22–35	3–8	6–11
Leber	30–46	29–47	0–24	2–4
Lunge	57–73	42	1–5	2–5

Osteoporose messtechnisch definiert: T-Score < –2,5 SD

Pathogenese

Sie ist komplex und nur teilweise verstanden. Allgemeine Risikofakto-ren (Inaktivität, Vitamin D-Mangel, Menopause, Alkohol und Nikotin) und spezifische Medikamente (Diuretika, Antikoagulantien, Gluko-kortikoide) treffen zusammen. Hinzu kommt, dass das erkrankte Organ bereits viele Jahre vorher den Knochen geschädigt hat. Bioche-mische Marker des Knochenumbaus sind in der Prätransplantations-phase stets erhöht. Die entscheidende Rolle bei der Entstehung von Frakturen kommt der Immunsuppression mit Glukokortikosteroiden, Cyclosporin A und Tacolimus (FK 506) zu. Vor allem im ersten Post-transplantationsjahr ist der Knochenschwund besonders ausgeprägt. Bei Azathioprin ist zwar eine erhöhte Zahl von Osteoklasten nachzu-weisen, aber kein Knochenverlust. Folgende *pathogenetische Faktoren* sind bei der Transplantations-Osteoporose anzuführen:

Der hohe Knochenverlust im Rahmen einer Transplan-tation hat viele Väter! Vor-sorge ist besser als teueres Frakturmanagement! Ganz abgesehen davon, dem Patienten Leid, Immobilität und soziale Abhängigkeit ersparen zu können!

▶ Vorbestehende Osteopenie/Osteoporose
▶ Immunsuppressive Medikamente
▶ Antikoagulantien
▶ Kalzium- und Vitamin D Mangel
▶ Hypogonadismus
▶ Bewegungsarmut
▶ Mangelernährung

Behandlungsstrategie

Bereits Jahre vor einer Transplantation ist die Knochendichtemessung zur Abschätzung des Risikos indiziert. Eine Therapie mit Amino-bisphosphonaten, aktivem Vitamin D und Muskeltraining kann den Knochenschwund bereits in der Vorphase weitgehend vermeiden hel-fen. In der Posttransplantationsphase ist mit einem Knochenschwund von bis zu 20 % zu rechnen, mit Betonung der Wirbelkörper und des Femurhalses. Patienten mit Leber-, Herz- und Lungentransplantatio-nen haben einen besonders hohen Knochenverlust. Bei nierentrans-plantierten Patienten muss eine Vitamin D induzierte Hyperkalziurie vermieden werden. Zusätzlich sollte bei Mangel gonadaler Hormone eine Substitution mit Östrogen bzw. Testosteron erfolgen.

Bisphosphonate

Als Bisphosphonat-Protokolle kommen die gleichen wie die im vorhergehenden Kapitel aufgelistet zur Anwendung. Sie können durch aktive Vitamin-D-Metabolite ergänzt werden. Alle Argumente sprechen für den Einsatz von Bisphosphonaten bereits in der Prä-Transplantations-Phase.

Immobilisations-Osteoporose

Klinik

Bewegungsarmut ist der größte Feind des Knochens!

Unzureichende körperliche Aktivität ist einer der wichtigsten Risikofaktoren für Osteoporose. Dies gilt besonders für jüngere bettlägerige Patienten, die in wenigen Monaten bis zu 30 % Knochenmasse verlieren können und Jahre brauchen, um ihre ursprüngliche Knochendichte wiederherzustellen. Wenn z. B. ein Arm nach Fraktur für drei Wochen in Gips ruhig gestellt wird, verlieren die betroffenen Knochen bis zu 6 % an Knochendichte. Eine Studie an bettlägerigen Patienten zeigte, dass der trabekuläre Knochen durchschnittlich 1 % pro Woche abnimmt. Bei Aufnahme körperlicher Aktivität nimmt die Knochenmasse wieder 1 % pro Monat zu, so dass die Wiederherstellung der Knochenmasse wesentlich langsamer verläuft als der Knochenschwund durch Immobilisation. Beispiele der *Immobilisation* mit raschem Knochenschwund sind:

▶ Paralyse nach Rückenmarksverletzungen
▶ Hemiplegie nach zerebrovaskulären Ereignissen
▶ Paraplegie der unteren Körperhälfte
▶ Immobilisation nach Frakturen der unteren Extremitäten bei Kindern
▶ Immobilisation bei Muskelerkrankungen oder Multipler Sklerose

Der Knochenverlust nach Eintritt einer *Querschnittslähmung* kann so ausgeprägt sein, dass schon bei geringster Krafteinwirkung Frakturen auftreten können (z. B. beim Transfer in den Rollstuhl oder beim Anziehen von Stützstrümpfen). Bereits nach einem Jahr findet man bei 42 % der Paraplegiker messtechnisch eine Osteoporose im Femurhals. Die Spastik, die bei den meisten Patienten mit Querschnittlähmung auftritt, hat im Vergleich zu Patienten mit schlaffer Lähmung einen signifikant positiven Effekt auf die Knochendichte. Auch früh einsetzendes Stehtraining zusammen mit einem passiven Laufbandtraining beeinflusst die Knochenmasse positiv.

Patienten mit Osteoporose, die wegen einer Fraktur mehrere Wochen *bettlägerig* waren, erleiden während der anschließenden Mobilisationsperiode gehäuft Frakturen. Die Zeit postoperativer Bettruhe sollte daher durch Verwendung neuer chirurgischer Techniken so kurz wie möglich sein und die Knochen sollten durch Verwendung effektiver Medikamente (Bisphosphonate) vor dem Knochenschwund geschützt werden.

Schwerkraft: Astronauten müssen wegen der fehlenden Gravitationskraft im Weltraum ein spezielles, regelmäßiges Muskeltraining durchführen. Trotzdem verlieren sie monatlich ungefähr 1% ihrer Knochenmasse. Unter Weltraumbedingungen erfahren Astronauten einen zehnmal höheren Knochenverlust als erdgebundene Patienten mit Osteoporose. Der Knochenschwund bei Astronauten wurde ausführlich untersucht und dient heute als Modell für die Immobilisations-Osteoporose. Drei Mechanismen wurden unter Schwerelosigkeit nachgewiesen, die auch bei der Osteoporose-Entstehung auf der Erde eine wichtige Rolle spielen:

> Schwerelosigkeit ist „Gift" für den Knochen. Diese Erfahrungen bei Astronaten zeigen, daß wir ohne Knochen der Gravitationskraft hilflos ausgeliefert wären und ein amöboides Leben führen müssten.

▶ Demineralisation der Knochensubstanz
▶ Hemmung der Osteoblastentätigkeit
▶ Aktivierung der Osteoklasten.

Therapie

Therapeutisch wird eine vermehrte körperliche Aktivität, gezielte Gymnastik und eine frühfunktionelle Behandlung empfohlen. Vorteilhaft sind gewichts- und zugbelastende Trainingsformen, z.B. das Theraband bei immobilisierten Patienten im Bett. Während sich ein Knochenschwund bei Kindern und Jugendlichen rasch wieder zurückbilden kann, zieht sich der Knochenaufbau bei älteren Erwachsenen oft jahrelang hin. In der Regel wird die Knochendichte vor Beginn der Immobilisationsphase nicht mehr erreicht. Medikamentös kommt daher der präventive, frühe Einsatz oraler *Bisphosphonate* in Abhängigkeit von den Werten der Knochendichtemessung zum Einsatz. Bei Vorliegen osteoporotischer Werte muss eine Bisphosphonat-Therapie eingeleitet werden. Da kurz nach Eintritt einer Lähmung durch die fehlenden Belastung ein massiver Knochenschwund stattfindet, sollte auch eine höhere intravenöse Bisphosphonattherapie erwogen werden.

Alendronat (Fosamax®)	70 mg wöchentlich
Risedronat (Actonel®)	35 mg wöchentlich
Ibandronat (Bondronat®)	2 mg Injektion oder Infusion monatlich, später alle 2 Monate

In der Schwangerschaft und Stillzeit gibt es genügend Mechanismen des Körpers, um dem erhöhten Kalziumbedarf gerecht zu werden. Probleme entstehen aber, wenn bei Schwangerschaftsbeginn die Kalziumlager (Knochen) ungenügend aufgefüllt sind. Eine ausreichende Kalzium- und Vitaminzufuhr ist neben einer prophylaktischen Gabe von Jodid und Eisen immer zu empfehlen. Unsinnig ist aber die Darstellung, alle Schwangeren würden in die Osteoporose „rutschen". Schwangerschaft allein ist daher kein „Risikofaktor".

Schwangerschafts-assoziierte Osteoporose

Eine stillende Frau sezerniert täglich ungefähr 500 mg Kalzium in die Muttermilch. Beim Stillen von fünf Kindern werden ungefähr 300 g Kalzium sezerniert – etwa ein Drittel des im Skelett eingebauten Kalziums. Die höheren Spiegel der Sexualhormone während der Schwangerschaft erhöhen die Kalziumabsorption und gleichen den hohen Kalziumverlust wieder weitgehend aus. Weitere Risiken für Osteoporose treten auf, wenn die schwangere Frau mehrere Wochen Bettruhe einhalten muss und/oder Muskelrelaxanzien und sedierende Medikamente erhält. In besonderen Fällen müssen auch Kortikosteroide gegeben werden. In diesen Situationen ist eine massive Kalziumausscheidung unvermeidlich. Zumindest muss der Kalziumverlust mit *Kalzium- und Vitamin D-Substitution* ausgeglichen werden. Während der Schwangerschaft und in der Stillzeit tritt in der Regel eine leichte Reduktion der Knochendichte auf. Sie nimmt jedoch nach Geburt und Stillzeit wieder zu. Nur wenige Frauen erleiden während dieser Zeit des Knochenverlustes Frakturen.

Prävention und Therapie

Bei Auftreten von Frakturen während der Schwangerschaft sollte die Osteoporosepatientin möglichst früh abstillen, da der in der Laktation erhöhte Kalziumbedarf des Kindes zu Lasten des mütterlichen Skelettes erfolgt. Auch wenn die *Bisphosphonate* bei der prämenopausalen Osteoporose keine Zulassung haben, sollte bei schwerer manifester Osteoporose ihr Einsatz in Erwägung gezogen werden. Die Patientin muss vor Beginn einer Bisphosphonattherapie detailliert informiert werden, dass Schwangerschaft und Stillzeit eine Kontraindikation darstellen und dass bei Frauen die Bisphosphonate nur in der Postmenopause zugelassen sind. Es wird zwar gefordert, dass auch eine abgeschlossene Familienplanung vorliegen sollte, es ist aber nicht anzunehmen, dass bei einer vorausgegangenen Therapie mit modernen Bisphosphonaten die extrem niedrigen Bisphosphonat-Konzentrationen im Knochen eine spätere Schwangerschaft gefährten könnten. Verlässliche Studiendaten zu dieser Frage liegen aber verständlicherweise nicht vor, sodass auch dieser Punkt mit der Patientin erörtert werden muss.

Osteogenesis imperfecta

Definition

Die Osteogenesis imperfecta (OI, Glasknochenkrankheit), ist eine angeborene metabolische Knochenkrankheit, bedingt durch einen Synthesedefekt des Kollagen Typ I, dem Hauptbestandteil der Knochenmatrix. Sie tritt bei 1 von 20 000 Geburten auf. In den USA werden insgesamt 15 000 Patienten mit OI geschätzt. Je nach Schweregrad begegnen wir schwerste Skelettanomalien im Kindesalter bis hin zu unkomplizierten und scheinbar typischen Osteoporosebildern. Folgende *4 Typen der OI* werden unterschieden:

> Die OI kann sich sehr unterschiedlich manifestieren und wird häufig falsch oder spät diagnostiziert.

- ▶ Milde Form mit blauen Skleren (Typ I)
- ▶ Perinatal lethale Form (Typ II)
- ▶ Progressiv deformierender Typ (Typ III)
- ▶ Mitigierte Form ohne blaue Skleren (Typ IV).

Pathophysiologie

Der Krankheit liegen ganz unterschiedliche Mutationen des Kollagen Typ I Gens zugrunde. Die Folge einer gestörten Helixstruktur des Kollagens ist eine minderwertige Qualität des Knochengewebes (fehlende lamelläre Strukturierung) mit raschem Abbau durch Kollagenasen. Neben dem Knochen sind auch andere Organe betroffen, die Kollagen Typ I eingebaut haben:

- ▶ Dünne, blaue Skleren, Sklerenruptur, Keratokonus
- ▶ Zahnanomalien: braunes und durchscheinendes Aussehen der Zähne, rascher Abrieb

▶ Taubheit, bedingt durch Beschädigung des Stabes im Mittelohr
▶ Herzklappen/Aorten-Anomalien: Prolaps der Mitralklappe, Aorteninsuffizienz
▶ Nierensteine und Hyperkalzurie
▶ Hyperplastische Kallusbildung

Diagnose

Ein Blick in die Augen gehört zu jeder körperlichen Untersuchung!

Bei jeder unklaren Osteoporose im frühen Alter mit multiplen peripheren Knochenbrüchen muss an das Vorliegen der Osteogenesis imperfecta (OI) gedacht werden. Gründliche Familienanamnese, körperliche Untersuchung (blaue Skleren s. Abb. 4.12, Nachweis multipler abgeheilter Frakturen), Hörprüfung, Auskultation des Herzens und genaue Untersuchung der Zähne gehören zur klinischen Abklärung. In Abbildung 4.13 sind schwere Deformierungen der Wirbelkörper mit der Folge einer Verminderung der Körpergröße um 14 cm dargestellt.

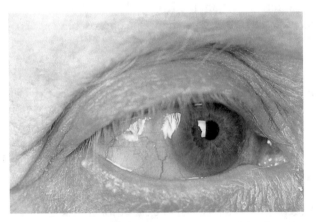

Abb. 4.12. Blaue Skleren eines Patienten mit Osteogenesis imperfecta, Typ I

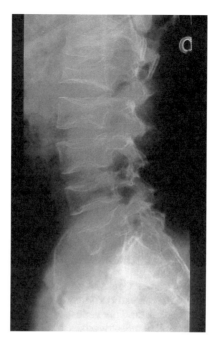

Abb 4.13. Massive Verschmälerungen der gesamten Wirbelkörper und Ballonierung der Bandscheiben bei einem Patienten mit Osteogenesis imperfecta

Behandlungsstrategie

Frühere Therapieversuche mit Fluorid verliefen erfolglos. Auch Knochenmarktransplantationen mit Ersatz der Stromazellen wurden versucht. Die Therapie der Wahl ist heute die früh einsetzende Behandlung mit modernen Bisphosphonaten, entweder oral oder bei schweren Fällen mit Infusionen.

Bisphosphonate

Wir haben inzwischen 50 OI-Patienten mit Ibandronat bzw. Pamidronat über mehr als 6 Jahre therapiert. Zunahme der Knochendichte, Verbesserung der Knochenqualität (in Verlaufsbiopsien belegt), Besserung der Beschwerden und dramatische Abnahme der Frakturrate

Heute ist die OI mit Bisphosphonaten früh und effektiv behandelbar. Ein Leben im Rollstuhl kann dem Patienten häufig erspart werden – welch positive Aussage!

Die Kollagensynthese läuft bei einem Patienten mit OI auf Hochtouren, produziert aber qualitativ minder wertiges Material. Über das „coupling" werden auch die Osteoklasten stimuliert, die aber einfach mit Bisphosphonat-Infusionen „beruhigt" werden können.

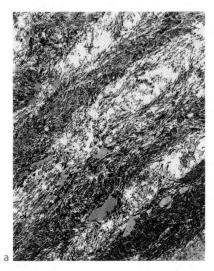 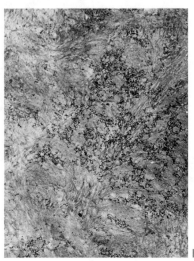

a b

Abb 4.14a, b. Qualitative Störung der Knochenstrukur bei OI mit Verlust der lamellären Strukturierung: a geordnete Lamellierung bei einer Normalperson, b nahezu vollständiger Verlust der Lamellen bei einem Patienten mit OI, als Zeichen einer Kollagen-Stoffwechselstörung

traten in allen Fällen auf. Die extreme und rasche Reduzierung der Frakturrate kann mit der Zunahme der Knochendichte allein nicht erklärt werden. Es müssen auch Änderungen der Knochenqualität dabei eine Rolle spielen. In der Tat konnten wir in Kontrollbiopsien elektronenmikroskopisch eine zunehmende Lamellierung des vorher ungeordneten Knochengewebes zeigen (Abb. 4.14). Folgende Infusionsprotokolle werden verwendet:

Ibandronat (Bondronat®)	2 oder 6 mg Infusion über 15–30 Minuten vierteljährlich
Pamidronat (Aredia®)	30–60 mg Infusion über 30–60 Minuten vierteljährlich
Zoledronat (Aclasta®)	5 mg Infusion über 15 Minuten vierteljährlich

Inzwischen liegen Langzeitstudien mit Aminobisphosphonaten bei Kindern mit OI und idiopathischer juveniler Osteoporose vor. Nebenwirkungen wie klinisch relevante Wachstums- oder Mineralisationsstörungen wurden nicht beobachtet. Knochenbiopsien belegen eine normale Knochenstruktur selbst nach jahrelanger Therapie. Der Einsatz von Bisphosphonaten ist daher grundsätzlich auch bei Kindern möglich, die Entscheidung muss gemeinsam mit den Eltern und erfahrenen Pädiatern getragen werden.

AIDS-Osteopathie

Probleme wie unklare Zytopenien im Blutbild, Lymphome, Infektionen, Fieber unklarer Genese, Blutungen, Knochenschmerz und pathologische Frakturen führen Aids-Patienten zur hämatologisch/osteologischen Abklärung. Während hämatologische Probleme und Neoplasien im Rahmen der AIDS-Erkrankung bereits ausführlich beschrieben wurden und bekannt sind, werden osteologische Probleme bisher nahezu ignoriert. Die neuen Behandlungsstrategien der Aids-Erkrankung führen zu längeren Überlebenszeiten, umso wichtiger ist aber auch die Lebensqualität in diesem Zeitraum zu beachten. Voraussetzung für ein mobiles Leben ist aber ein stabiler, gesunder Knochen.

Im Rahmen der Auswertung von *Knochenmarkbiopsien und Aspirate* (n = 120) beobachteten wir dysplastische/aplastische Veränderungen der Hämatopoiese sowie entzündliche Reaktionen des Knochenmarkstromas (Tabelle 4.6). Auch der Knochen zeigte regelmäßig komplexe Störungen, die wir als „AIDS-Osteopathie" zusammengefasst haben:

▶ erniedrigte Knochendichte (Osteopenie bis Osteoporose)
▶ gesteigerte Osteoklastentätigkeit (sekundärer HPT)
▶ Mineralisationsstörung (Osteomalazie).

Diese Interaktion der HIV-Infektion mit dem Knochengewebe wird nach neuen Studien damit erklärt, dass die systemische Stimulierung der T-Zellen über eine Osteoprotegerin-gesteuerte Aktivierung der Osteoklasten zum Knochenschwund führt. Neben der direkten viralen und medikamentösen Schädigung der Knochenzellen und der Störung des Vitamin D Metabolismus spielen noch viele sekundäre Risikofaktoren eine wichtige Rolle (Tabelle 4.7).

Inzwischen haben mehrere internationale Studien der Knochendichte mittels der *DXA-Messung* an AIDS-Patienten das überdurchschnittlich häufige Auftreten von Osteopenie und Osteoporose mit pathologischen Frakturen belegt. Patienten mit einer Proteasen-Inhi-

AIDS-Osteopathie – eine komplexe und schwerwiegende, aber bisher wenig beachtete Komplikation.

Knochen- und Knochen-
markveränderungen bei
AIDS – mit zunehmenden
Überlebenschancen von
zunehmender Bedeutung!

Tabelle 4.6. Knochen- und Knochenmarkveränderungen bei AIDS-Patienten (n = 150). Eigene Studie an Beckenkammbiopsien und Aspiraten

Hämatopoese	Hyperzellulär	32%
	Atrophisch	24%
	Dysplastisch	75%
Stroma	Plasmozytose	72%
	Vermehrt Eisen	85%
	Ödem	42%
	Vaskulitis	35%
	Fibrose	25%
	Lymphzellinfiltrate	15%
	Granulome	10%
	Organismen (z.B.Tbc)	8%
Knochen	Osteoporose	31%
	Osteomalazie	18%
	Sekundärer HPT	16%
	Osteosklerose	4%

Tabelle 4.7. Ätiologie der AIDS-Osteopathie

- Grundkrankheit
- Hämatopoietischer Zelldefekt?
- T-Zell-Aktivierung (Osteoprotegerin-ligand)
- Knochenmark-Entzündung

- Mangelernährung
- Darminfektionen
- Immobilisation
- Lipodystrophie
- Testosteronmangel
- Vitamin-D-Mangel
- Infektionen
- Hyperparathyreoidismus

- Glukokortikoide
- Antibiotika
- Proteasen-Inhibitoren

bitor-Therapie in der Anamnese zeigten überdurchschnittlich häufig einen starken Knochenschwund. Diese Beobachtung muss aber erst in großen Studien statistisch abgeklärt werden. Selbst aseptische Osteonekrosen werden unabhängig von einer antiretroviralen Therapie bei AIDS-Patienten beschrieben. Bei der DXA-Messung muss darauf geachtet werden eine osteomalazische Form nicht zu übersehen, die in einer alleinigen DXA Messung häufig als „Osteopenie" oder gar als „Osteoporose" fehlinterpretiert werden kann. Knochenschmerz und eine erhöhte alkalische Phosphatase im Serum sind in der Regel Hinweise für eine Mineralisationsstörung.

Da die auftretenden Frakturen Lebensqualität, Pflegebedürftigkeit und Mortalität stark beeinflussen und zudem extrem kostenintensiv sind, sollte bei allen AIDS-Patienten ab Diagnosestellung eine *osteologische Basisdiagnostik* erfolgen:

▶ Röntgen LWS in 2 Ebenen
▶ DXA-Messung der LWS und Hüfte (jährliche Kontrollen)
▶ Blutuntersuchung: Kalzium, Phosphat, alkalische Phosphatase, CrossLaps, PTH, Vitamin D, TSH und Testosteron/Östrogen)
▶ Knochen/Knochenmarkbiopsie sind nur indiziert bei unklarer Mischosteopathie und/oder gleichzeitigen Störungen des Blutbildes (z. B. Zytopenien oder atypische Zellen im Blutausstrich).

Alle HIV-infizierten Patienten profitieren im Rahmen der Prävention von der bereits etablierten *Basistherapie der Osteoporose*:

▶ Körperliche Aktivität
▶ Knochenbewusster Lebensstil (vor allem Einstellen des Rauchens!)
▶ 1000 mg/d Kalzium
▶ 1000 IE/d Vitamin D3

Sollte die Knochendichte trotz dieser Basistherapie abfallen oder bereits eine Osteoporose (T-Wert < -2,5 SD) vorliegen, so ist der zusätzliche Einsatz eines oralen *Aminobisphosphonates* angezeigt. Falls gastrointestinale Probleme eine orale Therapie nicht erlauben, so kann auch eine intravenöses Aminobisphosphonat eingesetzt werden.

Alendronat (Fosamax®)	70 mg oral wöchentlich
Risedronat (Actonel®)	35 mg oral wöchentlich
Ibandronat (Bondronat®)	2–3 mg i. v. vierteljährlich
Zoledronat (Aclasta®)	5 mg i. v. vierteljährlich

Die AIDS-Osteopathie ist häufig eine Mischung aus Osteomalazie und Osteoporose.

Auch AIDS-Medikamente
können den Knochen
schädigen!

Tabelle 4.8. Häufigkeit der Osteoporose bei AIDS-Patienten in Abhängigkeit von der Therapie. (Knobel et al. 2001)

HIV-negativ	HIV-positiv	HIV+PI	HIV+NNRTI
n = 100	n = 26	n = 37	n = 17
5%	11%	30%	18%

PI Protease-Inhibitor-Therapie, *NNRTI* Non-Nucleoside Reverse Transcriptase Inhibitors Therapie, *Osteoporose* DXA-Messung mit T-Score < –2,5 SD

Steht die Osteomalazie und der sekundäre Hyperparathyreoidismus klinisch im Vordergrund, so kann die Dosis von *Vitamin D3* auf 3000 IE/d erhöht oder ein aktiver Vitamin D Metabolit eingesetzt werden (unter Kontrolle von Serum-Kalzium).

Zusammengefasst, jeder zweite AIDS-Patienten zeigt im Verlauf seiner Krankheit eine Osteopathie, die als Mischung aus Osteoporose, Osteomalazie und sekundärem Hyperparathyreoidismus charakterisiert werden kann und häufig zu schweren klinischen Problemen wie pathologischen Frakturen oder Knochenschmerz führt. Es wird derzeit noch in Studien abgeklärt, ob die virale Erkrankung selbst und/oder die antivirale Therapie für den Knochenschwund verantwortlich ist (Tabelle 4.8). Sekundäre Infektionen und die Lipodystrophie tragen zusätzlich zur Mischosteopathie („Osteoporomalazie") bei. Mit der dargestellten Strategie hinsichtlich Diagnostik und Therapie kann die „*AIDS-Osteopathie*" heute differenziert diagnostiziert, im frühen Stadium vermieden und auch im späteren Verlauf erfolgreich behandelt werden.

Renale Osteopathie

Definition

Patienten mit chronischer Niereninsuffizienz und langjähriger Dialyse entwickeln eine komplexe Knochenkrankheit, auch „renale Osteodystrophie" oder „renal bone disease" bezeichnet. Schwere Knochenschmerzen, multiple Frakturen und extraossäre Verkalkungen beeinträchtigen die Lebensqualität dieser Patienten oft erheblich. Nach *Ausmaß und Typ* der Knochenveränderungen werden drei Formen unterschieden:

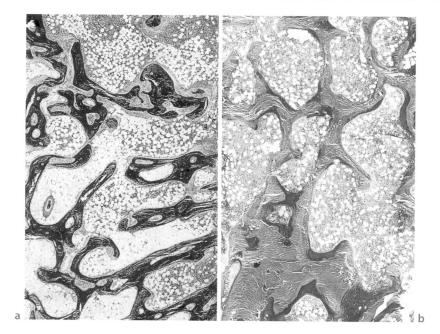

Abb. 4.15 a, b. Varianten der renalen Osteopathie: a High-turnover-Osteopathie mit dem Bild des HPT, b Osteomalazische Form mit dem Bild einer schweren Mineralisationsstörung (*rot* nicht-mineralisiertes Osteoid)

▶ High turnover Osteopathie mit dem Bild des Hyperparathyreoidismus (Abb. 4.15 a)
▶ Osteomalazische Form mit dem Bild der schweren Mineralisationsstörung (Abb. 4.15 b)
▶ Low turnover Osteopathie mit dem Bild der schweren Osteoporose („adynamic bone")

Renale Osteopathie – eine Mischung aus drei Unterformen der Knochenreaktion: Malazie, Hyperpara und Porose.

Pathophysiologie

Ein breites Spektrum von *Faktoren* beeinflusst Ausmaß und Typ der Osteopathie:

▶ Art der Nierenerkrankung
▶ Vorliegen assoziierter Erkrankungen (z.B. Diabetes mellitus, Amyloidose, Kollagenosen)

Bei Dialysepatienten dominiert heute die Osteoporose als Osteopathie-Variante.

▶ Schweregrad der Niereninsuffizienz
▶ Alter des Patienten
  (junge Patienten sind besonders stark betroffen)
▶ Vitamin-D-Mangel
▶ Ernährung
▶ PTH-Spiegel
▶ Typ und Dauer der Dialyse
▶ Akkumulation von toxischen Substanzen
  (z. B. Aluminium, Fluorid, Eisen)
▶ Glukokortikoid-Therapie

Davon sind folgende Faktoren entscheidend für den *Pathomechanismus* der renalen Osteopathie:

▶ Anomalien des Vitamin D Metabolismus
▶ Ausmaß des sekundären Hyperparathyreoidismus
▶ Aluminium-Ablagerungen im Knochen (verhindern die Mineralisation)
▶ Immunsuppressive Therapie mit negativer Knochenbilanz

Diagnose

Die wichtigsten Symptome sind Knochenschmerz, Skelettdeformierungen, Muskelschwäche und Wachstumsstörungen.

Serologisch sind folgende Parameter des Knochenstoffwechsels von Interesse: Kalzium und Phosphat, Alkalische Phosphatase und Knochen-AP, intaktes PTH, Aluminium und Desferal-Test, 25 und 1,25 Vitamin D.

Zur Abklärung der renalen Osteoporose ist die Knochenbiopsie immer noch hilfreich.

Radiologisch können alle charakterischen Veränderungen einer Osteomalazie (Loosersche Umbauzonen) oder eines sekundären Hyperparathyreoidismus (subkutane und arterielle Verkalkungen, subperiostale Erosionen) auftreten. An der Wirbelsäule wird eine „Dreischichtung" der Wirbelspongiosa (Rugger-Jersey-sign) in 60–80 % der Patienten gefunden. Die diagnostische Situation ist im klinischen Alltag aber komplexer, da Bluttests und radiologische Untersuchungen allein nicht immer zuverlässig die Schädigung des Knochens erkennen lassen. In diesen Fällen ist eine Knochenbiopsie indiziert.

Histologisch lassen sich die drei wesentlichen Komponenten der renalen Osteopathie erkennen und klassifizieren:

► Störungen des Knochenumbaus
  (Ostitis fibrosa cystica versus adynamer Knochen)
► Störungen der Mineralisation
  (Osteomalazie, früher Aluminium-assoziiert)
► Verminderung der Knochenmasse
  (Osteoporose/penie, teils Glukokortikoid-assoziiert).

Behandlungsstrategie

Fortschritte in der Dialysetechnik und der Einsatz aktiver Vitamin D Metabolite haben Bild und Therapie der renalen Osteopathie grundlegend geändert. Während früher Probleme der Osteomalazie, des sekundären bzw. tertiären HPT und der Aluminiumintoxikation im Vordergrund standen, liegt heute das klinische Problem im Auftreten einer schweren und therapieresistenten Osteoporose. Sie ist charakterisiert durch einen verminderten Knochenumbau („adynamic bone disease") bis hin zu einer high turnover Situation und wurde noch vor wenigen Jahren durch Aluminiumeinlagerungen auf der Knochenoberfläche verschlimmert. Aluminium stammte vom Dialysat und von den Phosphatbindern.

Bisphosphonate bekommen in der Nephrologie eine zunehmende Bedeutung.

Mit dem frühen Einsatz von Bisphosphonaten und aktiven Vitamin D Metaboliten steht heute die *Prävention* im Vordergrund. Da Dialysepatienten einer Magen-Darm-Schonung dringend bedürfen, bietet sich die intravenöse Applikation der Bisphosphonate an. Folgendes Infusionsprotokoll zur Prävention und Therapie der renalen Osteoporose hat sich bewährt:

Ibandronat (Bondronat®)   2 mg Kurzinfusion vierteljährlich

Bei Dialysepatienten sollte die Infusion wegen der langen Halbwertszeit von 10 bis 16 Stunden unmittelbar nach Abschluss der Dialyse erfolgen. In resistenten Fällen mit hohen PTH-Spiegeln und deutlicher Vergrößerung der Epithelkörperchen ist eine Parathyreoidektomie angezeigt.

Morbus Paget

Definition

Morbus Paget (Osteodystrophia deformans), benannt nach Sir James Paget, der 1877 erstmals diese Krankheit genau beschrieb, ist eine lokalisierte, nicht-entzündliche Knochenerkrankung. Pathologisch veränderte Osteoklasten bewirken einen gesteigerten Knochenabbau, der wiederum zu einer ungeordneten Osteoneogenese führt. Es entsteht ein dichter, aber mechanisch insuffizienter Knochen. Der gesteigerte Knochenumbau geht mit einer Hypervaskularisierung und gesteigerter Durchblutung in diesem Bereich einher. Deformierungen der betroffenen Knochen sind die Regel. Unterschieden werden mono- und polyostotische Formen.

Ungefähr 1–3 % der Personen über 40 Jahre haben Morbus Paget, Männer sind mit 3:2 bevorzugt. Nur etwa 5 % der Erkrankten weisen initial Beschwerden auf oder sind therapiebedürftig.

Als Ursachen der Erkrankung werden eine späte Manifestation einer „slow virus"-Infektion der Osteoklasten und eine Aberration des Chromosoms 18q angeschuldigt, die zur Bildung vielkerniger, hyperaktiver und fehlregulierter Riesenzellen führen.

Morbus Paget – eine lokale Fehlregulierung von Osteoklasten.

Klinik

Folgende *Symptome* sind richtungweisend:

▶ Schmerzen und Überwärmung im Bereich der befallenen Knochenabschnitte (Becken, Wirbelsäule, Ober- und Unterschenkel, Schädel)

▶ Stechender und tiefer Knochenschmerz, oft in der Nacht verstärkt. Schmerzen können aber auch durch Kompression von Nerven oder durch assoziierte Arthrose entstehen.

▶ Verbiegung und Verformung befallender Skelettabschnitte mit Gefahr von Spontanfrakturen („Säbelscheidentibia", Symptom des „zu kleinen Hutes")

▶ Bei Befall der Schädelbasis Beeinträchtigung der Hirnnerven und Hörverlust

▶ Bei Befall der Wirbelsäule Auftreten eines Kompressionssyndroms

▶ Sekundäre Arthrosen durch Fehlbelastung

▶ Hyperzirkulation bei ausgedehntem Knochenbefall, gelegentlich Ursache einer Herzinsuffizienz

▶ Taubheit bei Befall der knöchernen Innenohrgehäuses. Man nimmt an, dass die Taubheit Beethovens durch Morbus Paget bedingt war.

Der *Verlauf* der Erkrankungen kann in 3 Stadien eingeteilt werden:

Morbus Paget – eine lokale Erkrankung mit stadienhaftem Verlauf.

▶ *Lytisches Stadium.* Der osteolytische Prozess breitet sich keilförmig mit einer Geschwindigkeit von 1 cm pro Jahr aus.

▶ *Gemischtförmiges Stadium.* Nach dem überstürzten Knochenabbau „kitten" die Osteoblasten die tiefen Resorptionshöhlen mit primitivem Geflechtknochen wieder aus (Auftreten von „Kittlinien" und „Mosaikstrukturen").

▶ *Sklerotisches Stadium.* Im Laufe der Jahre entsteht ein dichter, aber nicht belastbarer Knochen mit Auftreibungen der befallenen Knochen. Der Übergang in eine polyostotische Form ist auszuschließen.

Diagnose

Die *Skelettszintigraphie* zeigt den lokal erhöhten Knochenumbau und die Ausdehnung der Erkrankung (mono- versus polyostotisch).

Konventionelle Röntgenaufnahmen (Abb. 5.1) bzw. CT (Abb. 5.2) zeigen charakteristische Veränderungen:

▶ Deformierung der Knochenkonturen

▶ Verdickung der Kortikalis

▶ Vergröberte, strähnige Struktur der Spongiosa mit abwechselnd lytischen und sklerotischen Arealen

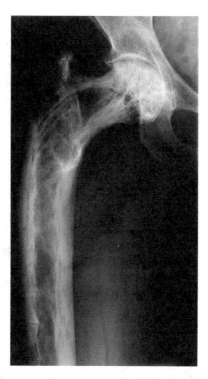

Abb. 5.1. Morbus Paget des rechten Femur. Beachte die Deformierung und Dickenzunahme der Schaftes, Verbreiterung und „Trabekulierung" der Kompakta und die irreguläre, grobsträhnige Spongiosa mit auffallend großem Wardschen Dreieck. Bemerkenswert die Betonung und Vergröberung der spongiösen Trabekel entlang der Trajektionslinien. Folge des ungeordneten Knochenumbaus mit Ersatz durch minderwertigen Geflechtknochen sind zahlreiche transversale Ermüdungsfrakturen. Unter Therapie mit Bisphosphonaten kam es zu einer Ausheilung dieser Frakturen innerhalb eines halben Jahres. Der Patient wurde vollständig schmerzfrei, die alkalische Phosphatase im Serum normalisierte sich

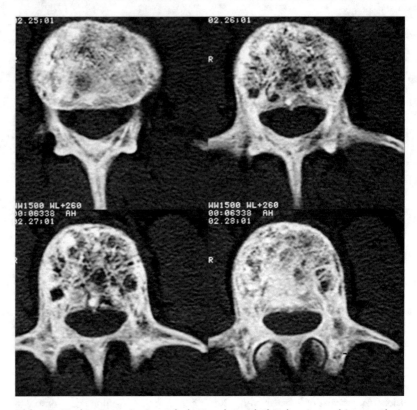

Abb. 5.2. Morbus Paget im Bereich der Lendenwirbelsäule mit unruhiger, strähniger Struktur der Spongiosa (CT). Noch keine relevante Einengung des Rückenmarkkanals, eine der folgenschwersten Komplikationen bei Morbus Paget

▶ Einengungen der Foramina im Bereich der Wirbelsäule oder des Schädels.

In Frühformen ist häufig eine *Knochenbiopsie* zur Abgrenzung einer Knochenmetastase, einer kalzifizierenden Periostitis oder einer massiven Arthrose indiziert. Die wichtigsten Veränderungen sind (Abb. 5.3):

▶ Mosaikstrukturen und Kittlinien im Knochengewebe sowie Geflechtknochen
▶ Hyperaktive, vielkernige und nukleolenhaltige Osteoklasten
▶ Überstürzter osteoblastischer Knochenanbau
▶ Fibrose und Hypervaskularisation im umgebenden Knochenmark.

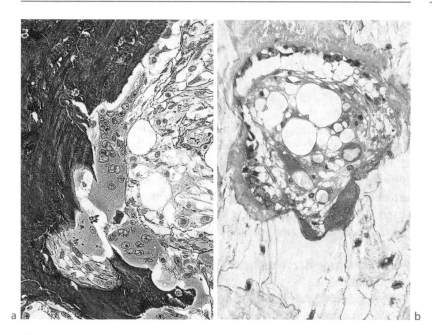
a   b

Abb. 5.3 a, b. Typische Knochenhistologie bei Morbus Paget: a Multiple aktive und nukleolenhaltige Osteoklasten in tiefen Resorptionslakunen. Beachte die endostnahe Fibrosierung. b Osteoblastisch/osteoklastischer Knochenumbau mit Mosaikstruktur im angrenzenden Knochengewebe

Laborchemisch wird ein Anstieg der alkalischen Phosphatase im Blut und der Pyridinolin-Crosslinks im Urin als Maß der Krankheitsaktivität gefunden. Für das Monitoring bewährt hat sich vor allem die Bestimmung des Osteocalcins im Serum. Osteocalcin wird Vitamin K abhängig in den Osteoblasten produziert und reflektiert das Ausmaß des Knochenumbaus.

Histologisch ist der Morbus Paget an der Mosaikstruktur und an den Riesenosteoklasten leicht zu diagnostizieren.

Differentialdiagnostisch sind auszuschließen:
▶ Knochenmetastasen
▶ Primärer Knochentumor
▶ Fibröse Dysplasie
▶ Malignes Lymphom
▶ Schwere Arthrose

Die Gefahr der späteren *sarkomatösen Entartung* ist in der Ära der Bisphosphonate sehr gering (<1%). Selten werden tumorassoziierte

Paget-ähnliche Läsionen beobachtet, die mittels Knochenbiopsie abgeklärt werden müssen.

Behandlungsstrategie

Indikation zur Therapie sind Schmerzen, lokale Beschwerden, Kompressionsgefahr, Knochendeformierungen, die Gefahr von Komplikationen und erhebliche biochemische Aktivität (AP > 500 U/l). Neurologische Komplikationen können einen neurochirurgischen Eingriff erfordern. Skelettdeformierungen und Frakturen müssen orthopädisch versorgt werden. Aus dem klinischen Verlauf ergeben sich daher für die Behandlung zwei wesentliche *Indikationen*:

▶ Erleichterung der Symptome (Kopfschmerz, Kreuzschmerz, Radikulopathie)
▶ Verhinderung von Komplikationen (Frakturen, Taubheit, Lähmungen, sarkomatöse Entartung, Skelettdeformierungen).

Bisphosphonate

Bisphosphonat-Therapie des symptomatischen Morbus Paget – ein „Muß"! Mit der Zulassung von Zoledronat ist die Therapie noch einfacher geworden. In der Regel hält eine Infusion Jahre an.

Therapie der Wahl sind heute die Bisphosphonate. Zulassung für Morbus Paget haben in Deutschland Etidronat, Risedronat, Pamidronat und Tiludronat, in den USA auch Alendronat und Risedronat. Für eine rasche Schmerzlinderung, bei einem ausgedehnten Befall und einer hohen Aktivität (hohe Serumwerte der alkalischen Phosphatase!) ist die intravenöse Applikation vorzuziehen. Analgetika oder nichtsteroidale Antiphlogistika sind nur noch selten nötig.

Folgende Infusionsprotokolle kommen zur Anwendung:

Pamidronat (Aredia®)	Monatliche Infusionen in 500 ml NaCl-Lösung über 30 bzw. 60 min. Bei der ersten Infusion 30 mg, bei allen folgenden 60 mg. Fortführung der Infusionen bis zum schmerzfreien Zustand und zum Zeitpunkt einer Normalisierung der alkalischen Phosphatase. Danach sind nur Kontrollen der Beschwerden und der alkalischen Phosphatase im Serum nötig.

| Zoledronat (Aclasta®) | Monatliche Infusionen von 5 mg über 15 Minuten. In der Regel reicht eine einzige Infusion zur Normalisierung der Knochenmarker. |
| Ibandronat (Bondronat®) | Monatliche Infusionen in 100 ml NaCl-Lösung über 20 bzw. 30 min. Bei der ersten Infusion 2 mg, bei allen folgenden 6 mg. Fortführung der Infusionen bis zum schmerzfreien Zustand und bis zur Normalisierung der alkalischen Phosphatase. |

Alternativ zur intravenösen Therapie kommen orale Bisphosphonate in Frage, wobei die potenteren Aminobisphosphonate vorzuziehen sind:

Etidronat (Diphos®)	5–10 mg/kg KG täglich für 6 Monate
Tiludronat (Skelid®)	400 mg täglich für 3 Monate
Clodronat (Ostac®)	800 mg täglich für 3 Monate
Alendronat (Fosamax®)	40 mg täglich für 3 Monate (zugelassen in den USA)
Risedronat (Actonel®)	30 mg täglich für 2–3 Monate

Bisphosphonate bewirken einen Stillstand und sogar eine Rückbildung der Erkrankung. Eine Normalisierung der Beschwerden und der Laborbefunde wird innerhalb von 2–6 Monaten je nach Intensität der Therapie erreicht. Die Ausdehnung oder Rückbildung der Erkrankung sollte radiologisch und/oder szintigraphisch jährlich kontrolliert werden. Histologisch zeichnet sich der Therapieerfolg durch Abnahme der Osteoklastenzahl und Bildung lamellären Knochens aus. Der Therapieeffekt kann mehrere Jahr anhalten. Eine Wiederholung der Therapie erfolgt bei Wiederansteigen der alkalischen Phosphatase, des Osteocalcins, der β-CrossLaps oder bei Wiederauftreten von Knochenschmerzen. Bei Entwicklung einer Resistenz wird auf ein anderes Bisphosphonat umgestiegen. Ausdehnung und mögliche Entartung der Erkrankung werden mittels Skelettszintigraphie und Röntgenbild kontrolliert.

Die Wiederholung einer Bisphosphonat-Gabe richtet sich nach dem Wiederauftreten von Knochenschmerz und/oder dem Wiederansteigen der alkalischen Phosphatase.

Komplexes regionales Schmerzsyndrom (CRPS)

Definition

Morbus Sudeck –
immer noch eine unvorher-
sehbare Komplikation
nach Frakturen.

Der *Morbus Sudeck* (Algodystrophie, sympathische Reflexdystrophie, complex regional pain syndrome, CRPS) ist eine sehr unangenehme, schmerzhafte Komplikation nach Verletzungen und gibt heute noch Rätsel in der Entstehung und Behandlung auf. Bei Kindern ist der Morbus Sudeck ganz unbekannt. Er hat viele Ursachen, im Vordergrund stehen Störungen der vegetativen Innervation am betroffenen Skelettabschnitt. Endokrine und psychosomatische Störungen werden angeschuldigt, auslösend kommen Frakturen, Operationen, Infektionen und Nervenschädigungen in Frage. Die Schwere der zugrundeliegenden Verletzung steht in keinem Zusammenhang zum Ausmaß des Morbus Sudeck. Als Auslöser kann manchmal bereits ein geringfügiges Trauma genügen. Betroffen werden vor allem Handgelenke (90 %), gefolgt von Sprung- und Kniegelenken.

Das *CRPS Typ I* entwickelt sich nach einem initialen, schädigenden Ereignis und unterscheidet sich vom *CRPS Typ II*, das nach einer peripheren Nervenverletzung auftritt.

Klinik

Die Klinik wird von der Trias sympathischer, motorischer und sensibler Störungen bestimmt. *Fünf Symptome* sind typisch:

▶ Unproportional starker Schmerz
▶ Schwellung und Überwärmung
▶ Hautverfärbung
▶ Vermehrter Haarwuchs
▶ Versteifung der betroffenen Gelenke

Diagnose

Für die Diagnosestellung sind folgende bildgebende Verfahren nützlich:

▶ Thermographie (Erwärmungszone)

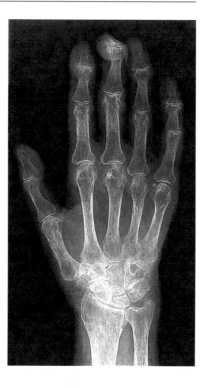

Abb. 5.4. Massive, kleinfle-
ckige Entkalkung des Hand-
skelettes bei Morbus
Sudeck, Stadium II

▶ Skelettszintigraphie (Anreicherung)
▶ Röntgenbild (fleckförmige Entkalkungen; Abb. 5.4)
▶ Magnetresonanztomographie (gelenknahe Ödemzonen).

Eine deutliche Schmerzmilderung nach Sympatikusblockade sichert
die Diagnose. Dieses Verhalten wird als „sympathetically maintained
pain" (SMP) bezeichnet.

Verlauf

Die Erkrankung kann in 3 Stadien eingeteilt werden, auch wenn von
einigen Experten die klinische Relevanz einer Stadieneinteilung ange-
zweifelt wird:

▶ *Stadium der Entzündung* (0 bis 3 Monate): Lokalisierte Schmerzen,
  bläuliche Verfärbung und Überwärmung der Haut, teigiges Ödem

Der stadienhafte Verlauf –
von einigen Experten ange-
zweifelt, aber in der Praxis
doch nachvollziehbar.

Morbus Sudeck endet in
Gelenkversteifung und
lokaler Osteoporose –
ein Leidensweg für den
betroffenen Patienten.

und Funktionseinschränkung des Gelenkes sind typisch. In der Magnetresonanztomographie (MRT) ist bereits ein Knochenmark-ödem nachzuweisen.

▶ *Stadium der Dystrophie* (3 bis 6 Monate): Schwellung und Überwärmung der Haut bilden sich zurück, es entwickelt sich eine trophische Hautstörung. Am Gelenk nimmt die Bewegungseinschränkung zu. Im Röntgenbild ist jetzt eine fleckförmige Demineralisierung typisch.

▶ *Stadium der Atrophie* (6 bis 12+ Monate): Endstadium ist die generalisierte Atrophie der Haut, der Muskulatur und des Knochens. Die Versteifung des Gelenkes nimmt zu, mit massiver Rarefizierung der Knochen.

Behandlungsstrategie

Der Verlauf der Erkrankung ist überaus langwierig und chronisch. Bei ausgesprochener Therapieresistenz ist die Wahrscheinlichkeit groß, dass die gängigen Behandlungsversuche mehr schaden als nützen. Geduld steht für Patient wie Arzt an erster Stelle, und sie wird tatsächlich bei den Dauerschmerzen und der häufig angespannten psychischen Situation auf die Probe gestellt. Ein gutes Vertrauensverhältnis von Arzt und Patient spielt für die weitere Heilung eine wichtige Rolle, da viele Patienten ängstlich, angespannt und misstrauisch sind. Es gilt vor allem, den circulus vitiosus Schmerz-Dystrophie mit folgender Strategie zu durchbrechen: Ruhigstellung soweit nötig, Bewegungstherapie soweit möglich, ohne passive Mobilisation. Operationen sind im Anfangsstadium angezeigt zur Ruhigstellung einer Fraktur mit Osteosynthese, später zur Korrektur einer Fehlstellung oder Kontraktur. Im frühen Stadium ist allerdings die Gefahr groß, den Morbus Sudeck durch eine Operation zu verschlimmern.

Im Stadium 1 werden Ruhigstellung, analgetische, antiphlogistische und durchblutungsfördernde Behandlung empfohlen. Unterstützend sind Kälteanwendungen. Eine frühzeitige invasive Sympathikolyse (Stellatumblockade) oder Kalzitonin können den Verlauf günstig beeinflussen. In den Stadien 2 und 3 kommen physikalische und krankengymnastische Maßnahmen zum Tragen.

Bisphosphonate

Seit 1988 wurden international 4 Studien mit intravenösem Pamidronat durchgeführt. Alle belegen eine deutliche Schmerzmilderung und in vielen Fällen auch eine Heilung. Weitere Studien waren mit Clodronat und Alendronat erfolgreich. In Zusammenarbeit mit den Orthopäden unseres Klinikums begannen wir 1998 eine Beobachtungsstudie mit monatlichen Infusionen eines Aminobisphosphonates. Patienten wurden unabhängig vom Stadium eingeschlossen. Bereits mehrere Tage nach der ersten Infusion berichteten die meisten Patienten eine deutliche Schmerzlinderung. Nach weiteren 3 Infusionen in monatlichen Abständen kam es zur Heilung oder zumindest zur deutlichen Schmerzlinderung mit Normalisierung der Knochenstruktur. Folgende Infusionsprotokolle wurden verwendet:

> Der Einsatz intravenöser Bisphosphonate stellt einen entscheidenden Fortschritt in der Behandlung des Morbus Sudeck dar.

Ibandronat (Bondronat®)	Monatliche Infusionen in 100 ml NaCl-Lösung über 20 bzw. 30 min. Bei der ersten Infusion 2 mg, bei allen folgenden 6 mg eingesetzt, insgesamt 4–6 Infusionen
Pamidronat (Aredia®)	Monatliche Infusionen in 500 ml NaCl-Lösung über 30 bzw 60 min. Bei der ersten Infusion 30 mg, bei allen folgenden 60 mg. Insgesamt 4–6 Infusionen
Zoledronat (Aclasta®)	Einmalige Infusion von 5 mg über 15 min.

Die anfänglich niedrige Dosis erklärt sich aus der möglichen „Akute Phase Reaktion". Sie manifestierte sich bei ungefähr 30 % der Patienten am nächsten Tag in Form einer leichten Temperaturerhöhung, Unwohlsein, Kopfschmerzen und/oder Gliederschmerzen. Bei Patienten mit Morbus Sudeck verlief die „Akute-Phase-Reaktion" auffallend stärker als bei Osteoporose- oder Tumorpatienten. Sie war gelegentlich auch bei der zweiten Infusion noch zu beobachten, wenn auch in geringerem Maße.

Mit dieser Bisphosphonattherapie konnten wir mehrere Sudeck-Patienten, die bereits morphinabhängig waren, heilen. In anderen Fällen konnten wir zumindest den Schmerz lindern, sodass Schmerzmittel nicht mehr eingesetzt werden mussten. Da die Bisphosphonate für diese Indikation noch nicht zugelassen sind, muss die Behandlung mit dem Patienten besprochen, eine schriftliche Einverständniserklärung vorliegen und die Aufklärung im Patientenblatt dokumentiert werden.

Transitorische Osteoporose

Definition

Es handelt sich um eine sich rasch entwickelnde, fokale, schmerzhafte Osteopenie in Gelenknähe mit unbekannter Ätiologie. Neurale und zirkulatorische Pathomechanismen werden diskutiert. Sie tritt häufiger bei Männern auf, aber auch bei Frauen im letzten Trimenon der Schwangerschaft (in 20 % beidseits). Spontanremissionen sind häufig. Unterschieden werden zwei klinische *Untergruppen*:

▶ Regionale transitorische Osteoporose der Hüfte
▶ Regionale wandernde Osteoporose mit Befall unterschiedlicher Gelenke.

Diagnose

Die Patienten klagen über heftige Schmerzen und Bewegungseinschränkung in den betroffenen Gelenken. Das Röntgenbild zeigt erst im späteren Stadium einen fokalen Knochenschwund. Für die Diagnosestellung entscheidend ist die MRT mit dem Nachweis eines ausgedehnten gelenknahen Ödems im Knochenmark (Abb. 5.5). Eine lokalisierte Immobilisationsosteoporose und ein Morbus Sudeck müssen differentialdiagnostisch ausgeschlossen werden. Eine Ausheilung kann nach 6–8 Monaten auch ohne Therapie vorkommen. Die Abgrenzung zur Hüftkopfnekrose erfolgt mittels MRT. Im Röntgen fällt nach mehreren Wochen klinischer Symptomatik eine lokalisierte Demineralisation im Hüftkopfbereich auf. Bei therapieresistenten schweren Schmerzen kann eine Anbohrung zur Druckentlastung diskutiert werden.

Behandlungsstrategie

Die *Entlastung* des betroffenen Gelenkes ist die wichtigste therapeutische Maßnahme. Häufig bilden sich dann die Symptome spontan zurück, was für eine vorausgegangene Überbelastung des Gelenkes spricht. Gelegentlich kann das Ödem jedoch auch die Vorstufe einer Osteonekrose darstellen, sodass eine spätere Abschlussuntersuchung mittels MRT zu empfehlen ist.

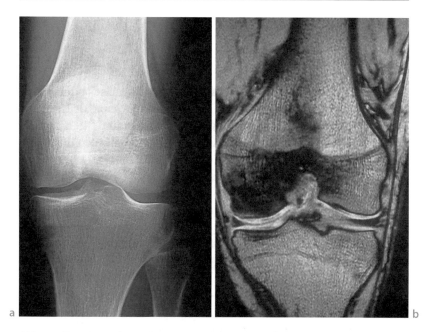

Abb. 5.5. Transitorische Osteoporose im Bereich des distalen Femurs: a unauffälliges Röntgenbild, b ausgedehntes Ödem in der MRT

Bisphosphonate

Zusätzlich zur Entlastung ist die Behandlung des Ödems mit Bisphosphonaten angezeigt. Um eine rasche Schmerzlinderung zu erreichen, ist die intravenöse Applikation vorzuziehen. Folgende Protokolle kommen zur Anwendung:

Therapie des Knochenmarködems: Entlastung und hochdosiert Bisphosphonate.

Ibandronat (Bondronat®)	Monatliche Infusionen in 100 ml NaCl-Lösung über 20 bzw. 30 min. Bei der ersten Infusion 2 mg, bei allen folgenden 6 mg. Insgesamt 4–6 Infusionen
Pamidronat (Aredia®)	Monatliche Infusionen in 500 ml NaCl-Lösung über 30 bzw. 60 min. Bei der ersten Infusion 30 mg, bei allen folgenden 60 mg. Insgesamt 4–6 Infusionen
Zoledronat (Aclasta®)	Einmalige Infusion von 5 mg über 15 min.

Nach 4 bis 6 Infusionen empfiehlt sich eine Kontrolle des Knochenmarködems mittels MRT.

Gorham-Stout-Syndrom

Definition

Morbus Gorham – die ultimative lokale Osteoporose, Ursache unbekannt, manchmal tödlich verlaufend.

Diese seltene Erkrankung, auch „vanishing bone disease" oder „phantom bone" bezeichnet, wurde 1838 erstmals von Jackson als Kasuistik publiziert („a boneless arm"). 1955 haben Gorham und Stout 24 Fälle mit dieser rätselhaften Krankheit gesammelt und betonten die angiogenetische Komponente der osteolytischen Läsionen.

Klinik

Bei einer Literaturübersicht von 46 Patienten fanden wir folgende Charakteristika der Erkrankung (Abb. 5.6):

▶ Sie befällt vorwiegend junge Erwachsene ohne Bevorzugung eines Geschlechtes. Genetische, endokrinologische oder metabolische Abnormitäten waren nicht zu finden.
▶ Sie war in 38 Fällen bereits bei Diagnostellung polyostotisch.
▶ Sie beginnt in einem Knochen und befällt stadienhaft die angrenzenden Skelettareale.
▶ Becken, Wirbelsäule, Rippen (Abb. 5.7), proximale Extremitäten und Schädel waren besonders häufig betroffen.
▶ Dynamik und Ausbreitung der Erkrankung sind nicht vorhersagbar.
▶ Bei Befall der Rippen tritt häufig als letale Komplikation eine pulmonale Insuffizienz auf.

Diagnose

Die Diagnose wird im Röntgenbild mit Nachweis fehlender Skelettareale gestellt (Abb. 5.7). Kompressionsfrakturen von Wirbeln bei manifester Osteoporose kommen differentialdiagnostisch in Frage. In der Frühphase müssen osteolytische Läsionen im Rahmen eines malignen Prozesses ausgeschlossen werden. *Knochenbiopsien* aus der befallenen Region zeigen eine gesteigerte osteoklastäre Knochenresorption bei morphologisch normalen Osteoklasten. Die Resorptionslakunen waren mit Fibrozyten, Gefäßen und Ödem gefüllt. Die Ver-

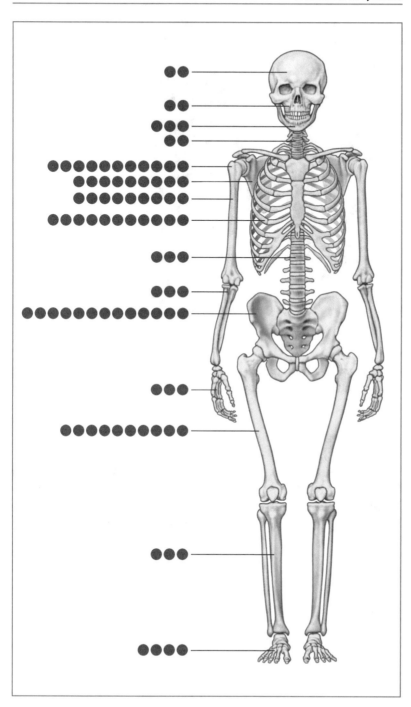

Abb. 5.6. Häufigkeit und Topographie des Skelettbe-falls beim Gorham-Syndrom. Jeder rote Punkt entspricht einem publizierten Patien-ten in der Literatur

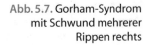

Abb. 5.7. Gorham-Syndrom mit Schwund mehrerer Rippen rechts

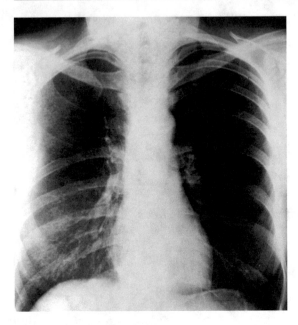

mehrung von Plasmazellen, Lymphozyten und Mastzellen sprechen für ein immunreaktives Geschehen.

Behandlungsstrategie

Vor Einführung der Bisphosphonate konnte die Erkrankung in ihrem Verlauf nicht beeinflusst werden. Versuche mit Fluoriden und Glukokortikoiden waren frustran. Bei Befall der Rippen verlief die Erkrankung häufig wegen zunehmender Pulmonalinsuffizienz letal.

Bisphosphonate

Wie bei allen anderen Skelettdestruktionen: konsequenter Einsatz von Bisphosphonaten.

Mit dem Einsatz intravenös applizierter Aminobisphosphonate ist der lokale osteoklastäre Knochenabbau sicher zu stoppen und die Erkrankung zum Stillstand zu bringen. Wir verwenden bevorzugt:

Ibandronat (Bondronat®)   6 mg Kurzinfusionen monatlich
Zoledronat (Aclasta®)   5 mg Kurzinfusion

Röntgenaufnahmen der betroffenen Region in viertel- bis halbjährlichen Abständen sind ausreichend. Der Wiederaufbau verschwundener Skelettanteile wurde bisher nicht beobachtet.

Fibröse Dysplasie

Definition

Es handelt sich um eine lokale fibro-ossäre Entwicklungsstörung des Skelettes mit unklarer Ätiologie. Sie tritt bevorzugt in der zweiten Lebensdekade auf, ohne Bevorzugung eines Geschlechtes.

Klinik

Die fundamentale Anomalie ist der fokale Ersatz von Knochen und Knochenmark durch fibröses Gewebe. Dabei wird der benachbarte Knochen durch aktivierte Osteoklasten abgebaut. Die fibrotische Umwandlung des Knochens macht sich klinisch bemerkbar durch:

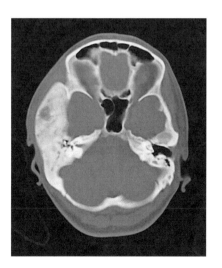

Auch hier das Therapieziel: Normalisierung des gesteigerten Knochenumbaus mit Bisphosphonaten.

Abb. 5.8. Fibröse Dysplasie. CT mit Befall und Auftreibung der rechten Schädelbasis und Schädelkalotte. Die Diagnose konnte histologisch bestätigt werden. Unter zuerst intravenöser, später oraler Bisphosphonatgabe wurde ein leichte Größenabnahme der Skelettläsion und eine deutliche Schmerzreduktion erreicht

- ▶ Knochenschmerz
- ▶ Knochendeformierungen
- ▶ Osteolysen
- ▶ Spontanfrakturen.

Die Abgrenzung zum
Morbus Paget kann schwierig
sein und eine Knochen-
biopsie erfordern.

Befallen werden vor allem Becken, lange Röhrenknochen, Rippen, Schädelbasis (Abb. 5.8) und Gesichtsknochen. Eine maligne Transformation tritt in 1 % der Fälle auf. Nach der Ausdehnung der Erkrankung werden mono- und polyostotische Varianten unterschieden.

Behandlungsstrategie

Die chirurgische Korrektur war bisher die einzige Möglichkeit der Therapie.

Bisphosphonate

Mit dem frühen Einsatz von Bisphosphonaten kann die sekundäre osteoklastische Destruktion des Knochens verhindert und vor allem die Knochendeformierung gestoppt werden. Erfolgversprechende Studien, allerdings mit kleinen Fallzahlen, wurden bereits mit Pamidronat durchgeführt. Dabei wurde vor allem der schmerzlindernde Effekt und die Hemmung der Knochendeformierung belegt. In der Praxis bietet sich der Einsatz eines intravenösen Aminobisphosphonats an, er sollte aber osteologischen Zentren vorbehalten bleiben:

Ibandronat (Bondronat®)   2–6 mg i. v. monatlich
Pamidronat (Aredia®)   60 mg i. v. monatlich
Zoledronat (Aclasta®)   5 mg i. v. jährlich

Die Überwachung des weiteren Verlaufs erfolgt mittels Knochenabbaumarker, Röntgenbild, CT und/oder Skelettszintigraphie.

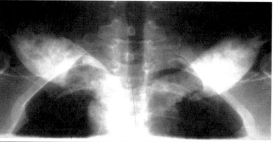

SAPHO-Syndrom:
Eine eigenartige Erkrankung
von Haut und Knochen.

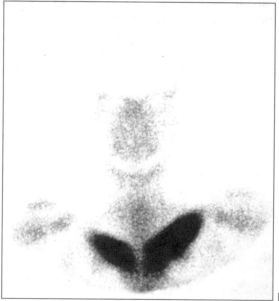

Abb. 5.9. SAPHO-Syndrom mit schmerzhafter Auftreibung beider Schlüsselbeine.
a Röntgenbild mit massiver Verbreiterung beider Schlüsselbeine, b Anreicherungen im Skelettszintigramm. (Freundlicherweise zur Verfügung gestellt von Prof. Dr. J. Ringe)

SAPHO-Syndrom

Diagnostik

Dieses Syndrom umfasst im Regelfall folgende dermatologische und osteologische Entitäten:

- ▶ Synovitis
- ▶ Akne
- ▶ Pustulose
- ▶ Hyperostose
- ▶ Osteitis.

Hervorzuheben ist die *sternocostoclavikuläre Hyperostose*, die vor allem im 4. bis 6. Lebensjahrzehnt und auch ohne Hautveränderungen auftritt (Abb. 5.9). In ihrer charakteristischen Ausprägung zeigt sie eine schmerzhafte Auftreibung der Klavikel, des Sternums und der proximalen Anteile der oberen Rippen. Die betroffenen Skelettanteile sind geschwollen, druckschmerzhaft und überwärmt. Die Auftreibungen können sogar die Subklavia-Venen abdrücken und zu Ödemen führen. 30–50 % diese Patienten zeigen auch ein pustulöses Palmar- bzw. Plantarexanthem, sodass einige Experten dieses Syndrom auch als eine Sonderform der Psoriasis einordnen. Laborchemisch finden sich Entzündungszeichen (erhöhte BSR, milde Leukozytose und Erhöhung der alkalischen Phosphatase) bei negativem Rheumafaktor und negativem Histokompatibilitätsantigen HLA-B27. Differentialdiagnostisch sind der Morbus Paget, Formen der Osteitis und Knochentumore auszuschließen.

Therapie

Der unerträgliche Knochenschmerz bessert sich schnell unter der Gabe von Bisphosphonaten.

Die Therapie beschränkte sich bisher auf Schmerzbehandlung mit hochdosierten NSAR oder Glukokortikoiden. Obwohl in einigen Biopsien *Propionibacterium* isoliert werden konnte, haben sich Antibiotika nicht bewährt. Colchicin, Methotrexat, Cyclosporin, Kalzitonin und Vitamin D3 wurden ebenfalls erfolglos eingesetzt.

Bisphosphonate stellen nach unserer Erfahrung einen Durchbruch in der Behandlung dar. Unter intravenöser Gabe konnte der Schmerz rasch und lang anhaltend reduziert werden. Gleichzeitig kam es unter konsequenter Therapie mit Bisphosphonaten zu einer Normalisierung der Symptome und vor allem zu einem Stillstand der Erkrankung. In 5 Fällen wurde folgendes Schema erfolgreich eingesetzt:

Ibandronat (Bondronat®)   6 mg Infusion (Infusionsdauer 15 Minuten) monatlich

Heterotope Kalzifikation und Ossifikation

Definition

Unter heterotoper oder ektopischer Kalzifikation versteht man eine Ablagerung von Kalziumphosphat an Stellen, die normalerweise keine Verkalkung aufweisen. Tritt knochenähnliches Gewebe (Geflechtknochen) auf, so spricht man von heterotoper Ossifikation. Die Ursache der Entstehung ist weitgehend unbekannt. Unterschieden werden:

Geschichtlich war die heterotope Ossifikation die erste Indikation für den medizinischen Einsatz eines Bisphosphonats (Etidronat).

▶ Metastatische Kalzifikation (bei Hyperkalzämie oder Hyperphosphatämie)
▶ Dystrophische Kalzifikation (Kalzinose bei Sklerodermie oder SLE)
▶ Ektopische Ossifikation (bei Verbrennungen oder Muskelverletzungen)
▶ Myositis (Fibrodysplasia) ossificans progressiva
▶ Progressive ossäre Heteroplasie

Klinik

Heterotope Ossifikationen treten vor allem in Muskeln nach einem Trauma auf. Sie werden häufig nach einem Gelenkersatz (z. B: Hüfte), bei Intensivpatienten mit Schädel-Hirn-Traumen und bei paraplegischen Patienten beobachtet. Die Fibrodysplasia ossificans ist eine angeborene Störung. Auch im Rahmen der DISH (disseminierte idiopathische Skeletthyperostose) können schwere Ossifikationen in Gelenk- und Sehnen-nahen Weichteilen auftreten.

Heterotope Kalzifikationen treten in den Gefäßwänden im Rahmen der Arteriosklerose oder des primären Hyperparathyreoidismus auf. In den Harnwegen kommt es zur Bildung von Harnsteinen. Kalzifikationen können auch an Herzklappen oder systemisch bei der Calcinosis universalis, der Dermatomyositis und der Sklerodermie auftreten.

Behandlungsstrategie

Die Behandlung ist sehr unbefriedigend. In Frage kommen eine operative Entfernung großer Kalkspangen, nichtsteroidale Antiphlogistika, Bestrahlung, Lithotripsie und lokale Glukokortikoid-Injektionen.

Bisphosphonate

Zur Vermeidung und Behandlung der heterotopen Kalzifikation stehen heute die Strahlentherapie und die Gabe von Indometazin im Vordergrund.

Experimentell hemmen Bisphosphonate die Mineralisation, die Kalzifikation vieler Weichteile und die heterotope Ossifikation. Leider sind die Erfolge in der klinischen Anwendung nur gering. Bisher wurde nur Etidronat in klinischen Studien untersucht. Ein mögliches Einsatzgebiet von Etidronat könnte die Verhinderung von Verkalkungen bioprothetischer Herzklappen werden. Unter bestimmten Umständen sollte der präventive Einsatz von Etidronat zur Vermeidung einer heterotopen Ossifikation diskutiert werden. Als Dosierung wird vorgeschlagen:

Etidronat (Diphos®)   2 g oral täglich über maximal 4 Monate

Wegen der Gefahr der Entwicklung einer Osteomalazie sollte Etidronat in dieser Dosierung nicht über einen längeren Zeitraum gegeben werden. Für die Prophylaxe und Therapie der heterotopen Ossifikation stehen heute Radiatio und Gabe von Indometazin im Vordergrund.

Periprothetische Osteoporose und aseptische Prothesenlockerung

Häufigkeit

Periprothetische Osteoporose und aseptische Prothesenlockerung – große Probleme in der Endoprothetik. Sie bestimmen heute die Standzeit der Prothesen.

Die Hüftendoprothetik ist zu einer der häufigsten und dankbarsten Operationen der Orthopädie geworden. Pro Jahr werden weltweit mehr als 800 000 Hüftendoprothesen implantiert. In Deutschland werden gegenwärtig mehr als 100 000 Hüftendoprothesen, ca. 60 000 Knieendoprothesen und 15 000 weitere Gelenkendoprothesen pro Jahr implantiert. Mit Zunahme des Lebensalters der Patienten werden diese Zahlen weiter ansteigen. Die durchschnittliche Haltbarkeit von Hüftendoprothesen liegt zwischen 10 und 20 Jahren, die Revisionsrate bei 5 % im Beobachtungszeitraum von 10 Jahren. Inzwischen kennt man das längerfristige Schicksal der Endoprothesen besser, wobei auf lange Sicht die aseptische Prothesenlockerung und die periprothetische Osteoporose die größten Probleme darstellen.

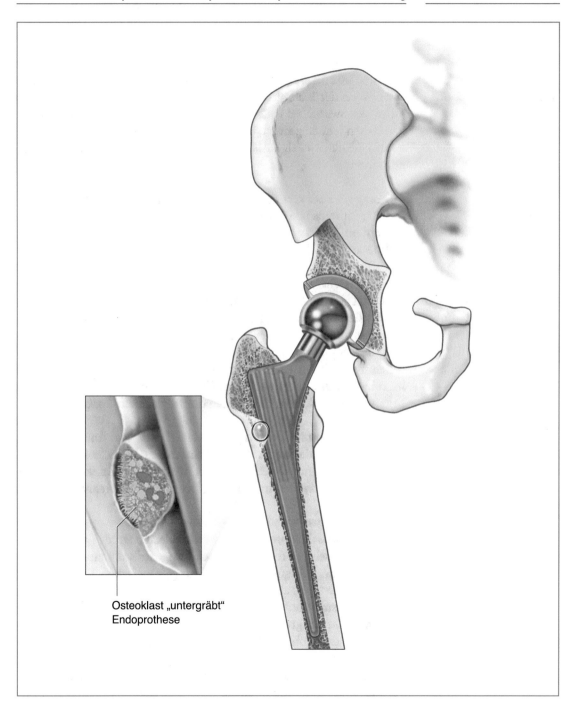

Osteoklast „untergräbt"
Endoprothese

Abb. 5.10. Schema der aseptischen Prothesenlockerung mit hyperaktiven Osteoklasten im Grenzbereich Knochen-Endoprothese

Pathogenese

Für ein problemloses Funktionieren ist die stabile Verankerung der Prothese im Knochen die entscheidende Voraussetzung. Beim derzeitigen Stand der Technik sollte jede Hüftendoprothese mindestens 5–10 Jahre beschwerdefrei volle Belastung erlauben. Langzeituntersuchungen haben jedoch gezeigt, dass die Komplikationsrate mit den Jahren kontinuierlich ansteigt. Als wichtigste *späte Komplikationen* sind anzuführen:

▶ Aseptische Lockerung der Prothesenkomponenten (Abb. 5.10)
▶ Periprothetische Frakturen
▶ Implantatbruch
▶ Infektiöse Lockerung (Low-grade-Infekt)

Der unvermeidliche Abrieb aktiviert Makrophagen und Osteoklasten – der Beginn eines langsamen Knochenabbaus im Grenzbereich zur Prothese.

Die aseptische Prothesenlockerung bestimmt auf lange Sicht das Schicksal der Endoprothese. Röntgenkontrollen haben gezeigt, dass an der Grenze zum Implantat ständig Veränderungen im Knochen ablaufen, die langsam aber stetig zur Lockerung und Instabilität führen. Diese Situation illustriert die steigende Zahl von Revisionsoperationen mit den Jahren. Das Phänomen der Lockerung ist inzwischen in seinem klinischen, radiologischen und histologischen Bild gut bekannt. Drei Faktoren bestimmen die Tendenz zur *Lockerung*:

Knöcherne Integration des Implantates. Das enge Anwachsen der Osteoblasten an das Implantat kann durch eine Fremdkörperreaktion in Form einer Bindegewebsmembran oder eines Fremdkörpergranuloms behindert werden und eine periprothetische Osteolyse auslösen.

Mikrobewegungen zwischen den beiden Oberflächen. Je größer die Bewegungsausschläge, desto mehr Osteoklasten werden aktiviert, die den osteolytischen Prozess mit Lockerung des Implantates verursachen. Bei einem Ausmaß der Bewegungen zwischen Knochen und Implantat von mehr als 150 µm kommt es zusätzlich zur Bildung von Bindegewebsmembranen an der Implantat/Knochengrenze sowie der Implantat/Zementgrenze. Diese Membranen verhindern so die Osteointegration der Prothese. Als biochemische Mediatoren gelten zahlreiche Zytokine, Prostaglandin E2, Metalloproteasen und Kollagenasen. Als radiologische Zeichen einer Implantatlockerung entstehen im Verlauf Lysesäume („radiolucent lines") zwischen Knochen und Implantat.

Mikroskopisch kleine Abriebpartikel. Insbesondere Polyethylenpartikel der Pfanneninlays und Zementpartikel führen zu einer Fremdkörperreaktion und einer Osteoklastenaktivierung.

Für die Stabilität bzw. Lockerung einer Prothese sind folgende *Faktoren* ausschlaggebend:

▶ Prothesendesign
▶ Positionierung und Dimensionierung der Prothesenkomponenten
▶ Art des Zementmaterials
▶ Methode der Zementierung
▶ Ausmaß des Abriebs mit Induktion von Fremdkörpergranulomen
▶ Auftretende Luxationen
▶ Laufzeit der Prothese
▶ Lokale Beanspruchung des Prothesenlagers
▶ Struktur des angrenzenden Knochens
▶ Ausmaß der systemischen und lokalen Knochenumbaurate
▶ Ausmaß der „Migration"
▶ Low-grade-Infekte

Periprothetische Knochendichteminderung. Die periprothetische Knochendichteminderung, ein wichtiger Parameter für die Stabilität der Prothese, hat ebenfalls eine multifaktorielle Genese:

Die periprothetische Knochendichte kann heute mit den modernen DXA-Geräten kontrolliert werden.

▶ Thermische und mechanische Nekrosen, die Entzündungsmediatoren freisetzen und damit die Osteoklasten stimulieren. Die Folge ist ein gesteigerter osteoklastischer Knochenabbau um die Prothese.
▶ Die postoperative Ent- bzw. Teilbelastung führt zu einer lokalen Immobilitätsosteoporose (bis zu 15 % Knochenverlust).
▶ Die Implantation einer Endoprothese führt aufgrund des Steifigkeitsunterschiedes zwischen Prothese und Knochen zu neuen biomechanischen Verhältnissen am Knochen. veränderte Kräfte und Kraftrichtungen. Bei Prothesendesigns mit distaler Krafteinleitung tritt eine proximale Osteopenie (stress shielding) auf. Die proximale Kortikalis und Spongiosa werden geringer belastet, da die Kraft über den distalen Anteil des Prothesenschaftes auf den Femurschaftes übertragen wird. Es resultiert eine Minderung der periprothetischen Knochendichte von bis zu 50 %. Jährliche DXA-Messungen der periprothetischen Knochendichte, aufgeteilt nach den Grün-Zonen erlaubt eine Quantifizierung des Knochenverlustes (Abb. 5.11).

Abb. 5.11. DXA-Messung der Knochendichte im periprothetischen Bereich. (Aufteilung in 7 Zonen nach Gruen)

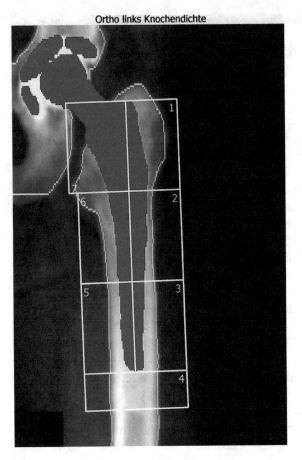

Hüft- und Kniegelenkersatz sind gleichermaßen vom Knochenschwund betroffen.

Totaler Kniegelenkersatz. Petersen et al. (1996) zeigte ein enge Korrelation zwischen der periprothetischen Knochendichte und der Migration des tibialen Anteils nach *totalem Kniegelenkersatz*. Eine höhere Knochendichte korrelierte mit einer niedrigeren Migrationsrate. Van Loon et al. (1999) beschrieben beim Kniegelenkersatz 3 Formen des femoralen Knochenschwundes:

▶ Osteopenie durch „stress shielding" hinter dem anterioren Flansch der femoralen Komponente
▶ Osteolysen durch Abriebpartikel
▶ „hollowing out" des distalen Femuranteils um die Knieendoprothese.

Mehrere Studien haben nachgewiesen, dass der periprothetische Knochenschwund vor allem innerhalb der ersten 6 Monate nach Operation auftritt, mit maximalen Werten bis zu 57 %. In den folgenden Jahren treten durchschnittliche Verlustwerte von 5 % pro Jahr auf.

Diagnostik

Geringe Lockerungen bleiben lange symptomlos. Massive Lockerungen verursachen zunehmende *Schmerzen* bei Belastung und bei brüsken Bewegungen bis hin zu einem Instabilitätsgefühl. Hinweis für eine Schaftlockerung ist ein Rotationsschmerz. Eine Pfannenlockerung zeigt häufig einen Stauchungsschmerz, sowie Schmerzen im Gesäß und in der Leiste. Hinweise für eine Lockerung von Prothesenkomponenten gibt das *Röntgenbild*. Zirkumferente Lysesäume >1 mm oder Lysesäume >2 mm die mehr als ein Drittel der Grün-Zonen (Schaft)

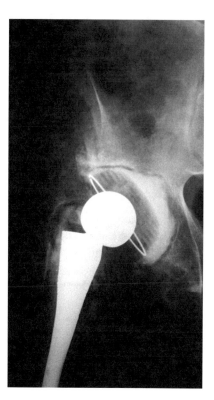

Abb. 5.12. Prothesenlockerung im Bereich der Pfanne mit Lockerungssäumen („radiolucent lines")

einnehmen oder drei Azetabulumzonen nach DeLee/Charnley (Pfanne) sprechen für eine Lockerung (Abb. 5.12). Nicht progrediente Lysesäume >2 mm sind nicht ungewöhnlich und nicht mit einer Implantatlockerung gleichzusetzen. Eine röntgenologische Kontrolle ist jedoch unbedingt durchzuführen. Diagnostisch bedeutend ist das Wandern von Schaft und/oder Pfanne im Verlauf („*Migration*"). Eine langsame Wanderung der Pfanne in das Becken hinein verursacht häufig große Knochenhöhlen und erschwert die Pfannenimplantation bei der Revision. Zusätzliche nützliche Untersuchungen sind die *Szintigraphie* und in ausgesuchten Fällen die *Arthrographie*. CT und MRT sind wegen der Metallartefakte wenig brauchbar.

Behandlungsstrategie

An Verbesserungen der Standzeit von Endoprothesen wird intensiv geforscht.

Die kausale Behandlung besteht im *Auswechseln der Prothese*. Die Indikation zum Revisionseingriff ergibt sich aus dem Schmerz, der Funktionseinschränkung und den radiologischen Lockerung- bzw. Migrationszeichen. Die periprothetische Knochendichteminderung und der Revisionseingriff selbst führen oft zu grossen Knochenverlusten (speziell bei zementierten Prothesenkomponenten) sowohl am Femurschaft wie auch am Azetabulum und machen die Revisionsoperation zu einem schwierigen und riskanteren Eingriff als die Erstimplantation. Neue Zementierungstechniken und Zementmaterialien können die Langzeitresultate verbessern. *Zementfreie Prothesen* werden für jüngere Patienten mit guter Knochenqualität empfohlen. Zur Verbesserung der Standzeit von Endoprothesen haben verschiedene Ansätze bereits Erfolge gezeigt:

▶ Optimierung des Prothesendesigns
▶ Lokale Applikation von Wachstumsfaktoren (TGF-beta, BMP2) und von PTH zur Verbesserung der Osteointegration
▶ Reduzierung des Polyethylenabriebes
▶ NSAR zur Reduktion von Entzündungsreaktionen

Bisphosphonate

Mit den modernen Bisphosphonaten haben wir die Möglichkeit, den *periprothetischen Knochenschwund* zu verhindern und so die Stabilität der Prothese zu verbessern. Der frühe Einsatz von stickstoffhaltigen Bisphosphonaten kann die Prothesenlockerung vielleicht nicht verhüten, aber zumindest hinauszögern. Zahlreiche tierexperimentelle Studien mit verschiedenen Bisphosphonaten belegen eine Reduzierung des periprothetischen Knochenschwunds und eine verbesserte Stabilität des Implantates. Eine tierexperimentelle Studie konnte allerdings auch zeigen, dass die Instabilitäts-induzierte Knochenresorption durch Alendronat nicht beeinflusst werden konnte. Eine kürzlich veröffentliche *Meta-Analyse* von 6 randomisierten Studien zeigte, dass die Gabe von Bisphosphonaten vor allem in den ersten postoperativen Monaten den periprothetischen Knochenschwund verhindert. Die besten Ergebnisse fanden sich beim zementierten Kniegelenkersatz. Der positive Effekt von Bisphosphonaten auf den periprothetischen Knochen war klar nachzuweisen. Allerdings werden größere randomisierte Studien gefordert, um den Einsatz von Bisphosphonate routinemäßig im Rahmen einer Endoprothese empfehlen zu können. Haynes et al. beschäftigen sich in ihrem Übersichtsartikel mit den Vorgängen des periprothetischen Knochenabbaus und halten den Einsatz von Bisphosphonaten für eine wichtige Option, um die Osteoklasten-vermittelte Osteolyse zu verhindern, bzw. zu reduzieren.

Ist eine Prothesenimplantation vorauszusehen oder bereits geplant, so ist der *präventive Einsatz* von Bisphosphonaten bei folgenden Situationen indiziert:

▸ Zugrundeliegender Morbus Paget: mit einer intravenösen oder oralen Therapie kann der gesteigerte Knochenumbau innerhalb von 3 bis 6 Monaten normalisiert werden.
▸ Zugrundeliegende systemische oder lokale Osteoporose: eine konsequente Anhebung der Knochendichte über 1–3 Jahre ermöglicht eine stabilere und dauerhaftere Fixation des Implantates.
▸ Zugrundeliegende entzündliche Gelenkerkrankungen: Durch Hemmung der Osteoklasten und Suppression der Prostaglandine kann die entzündlich bedingte lokale Knochenresorption mit osteolytischen Läsionen gestoppt werden. Vor allem die progressive erosive Coxarthrose stellt eine wichtige Indikation für die präventive Bisphosphonatgabe dar.

Die Gabe von Bisphosphonaten verhindert oder zumindest verzögert den periprothetischen Knochenschwund. Klinische Studien zu dieser Frage werden aber durch die erforderliche lange Studiendauer (10 bis 15 Jahre) erschwert.

Der präventive Einsatz von Bisphosphonaten kann den Einbau von Endoprothesen verbessern. Die gilt vor allem bei vorbestehendem Morbus Paget im Hüft- oder Kniegelenkbereich.

Auch *nach erfolgter Implantation* tragen Bisphosphonate zur Verhinderung einer Prothesenlockerung und eines periprothetischen Knochenschwundes bei:

▶ Verhinderung einer osteoklastären Knochenresorption an den Grenzen Implantat/Knochen und Implantat/Zement
▶ Verhinderung von lokalen Osteolysen in Anwesenheit von Fremdkörpergranulomen. Dabei spielt die Hemmung der Prostaglandin-Produktion eine wesentliche Rolle.
▶ Verhinderung des periprothetischen Knochenschwunds
▶ Reduktion des Migrationsausmasses
▶ Hemmung der heterotopen Kalzifikation und Ossifikation
▶ Keine negative Beeinflussung der mechanischen Eigenschaften des Knochens oder der Frakturheilung.
▶ Behandlung der häufig durch Immobilisation vorbestehenden Osteoporose. Durch weitere Anhebung der Knochendichte wird die Ausgangsposition bei einer späteren Revisionsoperation verbessert.

Die bisherigen Studien mit Bisphosphonaten im Zeitraum unmittelbar nach Einbau der Endoprothese sind sehr ermutigend.

Zum statistischen Beleg dieser Aussagen sind weitere Untersuchungen mit großen Fallzahlen nötig. Eine randomisierte doppelblinde klinische Untersuchung mit Clodronat (1600 mg) versus Plazebo bei Patienten mit zementierter Knie-Endoprothese konnte eine signifikant verringerte Migration der Implantatkomponenten unter Clodronat belegen. Eine weitere doppelblinde randomisierte Studie mit Alendronat bei 69 Patienten mit totaler Knieendoprothese zeigte bereits nach 6-monatiger Therapie mit 10 mg täglich eine signifikanten Anstieg der Knochendichte in den periprothetischen Knochenarealen. Es ist anzunehmen, aber noch in Langzeitstudien zu belegen, dass die periprothetische Frakturrate und die Rate der Prothesenlockerung mit einer präventiven Bisphosphonattherapie deutlich gesenkt werden kann. Folgende *Behandlungsprotokolle* sind zu empfehlen. Dosis und Intervall richten sich nach Grundkrankheit und Umbauaktivität.

Alendronat (Fosamax®)	70 mg oral wöchentlich
Risedronat (Actonel®)	35 mg oral wöchentlich
Pamidronat (Aredia®)	30–60 mg i.v. monatlich bis vierteljährlich
Ibandronat (Bondronat®)	2–6 mg i.v. monatlich bis vierteljährlich
Ibandronat (Bonviva®)	150 mg oral monatlich
Zoledronat (Aclasta®)	5 mg i.v. halbjährlich

Zur Beurteilung des *Therapieerfolgs* dient die Schmerzintensität, die Beweglichkeit, das Röntgenbild im Verlauf, die DXA-Knochendichtemessung, Knochenumbau- und Entzündungs-Parameter im Serum/Urin und die Szintigraphie. Auch unter Langzeitgabe von Bisphosphonaten bleibt die Qualität des Knochens unverändert. Bei Auftreten von Knochenfrakturen muss das Bisphosphonat nicht abgesetzt werden, es kommt vielmehr zu einer vermehrten Kallusbildung, aber zu einer verzögerten Durchbauung des neugebildeten Knochens.

Eine weitere mögliche Indikation für Bisphosphonate stellt die *Distraktions-Osteogenese* zur Behandlung von Knochendefekten dar. Eine tierexperimentelle Untersuchung an Kaninchen konnte zeigen, dass die Gabe von Pamidronat einen ausgesprochen positiven Effekt auf die Menge und Dichte des neugebildeten Knochenkallus und die Mineralisationsrate des Kallus im Frakturareal hatte. Weitere Studien müssen noch die mechanischen Qualitäten des Regenerats untersuchen.

> Bei der Distraktions-Osteosynthese kann mit einer Bisphosphonat-Gabe mehr Kallus erzeugt werden. Möglicherweise ist die Gabe von Teriparatid mit Steigerung des Knochenumbaus aber vorteilhafter.

Parodontitis-induzierter alveolärer Knochenschwund

Definition

Parodontitis, auch Periodontitis oder Parodontose genannt, ist charakterisiert durch entzündlich bedingten Schwund des Zahnfleisches mit Resorption des alveolären Knochens. Folge sind Abszesse, Lockerung des Zahnhalteapparates und Zahnausfall durch Erweiterung der vom knöchernen Parodontium begrenzten „Zahnfächer".

> Knochenschwund mit schwerwiegenden Folgen im Zahnbereich: Zahnausfall! Bei Knochenauffälligkeiten im Kieferbereich ist eine DXA-Messung zur Abklärung eines systemischen Knochenprozesses immer sinnvoll.

Klinik

Parodontitis ist eine Entzündung im Zahnhalsbereich und wird durch Bakterien in den Zahnplaques ausgelöst. Matrix-Metalloproteinasen sind bei der Zerstörung des parodontalen Gewebes wesentlich beteiligt durch Aufspaltung extrazellulärer Moleküle. Entzündliche Mediatoren wie z. B. Prostaglandine (PGE_2), Interleukin-1 und TNF spielen dabei eine wichtige pathogenetische Rolle (Abb. 5.13).

Parodontitis:
ein entzündlicher Prozess
mit Beteiligung von Kollagenasen, Prostaglandinen,
Makrophagen und
Osteoklasten.

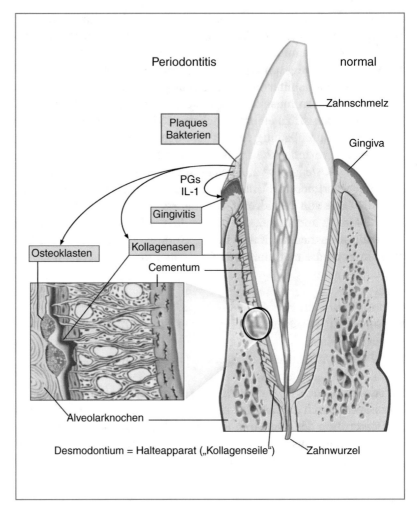

Abb. 5.13. Pathogenese des Parodontitis-induzierten alveolären Knochen-schwunds

Behandlungsstrategie

Für eine erfolgreiche Behandlung ist die Eliminierung der bakterienhaltigen Plaques die entscheidende Voraussetzung. Dies erfolgt durch reinigende Maßnahmen mit mechanischer Entfernung der Plaques und topischer Anwendung von Antibiotika wie Tetrazykline oder Metronidazol. Nichtsteroidale Antiphlogistika senken die Prostaglandin-Spiegel im Bereich des entzündeten Zahnfleisches und reduzieren den alveolären Knochenschwund.

Selbst in der Zahnheilkunde werden daher Bisphosphonate mit Erfolg eingesetzt.

Bisphosphonate

Bisposphonate hemmen die Osteoklastenaktivität und gleichzeitig auch Kollagenasen (Metalloproteinasen). Damit kann der alveoläre Knochenschwund im Rahmen der Parodontitis gestoppt werden, wie Studien mit oral appliziertem *Alendronat* bereits gezeigt haben. El-Shinnhawi und El-Tantawy untersuchten den Einfluss von Alendronat 10 mg täglich oder Placebo an 24 Patienten mit Parodontitis. In dieser Arbeit zeigte sich ein signifikanter Vorteil in der Knochendichte des Ober- und Unterkiefers der Alendronatgruppe. Daher folgern die Autoren, dass Alendronat eine wichtige Rolle in der Behandlung von Erkrankungen des Zahnhalteapparates spielen könnte. Im Abstract von Povoroznjuk wird ebenfalls auf eine positive Beeinflussung der alveolaren Knochenstruktur durch Alendronat hingewiesen. Auch Jeffcoat und Reddy kommen in ihrer Studie an 40 Patienten mit Parodontitis zu einem ähnlichen Ergebnis und resumieren, dass Alendronat einen positiven Effekt auf den Erhalt des alveolären Knochens hat.

Alendronat (Fosamax®)   10 mg täglich oder 70 mg wöchentlich oral

Getestet wird auch eine lokale Applikation von Bisphosphonaten in der Zahnpaste. Die topische Gabe von Etidronat führt z. B. zu einer verminderten Zahnsteinbildung.

In zahlreichen klinischen Studien wurde der Zusammenhang zwischen einer systemischen Osteoporose und dem *oralen Knochenschwund* einschließlich Zahnausfall belegt. Mehrere denkbare Mechanismen werden aufgeführt:

▶ Die systemisch niedrige Knochenmasse schließt auch eine niedrige Knochenmasse des Kiefers mit Anfälligkeit der Zähne für Parodontitis ein.

▶ Systemische Faktoren, die Einfluss auf den Knochenschwund haben, modifizieren auch die lokale Gewebsreaktion auf eine parodontale Infektion. So hat z. B. die Hormonersatztherapie in der Menopause eine hemmende Wirkung auch auf den Zahnverlust und die mandibulare Knochendichte.

Definition

Das *Gesamtkalzium* (Gesamt-Ca) im Serum besteht aus 3 Fraktionen:

▶ Freies oder ionisiertes Kalzium (etwa 50 % des Gesamt-Ca)
▶ Proteingebundenes Kalzium, vorwiegend an Albumin gebunden (etwa 45 % des Gesamt-Ca)
▶ An Anionen komplex gebundenes Kalium (etwa 5 % des Gesamt-Ca)

Bestimmt wird entweder das Gesamt-Ca im Serum oder das ionisierte Ca im antikoagulierten Vollblut. Das ionisierte Ca ist ein besserer Indikator des Kalziumstatus, da es die biologisch aktive Form ist und seine Plasmakonzentration der direkten Regulation des PTH unterliegt. Das Gesamt-Ca hat den Nachteil, dass seine Konzentration im Serum durch das Gesamteiweiß stark beeinflusst wird.

Hyperkalzämie wird definiert als Erhöhung des Gesamtplasma-Ca über 10,4 mg/dl (2,6 mmol/l). Die Hyperkalzämie beruht meist auf der Kombination mehrerer Mechanismen:

▶ Eine erhöhte Proteinbindung aufgrund einer Dysproteinämie. Da das ionisierte Kalzium normal ist, ist diese Form bedeutungslos.
▶ Die PTH-bedingte Hyperkalzämie. Ursache ist überwiegend der primäre Hyperparathyreoidismus (pHPT). In 90 % dieser Fälle liegt ein Nebenschilddrüsenadenom zugrunde, in 7 % eine Hyperplasie und nur in 3 % ein Karzinom.
▶ Die Tumor-assoziierte Hyperkalzämie. Diese kommt paraneoplastisch oder osteolytisch bedingt im Rahmen eines malignen Prozessen vor, tritt akut auf und muss als lebensbedrohlicher Notfall behandelt werden.

Der Kalziumspiegel im Blut wird über mehrere Regelkreise exakt eingestellt. Normabweichungen müssen sofort abgeklärt werden – und dabei ist immer eine bösartige Grundkrankheit auszuschließen.

Häufigkeit

Hyperkalzämie wurde bei Krankenhauspatienten in einer Häufigkeit von ungefähr 1 % gefunden (Thomas, Labor und Diagnose). Ihr lag zu 46 % ein Tumor und zu 35 % ein pHPT zugrunde. Bei den restlichen 19 % bestand ein Zusammenhang mit Sarkoidose, Immobilisation oder Einnahme von Thiaziden oder aktiven Vitamin D.

Ursachen

Häufige Ursachen einer Hyperkalzämie sind stets abzuklären:

An die vier häufigsten Ursachen der Hyperkalzämie denken!

▶ Fehlbestimmungen
▶ Knochenmetastasen
▶ Multiples Myelom
▶ Primärer Hyperparathyreoidismus

Weniger häufige Ursachen sind differentialdiagnostisch zu bedenken:

▶ Sarkoidose
▶ Hyperthyreose
▶ Immobilisation
▶ MaligneErkrankungen mit PTH-Bildung (PTHrP)
▶ Vitamin D und A Intoxikation
▶ Tertiärer Hyperparathyreoidismus
▶ Morbus Addison
▶ Milch-Alkali-Syndrom
▶ Lithiumvergiftung
▶ Hypereosinophilie-Syndrom
▶ Tuberkulose
▶ Familiäre hypokalziurische Hyperkalzämie (FHH)

Differentialdiagnose

Ist die Diagnose einer Hyperkalzämie in Kontrollmessungen gesichert, so muss eine Unterscheidung zwischen dem pHPT, der Tumorhyperkalzämie und den seltenen hypokalzurischen familiären Formen getroffen werden. Dazu ist die Bestimmung des intakten Parathormons (iPTH) und der Kalziumausscheidung in 24h-Urin nötig. Folgende Differenzierung ist möglich:

▶ Beim pHPT ist das iPTH in der Regel > 60 ng/l. Werte im unteren Referenzbereich weisen darauf hin, dass die Hyperkalzämie nicht von den Epithelkörperchen ausgeht.
▶ Bei der Tumorhyperkalzämie ist der iPTH-Wert im Plasma typischerweise supprimiert (< 40 ng/l). Der Phosphatwert ist erhöht.
▶ Die familiäre hypokalzurische Hyperkalzämie hat typischerweise eine Kalziumausscheidung < 100 mg/24 h.

Symptome

Bei einer milden Hyperkalzämie ist der Patient beschwerdefrei. Unter *Hyperkalzämie-Syndrom* versteht man eine Reihe von Symptomen, die unabhängig von der Ätiologie auftreten. Sie umfassen vor allem renale, gastrointestinale und neuropsychiatrische Veränderungen. Die durch die Hyperkalzämie ausgelöste Hyperkalzurie führt über die Polyurie und Polydipsie zu schwerer Exsikkose. Übelkeit und Erbrechen verstärken den Flüssigkeits- und Elekrolytverlust. Folge ist eine Hypokaliämie mit Herzrhythmusstörungen. Neuropsychiatrische Störungen beinhalten Müdigkeit, Depression und Verlangsamung. Schwere Verlaufsformen führen zur lebensgefährlichen *hyperkalzämischen Krise* bis hin zu Somnolenz und Koma.

Das Hyperkalzämie-Syndrom hat ein breites klinisches Spektrum: asymptomatisch bis letal verlaufend!

Behandlungsstrategie

Das Management der Hyperkalzämie richtet sich nach der Schwere der Kalziumerhöhung, den Symptomen und der zugrundeliegenden Erkrankung. Liegt ein *asymptomatischer Kalziumwert* von < 2,88 mmol/l vor, so reicht eine Abklärung und Korrektur der zugrundeliegenden Ursache aus. Bei einem erhöhten PTH-Spiegel muss eine diagnostische Abklärung der Epithelkörperchen erfolgen. Liegen niedrige PTH-Spiegel vor, so muss in erster Linie nach einer malignen Erkrankung gesucht werden. Bei *schwerer symptomatischer Hyperkalzämie* (> 3,75 mmol/l) sind rasche kalziumsenkende Maßnahmen notwendig. Dazu gehören rehydrierende Maßnahmen (physiologische Kochsalzlösung) und eine forcierte Diurese (Furosemid). Bei Nierenversa-

Der erste Behandlungsschritt ist eine ausreichende Flüssigkeitszufuhr!

gen wird eine Hämodialysetherapie nötig. Kortikosteroide sind bei Patienten mit Sarkoidose, bestimmten Malignomen und Vitamin D Intoxikation indiziert.

Bisphosphonate

Die modernen Bisphosphonate haben die Behandlung der Hyperkalzämie sicher und einfach gemacht.

Hauptziel ist die Hemmung der osteoklastären Knochenresorption. Dies geschieht heute effektiv und zuverlässig mit Bisphosphonaten. Folgende Infusionsprotokolle werden nach erfolgter Rehydratation mit Erfolg eingesetzt (Abb. 6.1).

Clodronat (Ostac®)	300 mg als tägliche Infusion über 7–10 Tage, Dauer abhängig vom Schweregrad der Hyperkalzämie. Infusionsdauer 2 Stunden
Pamidronat (Aredia®)	30–90 mg als einmalige Infusion abhängig von der Höhe des Kalziumspiegels. Infusionsdauer mindestens 1–2 Stunden
Ibandronat (Bondronat®)	6 mg als einmalige Infusion abhängig von der Höhe des Serum-Kalziumspiegels. Infusionsdauer 2 Stunden
Zoledronat (Zometa®)	4 mg als einmalige Infusion abhängig von der Höhe des Serum-Kalziumspiegels. Infusionsdauer 15 Minuten

Bei einem primären Hyperparathyreoidismus mit Operationsproblemen der Epithelkörperchen kann als Therapieoption auch eine Bisphosphonattherapie allein versucht werden.

Bei den Aminobisphosphonaten reicht eine einmalige Infusion in der Regel aus, um eine nach 2–3 Tagen Normokalzämie zu erreichen. Bei Zoledronat wird in 88% der Fälle eine Normalisierung am Tag 10 erreicht. Eine erneute Behandlung erfolgt, sobald das Serumkalzium wieder ansteigt. Die Dauer der normokalzämischen Phase hängt von der Grundkrankheit ab und beträgt etwa 2 Wochen.

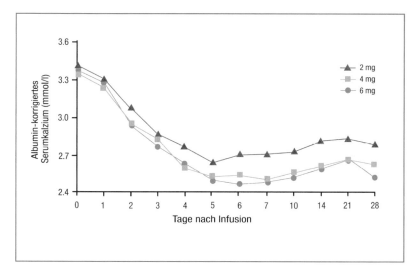

Abb. 6.1. Ansprechen der Hyperkalzämie auf unterschiedliche Dosen von Iban-dronat. (Ralston et al. 1997)

Tumor-induzierte Hyperkalzämie

Definition

Alle fortgeschrittenen Tumorerkrankungen können zu einer Hyper-kalzämie führen. In der Mehrzahl der Fälle liegt ein fortgeschrittenes Mammakarzinom oder ein multiples Myelom, seltener ein Bronchial-, Nieren- oder Prostatakarzinom vor. Bei 30 % der metastasierten Kar-zinome und bei 50 % der multiplen Myelome ist im Verlauf eine Hyperkalzämie zu erwarten.

Bei jeder Hyperkalzämie an einen Tumor denken!

Pathophysiologie

Die tumorbedingte Hyperkalzämie ist charakterisiert durch eine Erhöhung des Serumkalziums mit Suppression der normalen Parat-hormonsekretion. Eine aggressive lokale Knochendestruktion in Kombination mit einer gestörten renalen Kalziumsekretion und einer erhöhten tubulären Kalziumrückresorption führt zu einem Seruman-stieg des Kalziums. Unterschieden werden 2 Mechanismen:

▶ *Osteolyse-assoziierte Hyperkalzämie*: Tumorzellen im Knochenmark sezernieren osteoklastenstimulierende Faktoren (IL-6, TGF), die zu einem massiven osteoklastischen Knochenabbau und zur Freisetzung von Kalzium führen.

▶ *Humoral-assoziierte Hyperkalzämie*: Viele Tumore bilden Parathormon-ähnliche Substanzen (PTHrP), die sich an die PTH-Rezeptoren des Knochens und der Niere binden und die Wirkung des normalen PTH auslösen. Auch die Produktion aktiver Vitamin D Metabolite durch Tumore (z.B. Lymphome) können zu einer Hyperkalzämie beitragen.

Therapie

Bisphosphonate und Kalzitonin wirken unterschiedlich schnell und versprechen somit einen additiven Effekt.

▶ *Chemotherapie*: In leichten Fällen kann die Chemotherapie alleine zu einem Abfall des Serumkalziums führen.

▶ *Rehydratation*: Auffüllung der extrazellulären Räume mit physiologischer Kochsalzlösung (wenigstens 3 l in den ersten 24 Stunden) und Elektrolytsubstitution. Der Einsatz von Schleifendiuretika (z.B. Furosemid) sollte vor allem bei Patienten mit Herz- und Nereninsuffizienz überlegt werden.

▶ *Kortikosteroide*: Der Zusatz von 20–60 mg Prednison täglich ist sinnvoll bei Patienten mit Myelom, Lymphom oder Mammakarzinom.

▶ *Kalzitonin*: Die voneinander unabhängigen Wirkungen von Kalzitonin und Bisphosphonaten auf den Knochen sowie der renale Effekt des Kalzitonins versprechen einen additiven Effekt beider Substanzen. Mit dieser Kombination kann in der Tat eine schnellere Senkung des Kalziums erreicht werden. Die größere Gefahr, eine Hypokalzämie zu induzieren, ist zu bedenken.

Bisphosphonate

Bisphosphonate haben die Therapie wesentlich vereinfacht. Eine einmalige Infusion eines der 4 aufgeführten Bisphosphonate ist in der Regel ausreichend, wobei die potenteren Bisphosphonate Ibandronat und Zoledronat vorzuziehen sind.

Clodronat (Ostac®, Bonefos®)	1500 mg
Pamidronat (Aredia®)	90–120 mg
Ibandronat (Bondronat®)	6 mg
Zoledronat (Zometa®)	4 mg

Nach Ausgleich der Exsikkose wird das Bisphosphonat langsam (1 bis 4 Stunden) mit reichlich Flüssigkeit (z. B. 500 ml physiol. NaCl-Lösung) infundiert. Die Wirkung setzt mit zeitlicher Verzögerung von 2 bis 4 Tagen ein und normalisiert die Kalziumwerte innerhalb von 4 bis 7 Tagen. Der Erfolg hält in Abhängigkeit von der Aggressivität des Tumors und vom verwendeten Bisphosphonat einige Wochen an. Die Dauer der Normalisierung schwankt von 2 bis 4 Wochen und erreicht eine Effektivität von 70–95 % (Zoledronat 88 %, Ibandronat 78 %, Pamidronat 70 %). Die Dauer des Ansprechens war bei Ibandronat signifikant länger als bei Pamidronat (14 vs. 4 Tage). Eine erneute Therapie ist bei Ansteigen des Kalziumwertes wieder erfolgreich. Erreicht man mit Zoledronat kein befriedigendes Ansprechen, so sollte die zweite Infusion erst nach 7 Tagen erfolgen. Bei Vorliegen einer ausgeprägteren Niereninsuffizienz ist eine Dosisreduktion um 30–50 % und eine längere Infusionsdauer (z. B. Pamidronat 0,5 mg/min) zu empfehlen. Nierenfunktionsstörungen oder lokale Unverträglichkeiten nach Infusion von Ibandronat wurden nicht beobachtet. Über die Normalisierung der Hyperkalzämie kommt es auch zu einer Verbesserung der Nierenfunktion. Ein hoher Plasmaspiegel von PTHrP korrelierte mit einem ungünstigeren Ansprechen und einer kürzeren Response-Dauer auf Bisphosphonate. Es muss betont werden, dass die extraskelettalen Wirkungen des PTHrP durch Bisphosphonate nicht beeinflusst werden. Will man bei lebensbedrohlichen Situationen eine rasche Normalisierung der Hyperkalzämie erreichen, so empfiehlt sich eine Kombination des Bisphosphonates mit Kalzitonin. Es senkt den Kalziumspiegel innerhalb von Stunden über eine Erhöhung der renalen Kalziumausscheidung.

Moderne Bisphosphonate – „Goldstandard" in der Behandlung jeder Hyperkalzämie.

Häufigkeit

Nur ein Teil der Schmerzen, die der Patient als Knochenschmerz empfindet, ist tatsächlich durch eine Knochenkrankheit verursacht. Viel häufiger handelt es sich um Verspannungen und Fehlbelastungen der Muskulatur und Gelenke. Vom Knochen ausgehende Schmerzen können nach der Ausdehnung eingeteilt werden:

▶ *Generalisierte Knochenschmerzen*: Zugrunde liegen metabolische oder metastatische Erkrankungen. Der Schmerz wird oft dumpf und schwer lokalisierbar beschrieben.
▶ *Lokalisierte Knochenschmerzen*: Sie zeigen häufig ein typisches Röntgenbild.

Knochenschmerz ist das häufigste Symptom bei Patienten mit *ossären Metastasen*. Mehr als die Hälfte der betroffenen Patienten klagen zum Zeitpunkt des Nachweises von Metastasen bereits über Knochenschmerz, der im weiteren Verlauf ein konstantes und an Intensität zunehmendes Symptom bleibt. Weitere maligne Erkrankungen, die häufig mit schweren generalisierten Knochenschmerzen einhergehen, sind das multiple Myelom und die Osteomyelosklerose.

Knochenschmerz – wie auch die Hyperkalzämie ein häufiges Zeichen für eine bösartige Erkrankung.

Differentialdiagnose

Zur Differentialdiagnose des Knochenschmerzes gehören ganz unterschiedliche Erkrankungen, die vor einer symptomatischen Therapie abgeklärt werden müssen:

Abklärung des systemi-
schen Knochenschmerzes –
manchmal eine langwierige
Suche mit Überraschungen!

Onkologisch/hämatologische Erkrankungen

▶ Skelettmetastasen
▶ Multiples Myelom
▶ Leukämien
▶ Osteomyelosklerose
▶ Maligne Lymphome
▶ Speicherkrankheiten
▶ Systemische Mastozytose
▶ Granulomatöse Erkrankungen
▶ Eosinophiles Granulom

Osteologisch/orthopädische Erkrankungen

▶ Frakturen
▶ Muskelverspannungen
▶ Arthrosen
▶ Tendopathien
▶ Osteoporose
▶ Transitorische Osteoporose
▶ Osteomalazie
▶ Osteomyelitis
▶ Morbus Paget
▶ Morbus Sudeck
▶ Heterotope Kalzifikationen
▶ Aseptische Prothesenlockerung

Pathogenese

Die Pathogenese des Knochenschmerzes ist komplex und noch wenig erforscht. Neben mechanischen Faktoren wie erhöhter Druck in den Markräumen, Biegung des Knochens, Dehnung des Periosts/Endosts und Zerstörung von Knochengewebe spielen humorale, entzündliche und nervale Faktoren eine Rolle. Prostaglandine, Histamin, Serotonin, Bradykinin und andere Zytokine agieren als Auslöser und Vermittler. Neue Untersuchungen haben gezeigt, dass vor allem dem *RANKL/OPG System* eine wichtige Rolle bei der Entstehung des Knochenschmerzens zugeschrieben werden muss. Tumorzellen sezernieren Zytokine, die T-Lymphozyten und Osteoklasten stimulieren. Knochenresorption geht mit einem sauren Milieu im umgebenden Gewebe einher, das zur Freisetzung entzündlicher Mediatoren und zur Reizung von Nozirezeptoren im stark innervierten Periost und damit zu schweren Knochenschmerzen führt. Tierexperimentelle Untersuchungen haben gezeigt, dass die Gabe von Osteoprotegerin sowohl die Skelettdestruktion wie den Knochenschmerz blockieren kann.

Die Schmerzübertragung erfolgt vor allem über die Stimulation der *Nozizeptoren* in Periost und Endost. Schmerz kann auch durch Irritation und Läsion von *afferenten Nervenfasern* entstehen. Wir wissen aus dem Studium von Biopsien, dass das Knochenmark durchzogen ist mit dünnen Nerven. Diese regulieren die Durchblutung des Knochen/Knochenmarksystems und den Blutfluss in den Sinusgefäßen. Auch sensorische Nervenfasern sind vorhanden, erkennbar an der schmerzhaften Reaktion im Rahmen des durch Aspiration erzeugten Unterdrucks. Auch Überdruck im Rahmen eines Knochenmarködems oder einer leukämischen bzw. metastatischen Infiltration verursacht schwere generalisierte Knochenschmerzen. Der *„paraneoplastische"* *Schmerz* wird indirekt vom Tumor selbst über hormonähnliche Substanzen verursacht.

Die Pathogenese des Knochenschmerzes ist gerade bei onkologischen Erkrankungen wenig untersucht.

Diagnostik

Die *Schmerzanamnese* umfasst die Beschreibung von Dauer, Intensität, Charakter, Lokalisation, Ausstrahlung und zeitlichen Mustern. Der vom Knochen ausgehende Schmerz wird meistens dumpf bis bohrend oder ziehend empfunden. Punktförmig stechende Schmerzen treten auf, wenn das Periost am Krankheitsgeschehen beteiligt ist. Die Lokalisation der Knochenschmerzen ist häufig diffus und schwer zuzuordnen. Der Knochenschmerz bei Tumorpatienten ist keine klar definierte, homogene Entität, sondern setzt sich aus verschiedenen klinisch relevanten *Schmerztypen* zusammen, die jeweils einer differenzierten Behandlung bedürfen:

▶ Dumpfer, tiefer Dauerschmerz
▶ Bewegungsabhängiger (entzündlicher) Schmerz
▶ Ausstrahlender neurogener Schmerz.

Schmerztherapie bei
Krebspatienten gehört in
die Hand von Experten
(Schmerzambulanz).

Schmerzen bei Krebspatienten können verschiedene Ursachen haben:

▶ Tumorbedingter Schmerz (85 %)
▶ Therapiebedingter Schmerz (17 %)
▶ Tumorassoziierter Schmerz (9 %)
▶ Von Tumor oder Therapie unabhängiger Schmerz (9 %)

Bei ungefähr 70–80 % dieser Patienten liegen zwei oder mehr Schmerzarten gleichzeitig vor.

Für die Evaluierung des Schmerzausmaßes stehen verschiedene „pain scores" zur Verfügung:

▶ Verbal Rating Scale (VRS)
▶ Visuelle Analogskala (VAS)
▶ Numeric Rating Scale (NRS)

Diese drei Skalen zeigen enge Korrelationen, jedoch werden Veränderungen durch Analogskalen besser dokumentiert. Zusätzliche Möglichkeiten der Beurteilung erhält man über eine systematische Beobachtung des Verhaltens der schmerzkranken Patienten. Einen guten Anhaltspunkt liefert die Beeinflussung des Nachtschlafens.

Eine Blutkörperchensenkung, ein großes Blutbild sowie eine serologische Untersuchung sind zur Erfassung metabolischer, entzündlicher und maligner Erkrankungen nötig. Als einfacher Parameter des gesteigerten Knochenanbaus gilt die alkalische Phosphatase. Sie ist vor allem bei der Osteomalazie, bei ossären Metastasen und beim Morbus Paget erhöht. Auch Kalzium und Phosphat im Serum sollte mitbestimmt werden. Der gezielte Einsatz bildgebender Verfahren wie Skelettszintigraphie, konventionelle Röntgenaufnahmen, CT und MRT ist diagnostisch hilfreich und sollte in Zweifelsfällen durch eine Knochenbiopsie ergänzt werden.

Behandlungsstrategie

Primär ist eine kausale Therapie des Knochenschmerzes anzustreben: z.B. Vitamin D-Therapie bei Osteomalazie, Antibiotika nach Austestung bei einer Osteomyelitis oder Bestrahlung bei einem herdförmigen Knochentumor. Die *Therapie* des tumorbedingten Knochenschmerzes beinhaltet:

▶ Physikalische Maßnahmen
▶ Zentral und peripher wirkende Analgetika
▶ Additive Medikation (z. B. Antidepressiva, Tranquilizer oder Muskelrelaxantien)
▶ Invasive Schmerztherapie (z. B. peridurale oder intrathekale Opioidgabe)
▶ Antineoplastische Therapie (Chemo- und Hormontherapie)
▶ Antiresorptive Therapie (Bisphosphonate, Kalzitonin)

Die Gabe von *Analgetika* bei Tumorschmerz richtet sich nach dem *Dreistufenplan der WHO*:

Stufe I: nichtopioidhaltige Analgetika
Stufe II: nichtopioidhaltige Analgetika und schwache opioidhaltige Analgetika
Stufe III: nichtopioidhaltige Analgetika und starke opioidhaltige Analgetika

Mehr als 95 % der Patienten mit Tumorschmerzen können mit diesem Stufenplan zufriedenstellend therapiert werden. Bei weniger als 5 % ist eine invasive Schmerztherapie notwendig. Vor Durchführung invasiver Methoden zur Bekämpfung des tumorbedingten Knochenschmerzes sollten stickstoffhaltige Bisphosphonate oder Kalzitonin eingesetzt werden. Neben der antiresorptiven Wirkung auf den Knochenumbau wird dem Kalzitonin auch eine inhibitorische Wirkung auf lokale Prostaglandine und eine Stimulierung endogener Opiate im Gehirn zugeschrieben. Plazebo-kontrollierte Studien liegen dazu aber nicht vor.

Bisphosphonate

In mehreren Plazebo-kontrollierten Studien ist der schmerzlindernde Effekt der Bisphosphonate vor allem bei den ersten beiden Schmerztypen belegt. Zur Beurteilung wurden unterschiedlich definierte Schmerzskalen, der Verbrauch von Schmerzmitteln oder der Einsatz einer palliativen Radiotherapie herangezogen. Therapiestudien mit Clodronat (oral und intravenös), Pamidronat, Alendronat und Ibandronat bei schmerzhaften Knochenmetastasen belegen die Wirksamkeit der Bisphosphonate (Abb. 7.1). Ihre Wirkung setzt häufig bereits

Therapie des Knochenschmerzes mit Bisphosphonaten – selbst bei Schmerzexperten wenig bekannt!

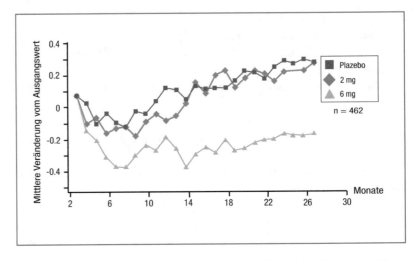

Abb. 7.1. Schmerzreduktion bei Patientinnen mit Mammakarzinom unter Iban-dronat

nach einem Tag ein und kann je nach Dosierung mehrere Wochen bis Monate anhalten. Marker der Knochenresorption korrelieren zeitlich mit dem analgetischen Effekt. Ein Erfolg der Bisphosphonattherapie wird anhand von folgenden Parametern objektiviert:

▶ Reduktion der Schmerzintensität
▶ Reduktion des Analgetikaverbrauchs
▶ Reduktion der Bestrahlungsnotwendigkeit
▶ Reduktion operativer Eingriffe.

Alle großen Studien beim multiplen Myelom und bei metastasierenden Karzinomen haben den analgetischen Effekt der Bisphosphonate eindrucksvoll belegt.

Folgende *Protokolle* zur Behandlung des tumorinduzierten Knochen-schmerzes finden Anwendung:

Clodronat (Ostac®)	600 mg i. v. alle 3–4 Wochen
Clodronat (Ostac®)	1600 mg oral täglich
Pamidronat (Aredia®)	60–120 mg i. v. alle 3–4 Wochen
Zoledronat (Zometa®)	4 mg i. v. alle 3–4 Wochen
Ibandronat (Bondronat®)	50 mg oral täglich
Ibandronat (Bondronat®)	6 mg i.v. alle 3–4 Wochen

Bei Patienten mit Mammakarzinom und Knochenmetastasen reduzierte Bondronat® in oraler wie i.v.-Applikation den Knochenschmerz signifikant über 2 Jahre unter den Ausgangswert. Dabei schnitt die orale tägliche Gabe am besten ab. Bisher wurden Bisphosphonate bei Knochenschmerzen im Rahmen osteolytischer Knochenläsionen eingesetzt. Schmerzen bei *osteoblastischen Metastasen* (z. B. Prostatakarzinom), bei *Osteomyelosklerose* und *systemischer Mastozytose* sprechen ebenfalls rasch und nachhaltig auf Bisphosphonate an. Dies zeigt, dass die Schmerzwirkung der Bisphosphonate wahrscheinlich nicht nur über Osteoklastenhemmung zu erklären ist, sondern auch auf andere Zellsysteme wie Osteoblasten, Stromazellen und T-Lymphozyten wirkt und damit Einfluss auf das RANKL/OPG System nimmt.

Der analgetische Effekt der Bisphosphonate wird bei osteolytischen wie osteoblastischen Knochenreaktionen beobachtet.

Definition

Das multiple Myelom (MM) ist eine maligne hämatologische System-
erkrankung und wird verursacht durch eine monoklonale Proliferation von Plasmazellen und deren Vorstufen (B-Zell-Neoplasie der terminalen Differenzierung). Diese produzieren ein monoklonales Protein: entweder komplette Immunglobuline der Klassen G, A, D oder E
und/oder deren Bruchstücke.

Häufigkeit

Das MM umfasst ungefähr 1 % aller malignen Erkrankungen und 10 %
aller hämatologischer Neoplasien. Die Inzidenz beträgt 3 pro 100 000
Einwohner und Jahr. Der Häufigkeitsgipfel liegt zwischen dem 55. und
75. Lebensjahr, das mediane Alter bei 65 Jahren.

Pathogenese

Die initiale maligne Transformation des MM-Klons findet in unreifen
B-Zellen statt. Diese abnormen Stammzellen haben ihren Ursprung
im Knochenmark oder in anderen lymphatischen Organen und gelangen in die Blutzirkulation, bevor sie sich wieder im Skelett absiedeln.
Dort aktivieren sie mittels einer Batterie von Zytokinen Monozyten,
T-Lymphozyten und Stromazellen, die das Tumorwachstum und die
Manifestationsform des MM mitbestimmen. Komplexe Interaktionen
zwischen Myelom-, Stroma- und Knochenzellen werden über Zytokine gesteuert und führen zur osteoklastischen Knochendestruktion.

Das multiple Myelom –
eine typische Erkrankung des
Knochen/Knochenmark-
Systems.

Das Myelomwachstum –
ein mafiöses Zusammen-
spiel von Tumor-, Stroma-
und Knochenzellen auf
Kosten des Patienten!

Dem Zytokin *Interleukin-6* (IL-6) kommt dabei eine Schlüsselrolle zu. Es wird beim MM vor allem in nicht-malignen Zellen des Knochenmarks (Stromazellen, Osteoblasten und Osteoklasten) produziert, stimuliert das Wachstum und hemmt die Apoptose der Myelomzellen. Hemmung der Knochenformation und Stimulierung des osteoklastischen Knochenabbaus ist besonders ausgeprägt in Gegenwart von IL-1 und/oder des löslichen IL-6-Rezeptors (sIL-6R). Neue Studien haben gezeigt, dass Myelomzellen die IL-6-Produktion über Osteoblasten entweder durch direkten Zellkontakt oder über lösliche Faktoren steigern. Komplexe Interaktionen zwischen Myelom- und Stromazellen, gesteuert von VCAM-1 und $\alpha_4\beta_1$-Integrin-Rezeptoren, sollen für die Knochenläsionen verantwortlich sein. Lösliche VCAM-1 Liganden der Stromazellen stimulieren Myelomzellen zur Produktion Knochenresorptions-aktiver Substanzen. Als weitere wichtige Faktoren, die beim MM für die Skelettdestruktion verantwortlich sind, gelten IL-1, RANK-Ligand, PTHrP und MIP-1α).

Eine weitere wichtige Rolle in der Pathogenese des MM spielt die *Angiogenese*. Myelomzellen produzieren den „vascular endothelial growth factor" (VEGF). Rezeptoren für diesen Faktor befinden sich auf der Oberfläche der Knochenmark-Stromazellen. Es konnte gezeigt werden, dass VEGF die IL-6 Produktion der Stromazellen beim MM steigert.

Weitere wichtige Substanzen für das Myelomwachstum sind bestimmte *Adhäsionsmoleküle*, die Integrine. Sie sind auf der Oberfläche von Osteoklasten, Myelomzellen und Endothelzellen nachweisbar. Tumorzellen mit hohen Werten von Integrinen erwiesen sich als besonders invasiv. Experimente an Mäusen haben gezeigt, dass Fehlen oder Hemmung der Integrine auf Osteoklasten zur Inaktivierung dieser Knochenzellen und damit zu einer Osteopetrose führen. Vor allem das „*macrophage inflammatory protein*" (MIP-1α und β) spielt eine eintscheidende Rolle bei der Entstehung osteolytischer Läsionen. Es wird von den Myelomzellen exprimiert, aktiviert Integrine und steigert so die Adhäsion der Myelomzellen an den Stromazellen. Als Konsequenz wird die RANKL-Expression in den Stromazellen stimuliert und damit die osteoklastische Knochenresorption. Es wurde auch nachgewiesen, dass der interzelluläre Kontakt zwischen Osteoklast und Myelomzelle eine Resistenz gegenüber dem Antitumor-Effekt von Doxorubicin auslöst – ein für den Patienten fatales Zusammenspiel von osteoklastischer Knochendestruktion und Lebenszeitverlängerung der Myelomzellen.

TRANCE, ein neues Mitglied der TNF-Familie, wird über eine Interaktion von Myelom- und Stromazellen freigesetzt und aktiviert den osteoklastischen Knochenabbau. Die freigesetzten Zytokine aus der Knochenmatrix stimulieren ihrerseits wieder die benachbarten Myelomzellen.

Zahlreiche neue experimentelle Daten belegen die große Bedeutung des „microenvironment" und des *RANKL/Osteoprotegerin Systems* für das Myelomwachstum, aber auch für die Resistenzentwicklung unter Strahlen- und Chemotherapie. Für die Entstehung der ausgestanzten Osteolysen und der generalisierten Osteoporose beim multiplen Myelom sind vor allem 3 Pathomechanismen verantwortlich (nach Hofbauer):

▶ Myelomzellen exprimieren RANK-Liganden auf der Zelloberfläche und aktivieren so benachbarte Osteoklasten. Die RANKL-Expression korreliert in der Tat mit der Häufigkeit osteolytischer Läsionen.
▶ Myelomzellen schützen sich gegen Osteoprotegerin, indem sie dieses phagozytieren und lysieren. Verantwortlich dafür ist die Heparin-bindende Domäne am Ende des Osteoprotegerin-Moleküls.
▶ Myelomzellen produzieren DKK-1, das die Differenzierung von Stromazellen zu Osteoblasten hemmt und so den osteoblastischen Knochenanbau hemmt („Schrotschussschädel" und „Stanzdefekte", fehlender Nachweis von Myelomläsionen im Knochenszintigramm).

> Auch beim multiplen Myelom hat das RANKL/Osteoprotegerin-System „die Finger im Spiel".

Klinik

Die klassische Kahlersche Trias mit Schmerzen und abnormer Brüchigkeit der Knochen, Kachexie und Proteinurie sind Zeichen des fortgeschrittenen Stadiums des Leidens. Sie werden bei der Erstdiagnose immer seltener beobachtet, da die Krankheit heute früher entdeckt wird. Der Beginn der Erkrankung ist zumeist symptomlos, der Verlauf schleichend und uncharakteristisch. Erste subjektive Erscheinungen sind allgemeine Leistungsminderung, Schwäche, Müdigkeit, Inappetenz und Gewichtsabnahme als unspezifische Zeichen eines malignen Leidens. Häufig ist eine zufällig entdeckte, stark erhöhte Blutsenkungsgeschwindigkeit („Sturzsenkung") oder ein pathologisches Serum-Protein-Elektrophoresebild („M-Peak") in einem symp-

> Das multiple Myelom wird heute oft schon im asymptomatischen Frühstadium entdeckt.

Das multiple Myelom
– ein Wechselspiel von
Tumorprodukten und
Organschädigungen.

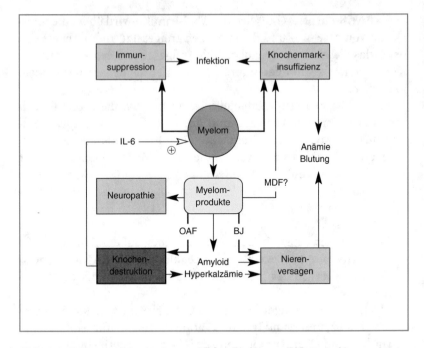

Abb. 8.1. Pathophysiologie des multiplen Myeloms. *OAF* Osteoklastenaktivierende Faktoren, *BJ* Bence-Jones Protein, *MDF* Myelopoesis Depressing Factors, *IL-6* Interleukin-6, von Osteoklasten produziert

tomfreien Stadium der Anlass zu weiteren Untersuchungen. Die ersten relativ spezifischen Zeichen sind Knochenschmerzen, Spontanfrakturen, Müdigkeit und Infektanfälligkeit. Die wesentlichen pathophysiologischen Mechanismen und Komplikationen beim MM sind in Abb. 8.1 zusammengefasst.

Skelettdiagnostik

Das MM ist nicht allein eine maligne Erkrankung des Knochenmarks, es ist auch eine generalisierte Knochenkrankheit mit folgenschwerer Skelettdestruktion. Neben der diagnostischen Abklärung des Myeloms und der Hämatopoiese ist daher auch eine sorgfältige Untersuchung des Skelettes nötig. Eine moderne Myelomdiagnostik muss die Diagnose vor allem frühzeitig vor Auftreten von Organkomplikatio-

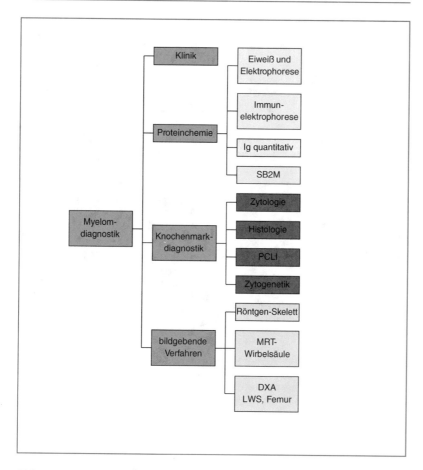

In der Myelomdiagnstik ist die Knochenmarkbiopsie/Aspiration trotz zahlreicher Labor-Neuentwicklungen immer noch unentbehrlich.

Abb. 8.2. Die vier Säulen der Myelomdiagnostik. *SB2M* β$_2$-Mikroglobulin im Serum, *PCLI* Plasma Cell Labelling Index

nen stellen, um eine gezielte präventive und supportive Maßnahmen zu ermöglichen. Abbildung 8.2 stellt die vier „Säulen" der Myelomdiagnostik dar. Zum Zeitpunkt der Diagnose fanden wir folgende *knochenspezifische Befunde und Symptome*:

Knochenschmerz	55 %
Osteolysen	45 %
Osteoporose	40 %
Spontanfrakturen	18 %
Hyperkalzämie	16 %

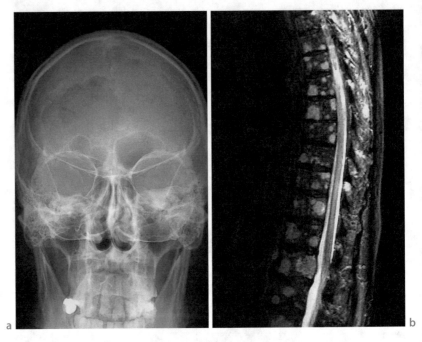

a
b

Abb. 8.3 a, b. Bildgebende Verfahren beim MM: a Ausgedehnte Osteolyse in der Schädelkalotte; b multiple, unterschiedlich große, noduläre Infiltrate im Bereich der Wirbelsäule (MRT, fettunterdrücktes STIR Bild). (Freundlicherweise zur Verfügung gestellt von Frau PD Dr. Andrea Baur, Institut für Klinische Radiologie, Universitätsklinikum Großhadern)

Die MRT der gesamten Wirbelsäule ist heute in der Frühdiagnostik und Stadieneinteilung des Myeloms unentbehrlich.

Eine *systematische Röntgenuntersuchung des Stammskelettes* ist für die initiale Diagnose wie für die Verlaufsbeurteilung obligat. Am häufigsten sind Schädel (Abb. 8.3 a), Brust- und Lendenwirbelsäule befallen, gefolgt von anderen Skelettanteilen mit blutbildendem Knochenmark. Die Struktur der Knochenläsion wird vom zugrundeliegenden Wachstumstyp des MM bestimmt: der noduläre Typ korreliert mit Osteolysen, der interstitiellen Typ mit einer generalisierten Osteopenie. Nur in weniger als 3 % der Myelompatienten wird eine Osteosklerose beobachtet.

Die *Magnetresonanztomographie* (MRT) erlangt zunehmende Bedeutung in der Früherkennung und prognostischen Beurteilung des MM. Sie erlaubt die Darstellung kleinster fokaler bzw. nodulärer Plasmazellinfiltrate in den Wirbelkörpern bei völlig normalem Röntgenbild und ergänzt somit ideal den Biopsiebefund aus dem Beckenkamm (Abb. 8.3 b). Auch in der Abgrenzung eines solitären Plasmozytoms von einem MM ist die MRT unentbehrlich.

Das *Skelettszintigramm* eignet sich nicht zur Diagnostik des MM, da eine Aktivierung der Osteoblasten fehlt, im Gegensatz zur Situation bei metastasierenden Karzinomen.

Für die *Knochendichtebestimmung* sind die DXA und QCT Methoden zu empfehlen. Damit kann der Knochenschwund unter Glukokortikoiden sowie die Effizienz einer Bisphosphonattherapie kontrolliert werden.

Neben Blutbild und umfangreicher Eiweißdiagnostik sind initial folgende *Parameter des Knochenstoffwechsels* mit zu bestimmen: Kalzium, Phosphat, alkalische Phosphatase, Kreatinin und „Knochenmarker" (Desoxypyridinolin und Telopeptide).

Die *Knochen(mark)biopsie* erlaubt die Beurteilung der Myelominfiltration, der Hämatopoiese, des Stromas sowie des Knochenumbaus. Vor allem die Beurteilung der Gefäße und der Myelom-Stroma-Verbindungen wird im Rahmen neuer therapeutischer Möglichkeiten (z. B. Thalidomid, Bisphosphonate) eine zunehmende Bedeutung erlangen. Anzahl und Aktivität der Osteoklasten erlauben die Indikationsstellung zum frühen, präventiven Einsatz von Bisphosphonaten. Folgende *histologische Informationen* sind von klinischer Bedeutung:

Die Knochen(mark)biopsie liefert nicht nur detaillierte Informationen über den Tumor, sondern auch über Reaktionen des Knochens und Knochenmarks.

▶ Plasmazell-Typ (morphologische Klassifikation und Grading)
▶ Plasmazell-Menge (morphologisches Staging)
▶ Wachstumsform (diffus-nodulär)
▶ Hämatopoiese (Menge und Dysplasie)
▶ Angiogenese (Amyloidose?, Gefäßneubildung?, abnorme Gefäße?)
▶ Stromasituation (Fibrose)
▶ Knochendestruktion (Osteolyse/Osteoporose)
▶ Mineralisationsstörung (Osteomalazie)
▶ Osteoklasten- und Osteoblastenaktivität

Analysiert man die Beziehung histologischer *Wachstumsmuster* des MM mit der Stärke des osteoklastischen Knochenabbaus, so können zwei Gruppen unterschieden werden:

▶ Endostbetontes und/oder noduläres Wachstum mit hochgradig gesteigertem osteoklastischen Knochenabbau (Abb. 8.4).
▶ Interstitielles, lockeres Wachstum ohne Endostbetonung und ohne gesteigerten Knochenabbau.

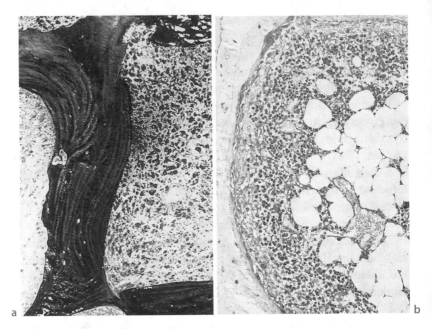

a
b

Abb. 8.4. Endostbezogenes Wachstum von Myelomzellen, Zeichen einer rascheren Tumorprogression und ungünstigeren Prognose: **a** ausstrahlend von einem Punkt auf der Oberfläche des Knochenbälkchens, **b** breiter endostaler Saum von Myelomzellen mit osteoklastischer Knochenresorption und zentraler Markatrophie (rechts)

Die unterschiedlichen Wuchsformen in der Knochenmarkbiopsie korrelieren mit der Prognose des Myeloms und den später auftretenden Skelettkomplikationen.

Erstere Wuchsform ist mit einer deutlich ungünstigeren Prognose und einer klaren Indikation für Bisphosphonate verbunden. Wird unter Bisphosphonaten die Transformation der endostalen in die interstitielle Wuchsform erreicht, so beinhaltet dies eine günstigere Prognose.

Sonderformen

Folgende Sonderformen werden beobachtet und können mit dem oben angegebenen diagnostischen Vorgehen bereits früh initial differenziert werden:

▶ Smouldering MM
▶ Indolentes MM

▶ Plasmazell-Leukämie (PZL)
▶ Nicht-sekretorisches MM
▶ Osteosklerotisches MM
▶ Leichtketten-Amyloidose (AL)

Behandlungsstrategie

Heilungsansätze sind nur bei den seltenen solitären Plasmozytomen und beim MM jüngerer Patienten nach allogener Knochenmarktransplantation erkennbar. Therapieziel muss daher sein, das Leben des Patienten zu verlängern und die Lebensqualität in dieser Zeit zu verbessern.

Die mediane Überlebenszeit eines neu diagnostizierten MM beträgt 30 Monate nach Beginn der Behandlung. Der Verlauf der Erkrankung kann jedoch sehr variabel verlaufen. Patienten mit rasch progredientem MM, die auf die Initialtherapie nicht ansprechen, überleben nur wenige Monate. Andererseits kommen Patienten mit asymptomatischem MM und „smouldering" Verlauf über viele Jahre ohne Chemotherapie aus und überleben bis zu 20 Jahre, mit nur kurzen Therapieperioden. Die moderne Myelomdiagnostik muss daher neben der Diagnosesicherung auch prognostische Informationen für eine Vielfalt von *Therapieentscheidungen* liefern:

▶ Zeitpunkt des Therapiebeginns
▶ Einsatz einer Knochenmark- oder Blutstammzelltransplantation
▶ Wahl des Therapieschemas
▶ Dauer der Primärtherapie
▶ Beurteilung der Remissionsqualität
▶ Kontrolle der Remissionsdauer
▶ Wahl einer „second line" Chemotherapie in der Relaps-Phase
▶ Einsatz von Thalidomid
▶ Einsatz supportiver Maßnahmen
▶ Abklärung und Behandlung von Komplikationen.

Überlegungen bezüglich einer *Hochdosis-Chemotherapie mit nachfolgender Knochenmarktransplantation oder Stammzelltransfusion* sollten früh erfolgen. Patienten, die für eine Transplantation in Frage kommen, dürfen nicht mit alkylierenden Substanzen (z. B. Melphalan) vorbehandelt werden, da diese Substanzen die Stammzell-Reserve

Die modernen Therapiestrategien verlangen detaillierte Informationen über den Tumor und den Zustand des Knochen/Knochenmark-Systems.

Prävention der Skelett-
destruktion: Argument für
den frühen Einsatz von
Bisphosphonaten.

deutlich einschränken. Bevorzugt werden zur Initialtherapie das VAD- oder das VCAP-Schema eingesetzt.

Bezüglich der Wahl des *Therapiebeginns* ist von besonderer Bedeutung, dass das MM nicht nur bei 95 % der Patienten im Stadium I, sondern auch bei 40 % der Patienten im Stadium II keine wesentliche Progredienz zeigt und weitgehend asymptomatisch verläuft. Bei dieser großen Patientengruppe bedeutet eine Zurückstellung der Chemotherapie bis zum Nachweis einer Progression keinen negativen Einfluss auf Verlauf und Überlebensrate.

Bei Nachweis von *Progressionszeichen* eines asymptomatischen Patienten sollte ein baldiger Therapiebeginn diskutiert werden, um bevorstehende Komplikationen (z. B. Osteolysen und Frakturen) zu vermeiden.

Bisphosphonate

Obwohl die Chemotherapie die Tumormasse deutlich reduzieren kann, so hat sie doch wenig Einfluss auf die Ausheilung der Knochenläsionen und das Fortschreiten des Knochenschwundes. Der orale Einsatz von Bisphosphonaten der ersten Generation wie z. B. Etidronat oder Clodronat zeigte nur geringe Wirkung. Dagegen haben sich intravenös applizierte Bisphosphonate wie Clodronat oder Pamidronat in Placebo-kontrollierten Doppelblindstudien bei der Behandlung von „skeletal-related events" als effektiv erwiesen. In Abbildung 8.5 ist die Wirkung von Ibandronat auf den osteoklastischen Knochenabbau und die Myelomzellen eindrucksvoll dargestellt. Aus den bisherigen Studien und klinischen Erfahrungen mit Bisphosphonaten leiten sich folgende *Indikationen* beim MM ab:

Beachte die breite
Indikationsliste der
Bisphosphonate beim
multiplen Myelom.

▶ Hyperkalzämie
▶ Knochenschmerz
▶ Osteoporose
▶ Osteolysen
▶ Nach Strahlentherapie von Osteolysen

Folgende *Bisphosphonat-Protokolle* zur Behandlung von „skeletal related events" (SREs) des MM werden in unserer Ambulanz eingesetzt:

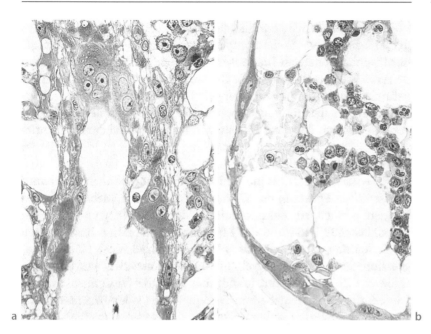

a   b

Abb. 8.5. Einfluss der Bisphosphonate auf Knochendestruktion und Myelomwachstum: a Massive osteoklastische Knochendestruktion, mit polymorphen,
nukleolenhaltigen Myelomzellen in der Nachbarschaft, b Derselbe Patient nach
Infusionen von Ibandronat. Nachweis einer deutlich reduzierten Knochenresorption mit flachen, inaktiven Osteoklasten, fehlenden Resorptionslakunen und weitgehend unauffälligen Plasmazellen in der Nachbarschaft

Pamidronat (Aredia®)	60–120 mg i. v. alle 3–4 Wochen
Clodronat (Ostac®, Bonefos®)	600–900 mg i. v. alle 3–4 Wochen
Zoledronat (Zometa®)	4 mg i. v. alle 3–4 Wochen
Ibandronat (Bondronat®)	6 mg i. v. alle 3–4 Wochen
	50 mg oral tgl.

Die angegebenen Dosierungen sind praktische Richtlinien und dürfen
nicht als exakte Äquivalenzdosen der verschiedenen Bisphosphonaten
untereinander interpretiert werden. Eine Vergleichstudie der ange-
führten Bisphosphonate liegt bisher nur zwischen Pamidronat und
Zoledronat vor. Eine Infusion von 4 mg Zoledronat erwies sich in der
Verhütung von SRE vergleichbar effektiv wie 90 mg Pamidronat. Eine
Vergleichsstudie Ibandronat-Zoledronat hinsichtlich Nephrotoxizität
und Häufigkeit von SREs bei Myelompatienten Stadium II und III ist
geplant.

Beim multiplen Myelom ist
eine Nierenschädigung fast
die Regel. „Nierenschonende"
Bisphosphonate mit langer
Plasma-Halbwertszeit sind
daher vorzuziehen!

Der zukünftige Schwerpunkt der Bisphosphonate beim MM wird in der *Prävention* der Skelettkomplikationen liegen. Der frühe Einsatz der Bisphosphonate ab Diagnosestellung ermöglicht eine weitgehende Vermeidung oder zumindest ein deutlich verzögertes Auftreten der gefürchteten Spätkomplikationen wie Osteolysen, Osteoporose, Frakturen, Hyperkalzämie und Knochenschmerz. Im Rahmen einer Prävention ist auch der orale Einsatz von Bisphosphonaten zu diskutieren. Es bietet sich eine orale Behandlung mit 1040 mg Clodronat oder 50 mg Bondronat täglich an.

Wir wissen heute, dass die Aminobisphosphonate auch einen *antiproliferativen Effekt auf das Tumorwachstum* haben. Mehrere Studien belegen den engen Zusammenhang des Mikroenvironments, der Osteoklastenaktivität und der Myelomzellproliferation und betonen die Bedeutung der „Melom-Osteoklast-Myelom-Schleife" für die Progression des Multiplen Myeloms. Bei Myelomzellen wurden unter Gabe von Zoledronat und Ibandronat folgende Wirkungen nachgewiesen, die durch Zugabe von Dexamethason oder Paclitaxel noch wesentlich verstärkt werden konnten:

Bisphosphonate hemmen das Myelomwachstum – direkt und indirekt!

▶ Steigerung der Apoptose der Myelomzellen
▶ Reduzierung der IL-6-Stimulierung durch Osteoklasten und Stromazellen des Knochenmarks
▶ Anti-angiogenetische Wirkung über Beeinflussung des Gefäß- und Stroma-Systems des Knochenmarks (ähnliche Veränderungen wie bei Gabe von Thalidomid)
▶ Zytotoxische Wirkung auf Myelomzellen durch Aktivierung von T-Lymphozyten.
▶ Hemmung der IL-1-stimulierten Produktion der Matrix-Metalloproteinase-1

Innerhalb eines Jahres alleiniger Bisphosphonattherapie konnten wir folgende *antiproliferative Wirkung* feststellen:

▶ Reduktion des M-Proteins bis zu 20 %
▶ Reduktion der Myelom-Zellmasse bis zu 20 %
▶ Wechsel auf ein prognostisch günstigeres Wachstumsmusters (Abb. 8.6)
▶ Reduktion der Tumorproliferations-Rate (Ki67 und PCLI)
▶ Verlängerung der Überlebenszeit wahrscheinlich, aber nur in einer prospektiven Studie belegbar.

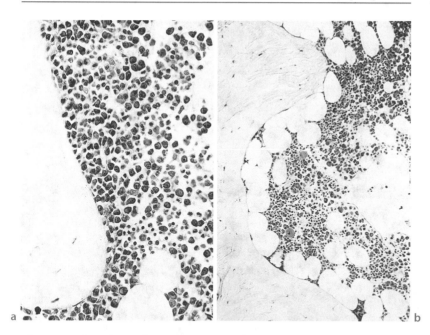

Abb. 8.6. Einfluss der Bisphosphonate auf das Wachstumsmuster des MM: **a** Breiter endostaler Saum unreifer Myelomzellen, **b** Derselbe Patient nach Infusionen von Ibandronat. Übergang in das prognostisch günstigere interstitielle Muster mit reiferen Myelomzellen. Beachte das Auftreten von Fettzellen auf der Knochenoberfläche

Berücksichtigt man den präventiven Ansatz und die antiproliferative Wirkung, so muss gefolgert werden, dass alle Myelompatienten ab Diagnosestellung von einer konsequenten, progressions-adaptierten Therapie mit Bisphosphonaten profitieren (Abb. 8.7). Ob der Einsatz von Bisphosphonaten bei Patienten mit „monoklonaler Gammopathie unklarer Signifikanz" (MGUS) den Übergang in ein multiples Myelom verzögern oder gar vermeiden kann, ist Ziel künftiger Studien. Abb. 8.8 zeigt neue Möglichkeiten von Therapieansätzen beim MM. Vielversprechend für die Behandlung von osteolytischen Läsionen erwies sich inzwischen in kleineren Studien auch die subkutane Applikation von AMG 162, einem monoklonalen Antikörper gegen RANKL.

Alle Myelompatienten profitieren von einem frühen Einsatz der Bisphosphonate – ab Diagnosestellung!

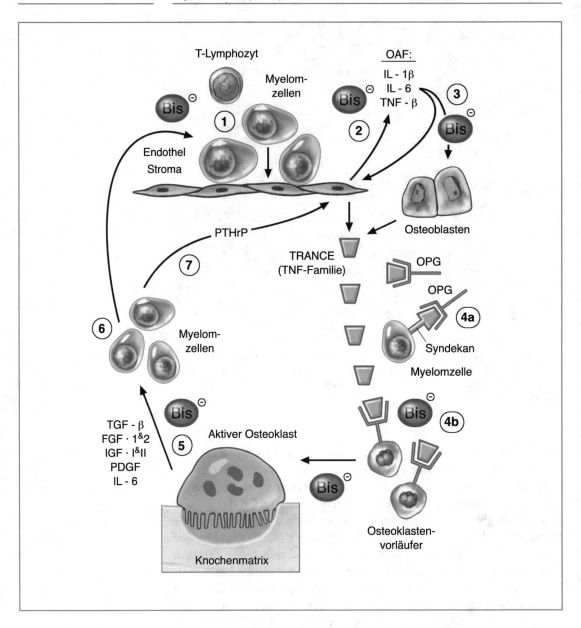

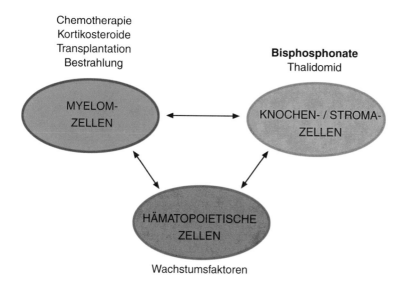

Chemotherapie
Kortikosteroide
Transplantation
Bestrahlung

Bisphosphonate
Thalidomid

MYELOM-
ZELLEN

KNOCHEN- / STROMA-
ZELLEN

HÄMATOPOIETISCHE
ZELLEN

Wachstumsfaktoren

Wiederentdeckung der Bedeutung von Knochen/Stromazellen beim Tumorwachstum! Argumente für den frühen Einsatz von Bisphosphonaten.

Abb. 8.8. Interaktionen zwischen Myelom, Stroma, Knochen und Hämatopoiese. Neue Ansatzpunkte der Behandlung des MM

◄ **Abb. 8.7.** Mechanismen der Knochendestruktion beim multiplen Myelom: *1* Myelomzellen orientieren sich zum Stroma, *2* Stromazellen sezernieren OAFs, *3* OAFs induzieren Stroma und Osteoblasten, TRANCE (Mitglied der TNF-Familie, „osteoclast differentiating inducing factor", Osteoprotegerin-Ligand) zu sezernieren, *4a* TRANCE wird durch Osteoprotegerin (OPG) blockiert. Syndekan der Myelomzellen blockieren OPG und reduzieren auf diese Weise die OPG-Konzentration, *4b* Der Überschuss von TRANCE stimuliert Osteoklastenvorläufer, *5* Die gesteigerte Osteoklastenaktivität bewirkt eine erhöhte Zytokinfreisetzung aus der Knochenmatrix, *6* Diese Zytokine stimulieren das Wachstum der Myelomzellen, *7* Die gleichen Zytokine verursachen auch die Freisetzung von PTHrP aus den Myelomzellen, das wiederum Stromazellen zur Sekretion von TRANCE induziert. (Nach Tricot 2000). *BIS* Bisphosphonat

Die Knochenmetastasierung ist ein fundamentales Problem der klinischen Onkologie: mit dem Nachweis eines Skelettbefalls ist die Tumorkrankheit systemisch und damit operativ nicht mehr heilbar. Skelettmetastasen können lange asymptomatisch bleiben, verursachen mit ihrer weiteren Ausbreitung aber eine erhebliche Einschränkung der Lebensqualität in Form von Immobilität, Knochenschmerz, Frakturen, Querschnittsymptomatik, Hyperkalzämie und Knochenmarkinsuffizienz. Angst, Depression und Hoffnungslosigkeit des Patienten beeinträchtigen die Lebensqualität zusätzlich.

Da eine Streuung von Tumorzellen bereits vor Diagnosestellung des Primärtumors stattfindet, ist die Prävention von Tumormetastasen so schwierig. Verlaufsstudien haben gezeigt, dass 10 % der Patienten mit Mammakarzinom über einen Zeitraum von mehr als 10 Jahren „schlafende Metastasen" beherbergen.

> Mit dem Nachweis einer Knochenmetastasierung ist eine Tumorkrankheit systemisch und damit inoperabel.

Häufigkeit

Das Funktionssystem Knochen/Knochenmark ist nach den klassischen Filterorganen Lunge und Leber das dritthäufigste Zielorgan hämatogener Metastasierung. Die Häufigkeitsangaben von Knochenmetastasen in Autopsiestudien differieren stark (25–85 %), abhängig von der Methodik und Gründlichkeit der Untersucher. Bei Tumoren der Mamma, Prostata und Lunge lassen sich bei autopsierten Tumorpatienten in 70–85 % Skelettmetastasen nachweisen, von denen weniger als die Hälfte schon klinisch bekannt waren (Tabelle 9.1). Man kann davon ausgehen, dass bis zu 90 % der Patienten, die an einem Tumorleiden sterben, Knochenmetastasen haben. Karzinome der Mamma, Prostata, Lunge, Niere und Schilddrüse zeigen eine beson-

> Das Knochen/Knochenmark-System bietet ideale topographische Voraussetzungen für das „Angehen" von Metastasen.

Tabelle 9.1. Häufigkeit der Knochenmetastasen im Autopsiegut

Primärtumor	Häufigkeit [%]	Streubreite [%]
Mamma	73	47–85
Prostata	68	33–85
Bronchus	45	33–60
Schilddrüse	42	28–60
Niere	35	33–40
Magen/Darm	8	5–13

dere Affinität zum Skelett („Osteotropismus") und verursachen mehr als 80 % aller Knochenmetastasen.

Regionale Verteilung

Knochenmetastasen finden sich bevorzugt in den Regionen des blutbildenden, roten Knochenmarks. Für diese Anfälligkeit ist die hohe Durchblutungsrate und ein besonderes *Gefäßsystem* (Abb. 9.1) mit extrem dünnen Wänden, teils fehlender Basalmembran und langsamer Blutströmung („Blut-Knochenmark-Schranke") verantwortlich: ein idealer Boden für Tumorzellen zur Absiedelung („seed and soil" Hypothese).

Der Venenplexus der Wirbelsäule und das Sinus-System des Knochenmarkes bieten den Tumorzellen den idealen Boden für jahrelanges „Überwintern" – bis sich Chancen für weiteres Wachstum ergeben.

Mit entscheidend für die charakteristische Metastasierung im Stammskelett ist der direkte retrograde Weg über den *Venenplexus der Wirbelsäule* (Batson). Bereits 1827 hat G. Breschet diesen weitverzweigten, klappenlosen Venenplexus, der mit epiduralen, thorakalen und abdominellen Venen anastomosiert, detailliert aufgezeichnet (Abb. 9.2). In der Tat finden wir in der Beckenkammbiopsie von Patienten mit Mamma- oder Prostatakarzinom häufig einen Befall eben dieser endostalen Sinusgefäße, die die venöse Endstrombahn im Knochenmark bilden.

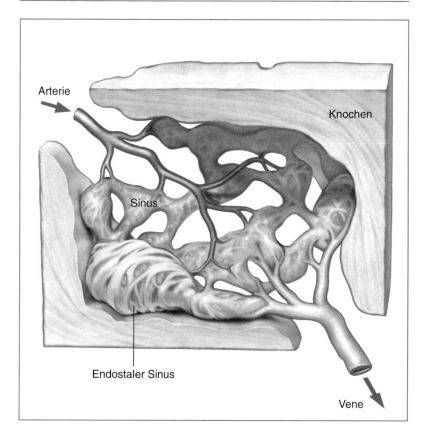

Arterie

Knochen

Sinus

Endostaler Sinus

Vene

Abb. 9.1. Gefäßsystem im Knochenmark

Die endostalen Sinus sind durchlässig, liegen der Knochenoberfläche auf und liefern den Tumorzellen den Zugang zur Knochenoberfläche.

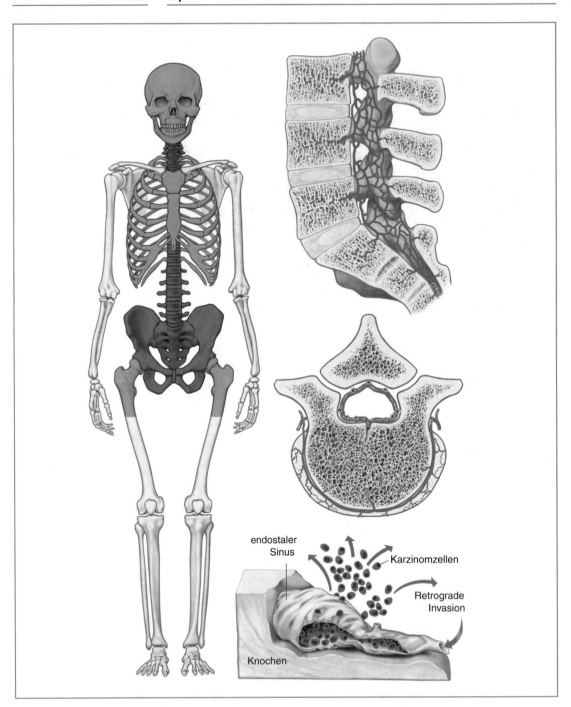

endostaler
Sinus

Karzinomzellen

Retrograde
Invasion

Knochen

Abb. 9.2. Retrograde Ausbreitung der Knochenmetastasen über den Venenplexus der Wirbelsäule (Batson), daher besonders häufiger Befall des Stammskelettes (*rot*). Tumorinvasion der Knochenmarkräume über die endostalen Sinus, Endstrecke des venösen Gefäßsystems

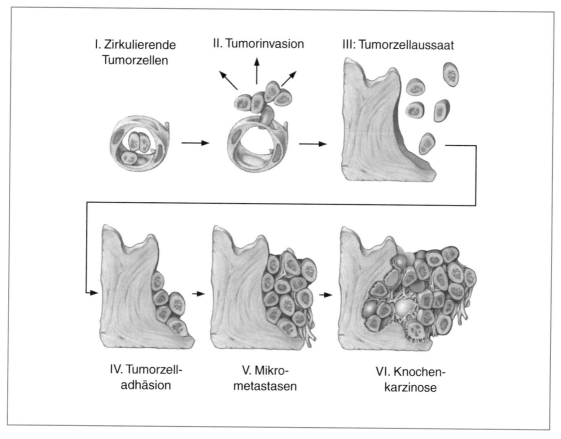

Abb. 9.3. Sechs Stadien (Kaskaden) der Knochenmetastasierung

Entstehung

Tumorzellen zirkulieren bereits im frühen Stadium des Primärtumors. Folgende Stadien der Metastasenentstehung können unterschieden werden (Abb. 9.3):

Die Geburt einer Metastase – das Ende eines langen kaskadenartigen Prozesses!

▶ Zirkulierende Tumorzellen siedeln sich in Nischen des Sinussystems ab. Sie sterben dort ab oder ruhen unerkannt in kleinen Kolonien, um nach Jahren wieder aktiv zu werden.
▶ Aktivierte Tumorzellen durchbrechen die dünne Gefäßwand und das angrenzende Bindegewebe mit Proteinasen, haben Immunatta-

Knochenmetastasen
entstehen mit Vorliebe auf
der Knochenoberfläche.

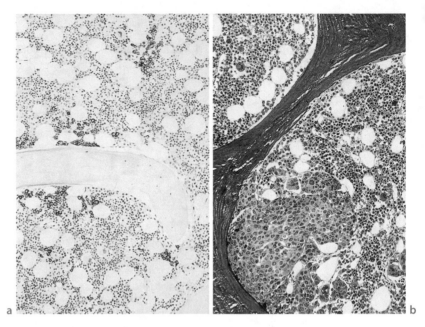

a b

Abb. 9.4. Frühe Stadien der Knochenmarkmetastasierung: a Aussaat von Tumor-
zellen im Knochenmark und beginnende Adhäsion einzelner Tumorzellen auf der
Knochenoberfläche. b Geburt einer Mikrometastase mit Stromainduktion auf der
Knochenoberfläche

cken abzuwehren und werden schließlich mittels „Ankerproteine"
im Interstitium oder bevorzugt auf der Knochenoberfläche sess-
haft (Abb. 9.4 a).

▶ Sesshafte Tumorzellen induzieren mittels Zytokine die Produktion
von Gefäßen und Stroma. Eine Mikrometastase ist entstanden
(Abb. 9.4 b). Bereits ab einer Größe von 3 mm kann sie mittels MRT
nachgewiesen werden.

▶ Die Mikrometastase expandiert im Knochenmark, verursacht mittels Zytokine typische lytisch/sklerotische Knochenläsionen und
wird jetzt erst szintigraphisch und radiologisch manifest.

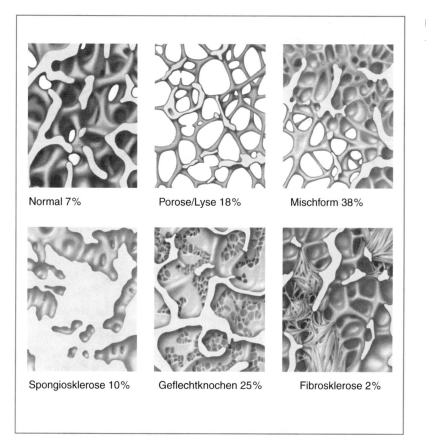

Normal 7%   Porose/Lyse 18%   Mischform 38%

Spongiosklerose 10%   Geflechtknochen 25%   Fibrosklerose 2%

Abb. 9.5. Histologische Formen der Knochenreaktion im Metastasenbereich

Knochenreaktionen

Bei fortschreitender Metastasierung kommt es in 93% der Fälle zur Knochenreaktion mit gesteigertem Knochenumbau: wir sprechen jetzt von einer „Knochenmetastase". In der Regel beobachten wir osteoklastischen Knochenabbau neben gleichzeitigem osteoblastischem Knochenanbau („coupling"). Während das Mammakarzinom einen Mischtyp zeigt, ist das Prostatakarzinom durch osteosklerotische Reaktionen geprägt. In der Knochenbiopsie sind fünf *histologische Muster* der Knochenreaktion zu unterscheiden (Abb. 9.5). Ihre Häufigkeit hängt vom Primärtumor ab (Tabelle 9.2).

Tabelle 9.2. Knochenreaktionen bei verschiedenen Primärtumoren

	Mamma	Prostata	Bronchus
Normal	5	0	28
Porose/Lyse	20	7	18
Mischform	41	38	27
Spongiosklerose	22	0	26
Geflechtknochen	12	55	0

In % der Fälle mit Knochenkarzinose.

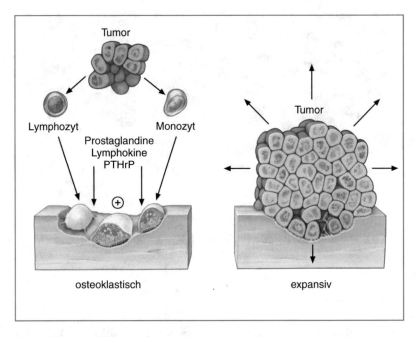

Abb. 9.6. Mechanismen der Tumorosteolyse

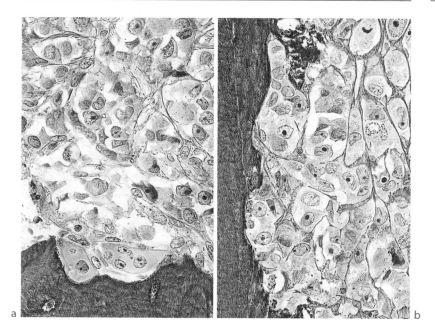

Abb. 9.7 a, b. Mechanismen der Knochendestruktion im Metastasenbereich: a Osteoklastisch, mit Nachweis von aktiven Osteoklasten in Resorptionslakune, umgeben von Tumorzellen, b Expansives Wachstum aggressiver Tumorzellen mit direkter enzymatischer Auflösung des Knochens

Bei der Entstehung einer Tumorosteolyse unterscheiden wir zwei Mechanismen (Abb. 9.6):

▶ Weitaus am häufigsten läuft der Knochenabbau über *Osteoklasten* ab, aktiviert durch „osteoklastenstimulierende" Zytokine der benachbarten Tumorzellen (Abb. 9.7 a). Sind die Tumorzellen diffus im Knochenmark verteilt, so resultiert das Bild einer schweren Osteoporose.
▶ Selten und ausschließlich bei aggressiven Tumormetastasen finden wir einen direkten, expansiven Abbau des Knochens durch die Tumorzelle selbst mittels lytischer Enzyme (Abb. 9.7 b).

Osteolysen entstehen in der Regel über die Aktivierung von Osteoklasten. Tumorzellen können aber auch direkt den Knochen zerstören.

Bisphosphonate

Bisphosphonate greifen an zahlreichen Stellen hemmend in die Entstehung von Knochenmetastasen ein.

Invasion, Adhäsion, Stromainduktion, Wachstum und Skelettdestruktion sind die wesentlichen Schritte in der Metastasen-Entstehung. Alle diese kaskadenartig ablaufenden Schritte können mit Bisphosphonaten gehemmt werden (Abb. 9.8):

▶ *Blockierung von Adhäsionsmolekülen*: Die Inkubation menschlicher Mamma- und Prostatakarzinom-Zellen mit modernen Bisphosphonaten hemmen die Bindung an mineralisierte und nicht-mineralisierte Matrices und behindern die Invasion durch Gefäßwände und extrazelluläre Matrix. Diese Effekte wurden bereits bei niedrigen Dosen mit Ibandronat und Zoledronat beobachtet und können durch Zusatz von Taxoiden noch verstärkt werden. Die Hemmung der Tumorzell-Adhäsion wird wahrscheinlich durch Modulation von Adhäsionsmolekülen wie z. B. Cadherin, Laminin und Integrine verursacht.

▶ *Hemmung der Proteinasen*: Bisphosphonate hemmen auch die Sekretion und Aktivierung zahlreicher Matrix-Metalloproteinasen (MMP-2, MMP-9, MMP-12) und anderer Proteinasen, die die Tumorzellmotilität und Durchlässigkeit der Basalmembran beeinflussen. Die Zugabe von Zink (50 µM) hebt diese Hemmung der Metalloproteinasen wieder auf.

▶ Hemmung von Wachstumsfaktoren: Der Knochen ist reich an Wachstumsfaktoren (TGF-beta, BMPs, FGFs, PDGFs, IGFs), die während der osteoklastischen Knochenresorption freigesetzt werden und die Proliferation von Tumorzellen stimulieren. Tumorzellen produzieren ferner PTHrP, das wiederum die Osteoklasten stimuliert und damit den Kreislauf der Metastasenstimulierung schließt. Vor allem das Zusammenspiel von PTHrP und TGF-beta kann durch Bisphosphonate unterbrochen werden.

▶ *Hemmung der Prostaglandine*: Zusätzlich hemmen Bisphosphonate die Sekretion von Prostaglandinen und Zytokinen durch Osteoblasten, Stromazellen des Knochenmarks, Monozyten und Makrophagen.

▶ *Hemmung der Angioneogenese*: Die Induktion von Gefäßen ist für Entstehung und Überleben einer Mikrometastase entscheidend. Ibandronat und Zoledronat hemmen in vitro die Proliferation menschlicher Endothelzellen aus der Umbilikalvene (Anti-angiogenetischer Effekt). Eine Hemmung der Gefäßsprossung innerhalb

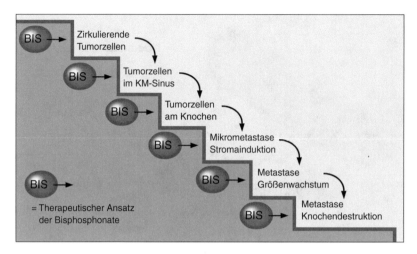

Abb. 9.8. Kaskadenartig ablaufende Entwicklung von Knochenmetastasen und hemmende Einflussnahme mit Bisphosphonaten (*BIS*)

einer Metastase durch Bisphosphonate ist daher sehr wahrscheinlich. Sie zeigt Ähnlichkeiten mit der Wirkung von Thalidomid.

▶ *Antiproliferativer Effekt*: Bisphosphonate induzieren über die Aktivierung von Caspasen (Caspase-3 und Caspase-3-like Proteasen) eine *Apoptose* von Osteoklasten und Tumorzellen. Mehrere Ergebnisse unterstützen die Hypothese, wonach stickstoffhaltige Bisphosphonate die Expression von *bcl-2*, einem wichtigen antiapoptotisch wirksamen regulatorischen protein, modelieren und über eine Freisetzung des mitochondrialen Cytochrom c und Aktivierung von Caspase 3 eine Apoptose induzieren. Diese Reaktionsschritte gingen mit einer Hemmung der Membranlokalisierung von Ras einher, für die eine Proteinprenylierung erforderlich ist. Eine Hemmung der Ras-Aktivierung durch stickstoffhaltige Bisphosphonate führt zu einer Unterbrechung der intrazellulären Signalweiterleitung und damit zu einer Apoptose von Tumorzellen.

Der hemmende Einfluss der Bisphosphonate auf Knochenmetastasen ist inzwischen unbestritten. Ob Bisphosphonate auch Primärtumore und viszerale Metastasen hemmen und damit Morbidität und Überleben verbessern können, wird in großen klinischen Studien geprüft. Abb. 9.9 fasst alle Wirkungsmechanismen der Bisphosphonate beim Prozess der Knochenmetastasierung schematisch zusammen. Nach

Bisphosphonate leiten die Apoptose von Osteoklasten, aber bei entsprechender Dosierung auch die Apoptose von Tumorzellen ein.

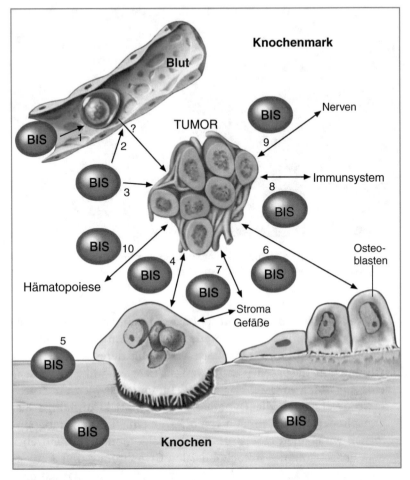

Abb. 9.9. Zehn Wirkungsmechanismen der Bisphosphonate bei Knochenmetastasen. *BIS* Bisphosphonate

den derzeit vorliegenden Daten gibt es keine fundamentalen Unterschiede im qualitativen Effekt verschiedener Bisphosphonate auf die tumorinduzierte Osteopathie. Es gibt aber bedeutende *quantitative Wirkunterschiede*, die z. B. bei der Therapie der tumorinduzierten Hyperkalzämie bis zum Faktor 1000 ansteigen können. Das Auftreten einer Therapieresistenz unter Bisphosphonatgabe kann oft durch das Umsteigen auf eine potentere Substanz gelöst werden. Die derzeit potentesten Bisphosphonate in der Onkologie sind Ibandronat und Zoledronat.

Ossär metastasiertes Mammakarzinom

Häufigkeit

Das Mammakarzinom ist der häufigste Tumor der Frau und befällt jede zehnte Frau, bei einer Letalität von 30 % und einer ossären Metastasierung im fortgeschrittenen Stadium von 75 %. Die durchschnittliche Überlebenszeit nach Auftreten von ossären Metastasen beträgt etwa 2–3 Jahre. Bei Auftreten viszeraler Metastasen ist die Prognose dagegen wesentlich schlechter und beträgt nur wenige Monate. Es wird geschätzt, dass jährlich etwa 22 000 Patientinnen mit metastasiertem Mammakarzinom in Deutschland wegen Knochenmetastasen behandelt werden müssen.

Die Wirkung von Bisphosphonaten auf Metastasen wurde beim Mammakarzinom am besten untersucht.

Zirkulierende Tumorzellen

Zytologische Untersuchungen des Blutes und des Knochenmarkes haben gezeigt, dass bei etwa jeder zweiten Frau mit Mammakarzinom bereits vor der Primäroperation eine Streuung der Tumorzellen stattgefunden hat. Mit diesem Tumorzellnachweis liegt eine primär systemische Erkrankung mit Potenz zur Metastasenentwicklung vor. Immunhistologische Untersuchungen an Beckenkammbiopsien belegen einen noch höhere Häufigkeit des Knochenmarkbefalls durch Tumorzellen bzw. Tumorzellemboli, sodass man annehmen kann, dass zumindest jedes aggressive Mammakarzinom (histologisches Grading G3 und G4) zum Zeitpunkt der Diagnosestellung bereits gestreut hat.

Komplikationen

Komplikationen treten durch die tumor- und chemotherapiebedingte Zerstörung des Knochengerüstes und die Verdrängung der Blutbildung im Knochenmark auf:

Knochenschmerz	60–80 %
Osteoporose	40–50 %
Pathologische Frakturen	10–30 %
Hyperkalzämie	10–30 %
Verdrängungsmyelopathie	20 %
Rückenmarkkompression	10 %

Behandlungsstrategie

Bisphosphonate sind ein wesentlicher Bestandteil in der Behandlungsstrategie des Mammakarzinoms.

Folgende Behandlungsziele sind ab initialer Diagnostellung eines Mammakarzinoms anzustreben:

▶ *Verhinderung der Entstehung von Metastasen* aus den systemisch verstreuten Tumorzellen (adjuvante Strategie),
▶ *Behandlung der Mikrometastasen und Prävention der Skelettdestruktion* bei nachgewiesenen Knochenmarkmetastasen (z. B. in der MRT oder der Knochenbiopsie) (supportive Strategie).
▶ *Prävention und Therapie der Osteoporose.* Der Knochenschwund kann altersbedingt, krankheitsbedingt oder therapieinduziert sein (siehe eigenes Kapitel) und pathologische Frakturen verursachen.
▶ *Behandlung aufgetretener Skelettkomplikationen*, in Verbindung mit Strahlentherapie oder operativer Versorgung (palliative Strategie). Die Rekalzifierung bestrahlter Osteolysen kann durch den Einsatz von Bisphosphonaten beschleunigt werden.

Folgende *Therapieoptionen* stehen zur Verfügung:

▶ Strahlentherapie (lokale Osteolyse)
▶ Operative Versorgung (frakturgefährdete Knochen)
▶ Hormontherapie (z. B. Tamoxifen oder Aromatasehemmer)
▶ Chemotherapie (z. B. Anthrazykline)
▶ Knochenmarktransplantation (in Studien)
▶ Antikörper gegen HER2
▶ Bisphosphonate (adjuvanter und palliativer Ansatz)

Tabelle 9.3. Vergleich von 3 Studien bei adjuvanter Clodronattherapie (1600 mg/Tag oral) bei Patientinnen mit primärem Mammakarzinom

Studie	Anzahl der Patienten (n)	Patientenauswahl-kriterien	Placebo
Diel et al.	302	TZN positiv	Nein
Powles et al.	1079	Keine	Ja
Saarto et al.	299	Nodal positiv	Nein

TZN Tumorzell-Nachweis im Knochenmark.

Bisphosphonate

Bisphosphonate zur Metastasenprophylaxe

Klinische Studien mit Clodronat zeigen, dass die Zahl der Skelettmetastasen über einen Behandlungszeitraum von 3 Jahren um ungefähr 50 % abnimmt (Tabelle 9.3). Auch die Überlebenszeit nimmt beim langdauernden Einsatz von Clodronat oder Ibandronat signifikant zu. Bezüglich der Reduktion viszeraler Metastasen sind die Studien widersprüchlich. Vom adjuvanten Einsatz der Bisphosphonate profitieren verständlicherweise besonders Frauen mit Nachweis zirkulierender Tumorzellen und/oder Frauen mit erhöhten Werten des Bone Sialoproteins (BSP). BSP wird in Osteoklasten und in Tumorzellen produziert und spielt eine wichtige Rolle bei der Zell-Matrixinteraktion im Knochen (Adhäsion von Osteoklasten an Kollagen Typ I).

Mikrometastasen, also wachsende Tumorzellgruppen mit eigenem Stroma, können heute frühzeitig mittels Knochenmarkbiopsie, MRT und Tumormarker nachgewiesen werden. Die Biospien sollten im Rahmen der Behandlungsstrategie auf Rezeptoren für Östrogen, Progesteron und HER2 (human epidermal growth factor receptor 2) untersucht werden. HER2 dient als Rezeptor für Wachstumshormone, welche die Rate des Zellwachstums und der Zelldifferenzierung beeinflussen. Zu diesem Zeitpunkt besteht noch keine szintigraphisch oder radiologisch nachweisbare Knochenreaktion. Neben der bisherigen Therapie mit Hormonen oder Chemotherapie stehen für die Behandlung von Mikrometastasen zwei neue Therapieoptionen zur Verfügung:

Die Metastasenprophylaxe mit Bisphosphonaten wird zunehmend wichtiger – vor allem anbetracht der minimalen Nebenwirkungen.

Dauer (Jahre)	Zentren	Effekt auf Knochenmetastasen	Viszerale Metastasen	Gesamtüberleben
2	mono	Positiv	Positiv	Positiv
2	multi	Positiv	Unverändert	Unverändert
2	mono	Negativ	–	–

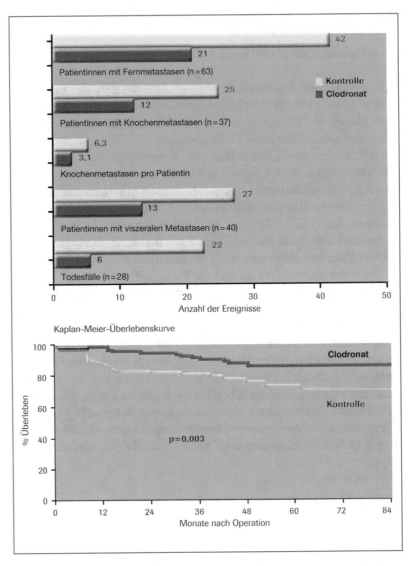

Abb. 9.10. Frühzeitiger Einsatz von Bisphosphonaten bei Patientinnen mit Mammakarzinom: Diel et al. führten eine randomisierte, kontrollierte Studie an 302 Patientinnen mit Mammakarzinom ohne Fernmetastasen, aber mit Tumorzellen im Knochenmark durch. Eine Gruppe der Patientinnen nahm über 2 Jahre oral täglich 1600 mg Clodronat (Ostac®). Zusätzlich erhielten alle im Anschluss an die Primäroperation eine entsprechende Hormon- und Chemotherapie. Nach 36 Monaten zeigten sich folgende Ergebnisse unter Clodronat: Reduktion des Auftretens von Fernmetastasen um 50 %, von Knochenmetastasen um ca. 50 % und von viszeralen Metastasen um ca. 50 %. Reduktion der Todesfälle innerhalb von 3 Jahren auf ca. 70 %

▶ *Gegen HER2 gerichtete spezifische Antikörper (Trastuzumap, Herceptin®)*: Die Überexpression des HER2-Proteins kann auch in den Mikrometastasen des Knochenmarks nachgewiesen werden. Dieser Nachweis ist heute in dreierlei Hinsicht von Bedeutung: für die Prognose, als Vorhersage des Ansprechens auf Anthrazykline, Taxane und Tamoxifen, und als Indikation für die Trastuzumab-Therapie.

▶ *Bisphosphonate*: Dabei wird sowohl der antiproliferative als auch der osteoprotektive Effekt genutzt (Abb. 9.10). Mit dem frühen Einsatz von Bisphosphonaten werden die Osteoklasten gehemmt, die für die Freisetzung zahlreicher Wachstumsfaktoren aus der resorbierten Knochenmatrix und für die Eigenproduktion von verschiedenen wachstumsfördernden Zytokinen verantwortlich sind. Ein weiteres Ausbreiten der Mikrometastasen im Knochenmark kann durch die Inhibition der Metalloproteinasen und der Knochenadhäsion durch Tumorzellen gehemmt werden. Metalloproteinasen werden von Tumorzellen produziert und sind wichtig für die Ausbreitung im Bindegewebe.

Ein *adjuvanter Bisphosphonat-Einsatz* zur Verhinderung von Metastasen ab Zeitpunkt der Diagnose des Primärtumors wird zwar diskutiert, wegen Mangels klarer und einheitlicher Studienergebnisse ist er aber derzeit noch nicht generell zu empfehlen. Bisher liegen nur zwei positive Studien vor, die mit oral appliziertem Clodronat durchgeführt wurden. Beunruhigend war dagegen die Beobachtung, dass die Patientinnen der Clodronatgruppe in der finnischen Studie eine signifikant höhere Inzidenz extraskelettaler Metastasen (43 % vs. 25 % in der Kontrollgruppe) aufwiesen. Es ist nicht bekannt, ob diese überraschenden Ergebnisse ein Ungleichgewicht in prognostischen Faktoren wie dem Steroidhormonrezeptorstatus zwischen den Behandlungsgruppen oder einfach die Heterogenität von Ergebnissen, die in relativ kleinen adjuvanten Studien zu erwarten ist, widerspiegeln.

> Der adjuvante Einsatz von Bisphosphonaten ist logisch, aber immer noch nicht Standard! Warum eigentlich?

Für das *Design künftiger Bisphosphonat-Studien zur Prävention von Knochenmetastasen* sind daher folgende Punkte von Bedeutung:

▶ Langfristige Nachbeobachtung der skelettalen und extraskelettalen Metastasen (mindestens 3 Jahre)
▶ Einschluss von Patienten mit hohem Risiko für das Auftreten von Knochenmetastasen (positiver Lymphknotenstatus oder immunzytologischer/histologischer Nachweis von Tumorzellen im Knochenmark)

▶ Sorgfältige Definition der Studienendpunkte (Bestimmung des erkrankungsfreien Überlebens mit dem Parameter knochenmetastasenfreies Überleben als sekundäres Zielkriterium)

▶ Abklärung, ob die orale tägliche oder intravenöse monatliche Gabe von Bisphosphonaten im adjuvanten Bereich vorzuziehen ist. Für die Klärung dieser Fragestellung eignet sich vor allem Ibandronat, das oral wie intravenös bereits zugelassen ist und eine sehr gute Verträglichkeit bei beiden Applikationsformen aufweist.

▶ Fortsetzen der Bisphosphonatgabe, so lange wie der Patient das Präparat verträgt (evtl. lebenslang, mindestens aber 5 Jahre).

Es ist Zeit, den adjuvanten Stellenwert der Bisphosphonate in klinischen Studien weiter zu belegen!

In der gerade laufenden *GAIN-Studie* („German Adjuvant Intergroup Node-positive Study"), ein multizentrische Phase III Studie, wird eine der beiden adjuvanten Chemotherapien ETC und EC-TX jeweils in Kombination mit Ibandronat oder Beobachtung bei Patientinnen mit nodal-positivem frühem Mammakarzinom verglichen. Eines der beiden primären Studienziele ist der Vergleich des krankheitsfreien Überlebens nach 2 Jahren Behandlung mit oder ohne Ibandronat.

In der *ICE-Studie* („Ibandronate – Capecitabine – Elderly women") wird die orale und intravenöse Applikation von Ibandronat hinsichtlich der Prävention der Osteoporose und des Tumorrelapses getestet. Die Dosierung von Ibandronat beträgt 50 mg p.o. täglich oder 6 mg i.v. monatlich über einen Zeitraum von 2 Jahren.

Neuere Inhibitoren der Knochenresorption und des Tumorwachstums werden derzeit präklinisch und klinisch erprobt, die möglicherweise noch potenter als die modernen Bisphosphonate sein könnten:

▶ Osteoprotegerin
▶ RANK-Fc
▶ Antagonisten des Endothelin-A-Rezeptors
▶ PTHrP-Antikörper
▶ Vitamin D Analoge

Für den Einsatz zur Prävention der Skelettmetastasen sind die Bisphosphonate noch nicht zugelassen. Für onkologische Zentren werden derzeit empfohlen:

Clodronat (Ostac®)	1600 mg oral täglich
Pamidronat (Aredia®)	90 mg i.v. monatlich
Ibandronat (Bondronat®)	6 mg i.v. monatlich
Zoledronat (Zometa®)	4 mg i.v. monatlich/vierteljährlich

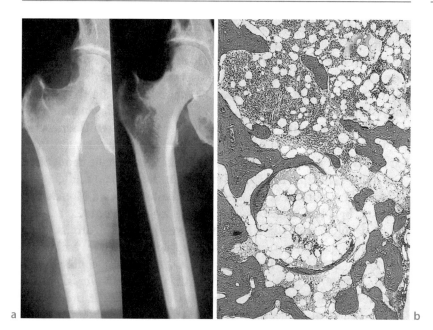

Abb. 9.11 a, b. Knochenmetastasen einer Patientin mit Mammakarzinom: a Sklerosierung multipler Osteolysen im Femur unter Ibandronat, b Randsklerosierung (Ummauerung) einer vorbestehenden Knochenmarkmetastase bei Zustand nach Bisphosphonatgabe und Bestrahlung

Bisphosphonate zur Behandlung der Skelettkomplikationen

Bisphosphonate haben eine hohe antiresorptive Potenz, können also die Entstehung und Ausdehnung von Osteolysen effektiv hemmen. Ihr osteoreparativer Effekt (Rekalzifierung) wird dagegen als gering eingeordnet. Diese Vorstellung muss aber relativiert werden. Ein unerwünschter Knochenabbau nach Bestrahlung kann durch Gabe von Bisphosphonaten verhindert werden. Eine vermehrte Kallusbildung unter Bisphosphonatgabe beschleunigt sogar die Ausheilung eines Knochendefektes (Abb. 9.11 a und b). Die Zugabe von täglich 1000 IE Vitamin D fördert die Mineralisation des neugebildeten Knochen. Die vollständige Ausheilung einer großen Osteolyse mit Bildung einer normalen Knochenarchitektur benötigt aber Jahre. Umso wichtiger ist die frühzeitige Prävention der Osteolysen mit Bisphosphonaten.

Die bisherigen Studien belegen, dass unter Bisphosphonaten das Auftreten neuer Osteolysen, pathologischer Frakturen, von Hyperkal-

SREs müssen heute mit Bisphosphonaten behandelt werden!

zämie und Knochenschmerz abnimmt und eine Einsparung von Bestrahlung und Operationen nachzuweisen ist. Auch ein leichter Überlebensvorteil für prämenopausale Frauen mit ossär metastasiertem Mammakarzinom unter Bisphosphonatgabe wurde errechnet. Die Bestrahlung einer Osteolyse mit gleichzeitiger Gabe von Clodronat soll additive Effekte haben. Das gleichzeitige Vorliegen von viszeralen Metastasen mit der damit verbundenen kürzeren Überlebenswahrscheinlichkeit ist kein Grund, auf Bisphosphonate zu verzichten. Für die Behandlung von Skelettkomplikationen ist eine monatliche intravenöse Therapie mit Bisphosphonaten *Goldstandard*. Effekte auf die skelettale Morbidität ist aber erst frühestens nach 6 Monaten zu erwarten. Bei Mammakarzinompatienten (n = 1130) wurde Zoledronat mit dem früheren Standard Pamidronat verglichen. Zoledronat (4 mg als 15-minütige Infusion) erwies sich ebenso wirksam wie Pamidronat (90 mg als 2-stündige Infusion) und könnte den Ergebnissen eine Multiple-Event-Analyse zufolge sogar überlegen sein. Vor allem die kürzere Infusionszeit von Zolendronat ist ein wichtiger praktischer Vorteil. Auch Ibandronat hat inzwischen die Zulassung beim metastasierten Mammakarzinom und kann auch in einer verkürzten Infusionszeit von 15 Minuten gegeben werden.

Pamidronat (Aredia®)	90 mg i. v. monatlich
Zoledronat (Zometa®)	4 mg i. v. monatlich
Ibandronat (Bondronat®)	6 mg i. v. monatlich
Ibandronat (Bondronat®)	50 mg oral täglich

Ibandronat kann inzwischen intravenös und oral eingesetzt werden.

Inzwischen steht Bondronat® in einer Dosis von 50 mg auch für die *orale Applikation* zur Verfügung und ist indiziert zur Prävention skelettbezogener Ereignisse bei Patienten mit Brustkrebs und Knochenmetastasen. Die vorliegenden Studien zeigten, dass die orale Gabe von 50 mg Ibandronat pro Tag das Risiko für skelettale Ereignisse gleich wirksam vermindert wie 6 mg Ibandronat i. v. einmal monatlich. Im Vergleich zu Clodronat, dem lange Zeit einzig für die Behandlung ossärer Metastasen verfügbaren oralen Bisphosphonat, zeichnet sich Bondronat® durch eine kleine Tablette und einer mit Placebo vergleichbaren Verträglichkeit aus. Bei einer täglichen Gabe von 50 mg oral und einer Bioverfügbarkeit von ca. 0,6 % werden im Blut monatlich 8,4 mg Ibandronat aufgenommen (50 mg × 28 Tage × 0,006 = 8,4 mg).

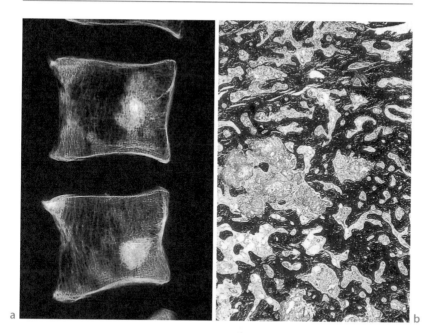

Abb. 9.12. Osteoplastische Knochenmetastasen eines Patienten mit Prostatakarzinom: a Osteoplastische Metastasen im Bereich der Lendenwirbelkörper (freundlicherweise zur Verfügung gestellt von Herrn Prof. Dr. A. Stäbler, Institut für Klinische Radiologie, Universitätsklinikum Großhadern), b Osteosklerotische Einmauerung kleiner Knochenmetastasen bei bekanntem metastasiertem Prostatakarzinom

Andere ossär metastasierte Karzinome

Prostatakarzinom

Während beim multiplen Myelom und Mammakarzinom die osteolytischen Läsionen dominieren, stehen beim Prostatakarzinom osteoplastische Reaktionen mit Knochenschmerz und zunehmender Knochenmarkinsuffizienz im Vordergrund (Abb. 9.12). Verantwortlich für die osteoblastische Metastasierung beim Prostatakarzinom sind eine Reihe von *Mediatoren*:

> Die betont osteoblastische Metastasierung des Prostatakarzinom ist nur ein quantitatives Problem.

► Transforming growth factor β2 (TGFβ2)
► Fibroblast growth factors (FGFs)
► Plasminogen activator sequence

▶ Bone morphogenic proteins (BMPs)
▶ Parathormone-related peptide (PTHrP)
▶ Prostate-specific antigen (PSA) und andere Proteinasen
▶ Endothelin-1

Trotz der überwiegenden Knochenformation sind auch hier *Bisphosphonate* sowohl präventiv als auch palliativ indiziert, da durch das „coupling" der Knochenumbauvorgänge stets auch die Osteoklasten eine dominierende Rolle spielen. Zusätzlich berichten die Patienten mit ossär metastasierten Prostatakarzinom nach Bisphosphonatgabe über eine rasche und nachhaltige Schmerzlinderung mit deutlicher Senkung des Analgetikaverbrauchs. Die Verbesserung des Schmerzscores korreliert mit einer Abnahme der Knochenabbauprodukte. Ein weiteres Argument für eine frühzeitige Bisphosphonattherapie beim Prostatakarzinom ist das hohe Osteoporoserisiko bei therapieinduziertem Hypogonadismus. Als klare Indikation für den Einsatz moderner Bisphosphonate gilt ein positives Knochenszintigramm bei hormonrefraktären Patienten.

Das metastasierende Prostatakarzinom profitiert genauso von einer Bisphosphonat-Therapie. Vor allem wird der Knochenschmerz reduziert.

Bisher lagen nur *Bisphosphonat-Studien* (Pamidronat, Clodronat) mit kleinen Patientengruppen vor, sodass ein Beleg für eine signifikante Reduzierung der Tumorläsionen und der pathologischen Frakturen ausstand. Bereits 1985 wurde Clodronat bei Patienten mit metastasiertem Prostatakarzinom eingesetzt. Der Analgetikaverbrauch und der Knochenschmerz wurden durch die intravenöse Clodronattherapie signifikant vermindert. Heidenreich et al. konnten 2001 ebenfalls die schmerzlindernde Wirkung von Clodronat und Ibandronat in Studien zeigen (Tabelle 9.4). Saad et al. (2002) veröffentlichen eine Arbeit, in der sie über einen signifikanten palliativen Nutzen von Zoledronat bei Patienten mit fortgeschrittenem Prostatakarzinom berichteten. Zoledronat erwies sich bei allen Zielkriterien (Anzahl und Zeitpunkt bis zum Auftreten einer SRE, Schmerzscore und Analgetikaverbrauch, Lebensqualität) als signifikant wirksamer gegenüber Placebo. Patienten mit Prostatakarzinom überlebten im Median etwa 36 Monate nach der Erstdiagnose von Knochenmetastasen. Auf Grund dieser langen Überlebenszeit weisen die Patienten mit Prostatakarzinom ein chronisches Muster von Skelettkomplikationen auf. Nonvertebrale Frakturen sind allerdings mit einem ungünstigen Verlauf assoziiert, da die meisten Frakturen auf Grund von Metastasen niemals heilen. Die Prognose für Männer, bei denen es unabhängig von einem schweren Trauma zu Hüftfrakturen kommt, ist besonders ungünstig und

Tabelle 9.4. Palliative Behandlung des symptomatischen Hormon-refraktären Prostatakarzinoms

Studie	(n)	Medikament	Ansprechen (%)
Clarke (1992)	42	Pamidronat	44
Lipton (1994)	58	Pamidronat	60
Purohit (1994)	34	Pamidronat	60
Cresswell (1995)	27	Clodronat	37
Vorreuther (1992)	41	Clodronat	71
Heidenreich (2001)	85	Clodronat	75
Heidenreich (2002)	25	Ibandronat	88
Rodrigues (2003)	52	Clodronat	89
Fulfaro (2003)	20	Zoledronat	77
Saad (2004)	643	Zoledronat	Sign. weniger SREs

Ansprechen ist definiert als schmerzfreier Zustand oder Schmerzreduktion >50 %.

geht mit einer 30-Tages-Mortalität nach Fraktur von 17 % einher. Zoledronat verlängerte die Zeit bis zum Auftreten der ersten SRE bei Patienten mit Prostatakarzinom um mehr als 4 Monate und senkte das Gesamtrisiko für Skelettkomplikationen um 36 %. Darüber hinaus bewirkte Zoledronat im Vergleich zu Placebo zu allen Zeitpunkten eine Linderung des Knochenschmerzes. Zoledronat 4 mg als 15-minütige Infusion war gut verträglich, während die 8 mg Dosis mit Nierenfunktionsstörungen assoziiert war.

Kürzlich publizierte *„consensus guidelines"* empfehlen Bisphosphonate der dritten Generation zur Behandlung von Patienten mit SRE. Studien zur Prävention von Skelettmetastasen des Prostatakarzinoms werden derzeit mit Ibandronat durchgeführt.

„Consensus guidelines" regeln den Einsatz der modernen Bisphosphonate bei metastasierenden Karzinomen.

Bronchialkarzinom

Patienten mit Adenokarzinom der Lunge haben zum Zeitpunkt der Diagnose bereits in 15 % der Fälle einen bioptisch gesicherten Knochenmarkbefall. Autopsiestudien belegen in 35 % der Fälle Knochenmetastasen. Eine betont lytische Komponente war in 18 %, eine gemischt lytisch/sklerotische Knochenläsion in 27 % und eine fehlende Knochenreaktion in 25 % der positiven Knochenbiopsien zu finden. Trotz der häufig osteolytischen Knochenreaktion gibt es bei diesem Karzinom nur wenige Bisphosphonatstudien, möglicherweise wegen der kurzen Überlebenszeit nach Auftreten von Metastasen. Bei Patienten mit Bronchialkarzinom bewirkte Zoledronat eine signifikante Verringerung des Anteils der Patienten mit SREs gegenüber Placebo. Weiterhin fiel die die mediane Zeit bis zum Auftreten der ersten SRE in der Zoledronatgruppe um mehr als 2 Monate länger aus als in der Placebogruppe. Die multiple-Event-Analyse wies eine Senkung des Risikos für SREs bei mit Zoledronat therapiertenPatienten gegenüber der Placebogruppe um 26 % nach. Die Patienten dieser Studie hatten insgesamt mit einer medianen Überlebenszeit von nur 6 Monaten eine schlechte Prognose. So betrachtet ist eine Verlängerung der medianen Zeit bis zur ersten SRE um etwa 2 Monate ein bedeutender Fortschritt. Die rasche analgetische Wirkung des Bisphosphonates konnte auch bei diesem Tumor nachgewiesen werden. In einer experimentellen Arbeit wurde bei Adenokarzinomzellen der Lunge eine Apoptose-Induktion durch Bisphosphonat belegt.

> Auch alle anderen metastasierenden Karzinome stellen Indikationen für Bisphosphonate dar!

Nierenzellkarzinom

Wegen des retrograden Zugangs dieses Tumors zum vertebralen Venenplexus ist auch beim Nierenzellkarzinom ein häufiger Knochenbefall (25 %) zu finden. Größere klinische Bisphosphonatstudien beim metastasierten Nierenzellkarzinom liegen nicht vor, allerdings ist auch hier von einer positiven Wirkung der Bisphosphonate auszugehen. Bei Auftreten von Knochenschmerz, Hyperkalzämie oder Osteolysen ist der parenterale Einsatz von Aminobisphosphonate indiziert. In einer Studie mit Zoledronat trat die bei diesem Primärtumor relativ häufig auftretende Hyperkalzämie signifikant seltener und später auf. Für einen präventiven Einsatz der Bisphosphonate sprechen alle experimentelle Daten. Klinische Studien mit einer ausreichend großen Patientenzahl sind wegen der geringen Häufigkeit aber schwer durchzuführen.

Bei allen ossär metastasierten Karzinomen und Sarkomen mit den beschriebenen Skelettkomplikationen wie Knochenschmerz, Hyperkalzämie oder Osteolysen sind folgende *Protokolle* zu empfehlen:

Clodronat (Ostac®)	1600–3200 mg oral täglich
Pamidronat (Aredia®)	90–120 mg i. v. monatlich
Ibandronat (Bondronat®)	6 mg i. v. monatlich
	oder 50 mg oral täglich
Zoledronat (Zometa®)	4 mg i. v. monatlich

Die monatliche Infusion von 6 mg Bondronat® soll in ihrer biologische Wirkung einer täglichen oralen Gabe von 50 mg Bondronat® annähernd entsprechen. Der Einsatz der Bisphosphonate zur Prävention der Knochenmetastasen sollte bei diesen Tumoren Studien vorbehalten bleiben.

Eine letzte Bermerkung: bei Gabe von potenten Bisphosphonaten bitte die Vorsorge zur Vermeidung möglicher Kieferosteonekrosen nicht vergessen!

Liste der Indikationen

Indikationen, bereits mit Zulassung für Bisphosphonate

In der Osteologie/Orthopädie

▶ Prävention und Therapie der postmenopausalen Osteoporose
▶ Prävention und Therapie der Glukokortikoid-induzierten Osteoporose
▶ Prävention und Therapie der Osteoporose des Mannes
▶ Morbus Paget
▶ Prävention heterotoper Ossifikationen

In der Hämatologie/Onkologie

▶ Tumorinduzierte Hyperkalzämie
▶ Osteolytische Knochenmetastasen
▶ Osteolysen beim multiplen Myelom

Vorliegen positiver Studien, aber noch fehlende Zulassung für Bisphosphonate

In der Osteologie/Orthopädie/Rheumatologie

▶ Prävention und Therapie der prämenopausalen Osteoporose
▶ Osteoporose von Kindern und Jugendlichen
▶ Transplantations-Osteoporose
▶ Sekundäre Osteoporosen

- ▶ Osteogenesis imperfecta
- ▶ Transitorische Osteoporose
- ▶ Rheumatoide Arthritis
- ▶ Knochenschmerz
- ▶ Renale Osteopathie
- ▶ Morbus Sudeck
- ▶ Morbus Gorham
- ▶ Fibröse Dysplasie
- ▶ SAPHO-Syndrom
- ▶ Aseptische Prothesenlockerung
- ▶ Parodontitis
- ▶ Hyperostosen (z. B. DISH)
- ▶ Frühformen von Osteonekrosen
- ▶ Nicht-tumorinduzierte Hyperkalzämie
  (z. B. inoperabler pHPT, Sarkoidose)

In der Hämatologie/Onkologie

- ▶ Therapie von osteoblastischen Knochenmetastasen
  (z. B. Prostatakarzinom)
- ▶ Prävention von Osteolysen bei bekannten Knochenmetastasen
  (z. B. Mammakarzinom)
- ▶ Adjuvanter Ansatz zur Verhütung von Knochenmetastasen
  (z. B. Mammakarzinom)
- ▶ Prävention von Skelettkomplikationen beim multiplen Myelom
- ▶ Antiproliferativer Ansatz beim multiplen Myelom
- ▶ Systemische Mastozytose
- ▶ Knochenschmerz bei Osteomyelosklerose
- ▶ Primäre Knochentumore und ossär metastasierte Sarkome

Liste des Einsatzes in den medizinischen Disziplinen von A bis Z

Endokrinologie	Hyperthyreose
	Hyperparathyreoidismus
	Diabetes mellitus
	Morbus Cushing
	Morbus Addison
	Akromegalie
	Hypogonadismus
	Klinefelter-Syndrom
Gastroenterologie	Primär biliäre Zirrhose
	Chronische Hepatitiden
	Leberzirrhosen
	Magen/Darmoperationen
	Morbus Crohn
	Chronische Pankreatitis
	Malabsorptions-Syndrome
	Lebertransplantation
Geriatrie	Immobilisation
	Senile Osteoporose
Gynäkologie	Östrogenmangel
	Postmenopausale Osteoporose
	Metast. Mammakarzinom
	Nach Schwangerschaft/Stillzeit
	Hysterektomie
	Beidseitige Ovarektomie
Hämatologie	Multiples Myelom
	Maligne Lymphome
	Osteomyelosklerose
	Hämolytische Anämien
	Aplastische Anämie
	Systemische Mastozytose
	Knochenschmerz
	Myelogene Osteopathien
	Antikoagulantien-Therapie
	Knochenmarktransplantationen
Infektiologie	Tuberkulose
	AIDS
	Bestimmte Protozoenerkrankungen

Kardiologie	Marcumar-Langzeitgabe
	Heparin-Langzeitgabe
	Chronische Herzinsuffizienz
	Herztransplantation
Nephrologie	Renale Osteopathie
	Chronische Hämodialyse
	Nierentransplantation
	Metast. Nierenzellkarzinom
	Hereditäre Hyperphosphatasie
Neurologie	Antiepileptika
	Periphere Lähmungen
	Systemische Muskelerkrankungen
	Diabetische Neuroarthropathie
Onkologie	Knochenmetastasen
	Prävention von Metastasen
	Knochenschmerz
	Tumorinduzierte Hyperkalzämie
	Chemotherapie-induzierte Osteopathie
	Knochenmarktransplantationen
Osteologie/Orthopädie	Osteoporose-Syndrom
	Morbus Paget
	Morbus Gorham
	Fibröse Dysplasie
	Aseptische Prothesenlockerung
	Morbus Sudeck
	Frühformen der Osteonekrose
	Disseminierte idiopathische Skeletthyperostose (DISH)
	Transiente Osteoporose
	Ermüdungsfrakturen
	Immobilisation
	Osteoarthritis
	Osteochondritis
	Morbus Bechterew
	Heterotope Kalzifikation
	Fibrodysplasia ossificans progressiva
Pädiatrie	Idiopathische juvenile Osteoporose
	Osteoporose der Kinder
	Immobilisationsosteoporose
	Osteogenesis imperfecta

	Speicherkrankheiten
	Kollagenstoffwechsel-Krankheiten
Physikalische Medizin	Osteoporosen
	Immobilisation
	Arthrosen
Psychiatrie	Anorexia nervosa
	Depression
	Antidepressiva
Pulmonologie	Asthma bronchiale (kortisonpflichtig)
	Cystische Fibrose
	Chronisch obstruktive Lungen-erkrankungen
	Sarkoidose
	Metast. Lungenkarzinom
	Lungentransplantation
Raumfahrtmedizin	Schwerelosigkeit-bedingte Osteoporose
Rheumatologie	Primär chronische Polyarthritis
	Morbus Bechterew
	Lupus Erythematodes
	Kollagenosen
	Immobilisation
	Langzeit-Kortikosteroidgabe
	SAPHO-Syndrom
Sportmedizin	Ausdauersportarten
	Ermüdungsfrakturen
Stoffwechsel	Hämochromatose
	Oxalose
	Hyperkalzämie
	Speicherkrankheiten
Strahlentherapie	Osteolysen nach Bestrahlung
	Skelettareale nach Bestrahlung
	Keimdrüsenbestrahlung
Unfallchirurgie	Immobilisation
	Ruhigstellung betroffener Skelettareale
	Totale Endoprothesen
Urologie	Metast. Prostatakarzinom
Toxikologie	Nikotin
	Alkohol
	Schwermetalle
	Aluminium

	Lithium
	Kohlenwasserstoffe
	Barbiturate
Zahnheilkunde	Parodontitis mit Zahnlockerung
	(Cave: Kiefernekrose)

Liste der Substanzklassen und deren Wirkstoffe

Bisphosphonate ohne Stickstoffsubstitution	Etidronat
	Clodronat
	Tiludronat
Aminobisphosphonate	Pamidronat
	Alendronat
	Neridronat
Am Stickstoff substituierte Aminobisphosphonate	Olpadronat
	Ibandronat
Bisphosphonate mit basischen Heterozyklen	Risedronat
	Zoledronat

Liste nach den molekularen Wirkmechanismen

Einbau als intrazelluläre ATP-Analoga
Bisphosphonate der ersten Generation

Etidronat
Clodronat
Tiludronat

**Hemmung des Mevalonat-Stoffwechsels
und der Protein-Prenylierung**
Bisphosphonate der zweiten Generation
(Hemmung des Dimethylallyl-PP)

Alendronat
Pamidronat

Bisphosphonate der dritten Generation
(Hemmung des Dimethylallyl-PP
und des Geranyl-PP)

Ibandronat
Risedronat
Zoledronat

Liste der Handelsnamen von A bis Z

Handelsname	Substanz	Applikation	Hersteller
Aclasta®	Zoledronat	i.v.	Novartis
Actonel®	Risedronat	p.o.	Procter & Gamble, Sanofi-Aventis
Actonel® 35 mg plus Kalzium	Risedronat/ Kalzium	p.o.	Procter&Gamble, Sanofi-Aventis
Aredia®	Pamidronat	p.o.	Novartis
Bondronat®	Ibandronat	p.o. und i.v.	Roche
Bonefos®	Clodronat	p.o. und i.v.	Medac/Schering
Bonviva®	Ibandronat	p.o. und i.v.	Roche/ GlaxoSmithKline
Didronel®	Etidronat	p.o.	Procter&Gamble
Didronel-Kit®	Etidronat/ Kalzium	p.o.	Procter&Gamble, Aventis
Diphos®	Etidronat	p.o.	Procter&Gamble
Etidronat Jenapharm®	Etidronat	p.o.	Jenapharm
Fosamax®	Alendronat	p.o.	MSD
Fosavance®	Alendronat/ Vitamin D	p.o.	MSD
Lodronat®	Clodronat	p.o. und i.v.	Roche (Österreich)
Ostac®	Clodronat	p.o. und i.v.	Roche
Skelid®	Tiludronat	p.o.	Sanofi
Zometa®	Zoledronat	i.v.	Novartis

Liste der zugelassenen Bisphosphonate von A bis Z

Alendronat

Warenzeichen (Hersteller)	FOSAMAX® 10 mg, FOSAMAX® einmal wöchentlich 70 mg Tabletten, FOSAVANCE® 70 mg + 2800 IE Vitamin E (MSD)
Stoffgruppe	Primäres Aminobisphosphonat
Anwendungsgebiete	Behandlung und Vorbeugung der postmenopausalen und kortisoninduzierten Osteoporose, Osteoporose des Mannes
Gegenanzeige	Erkrankungen des Ösophagus, Unvermögen, über 30 Minuten stehen oder aufrecht sitzen zu können
Dosierung	1 Tablette (10 mg) pro Tag oder 1 Tablette (70 mg) pro Woche
Kommentar	Die Tablette muss morgens nüchtern nach dem Aufstehen mit einem vollen Glas Leitungswasser mindestens 30 Minuten vor dem ersten Trinken, Essen oder anderen Tabletten eingenommen werden. Nicht wieder hinlegen innerhalb von 30 Minuten nach Einnahme. Bezüglich Nebenwirkungen siehe Fachinformation und Kapitel in diesem Buch.

Clodronat

Warenzeichen (Hersteller)	Ostac® 520 mg Filmtabletten, 400 mg Kapseln, 300 mg Infusionslösungskonzentrat (Roche), Bonefos® 800 mg Filmtabletten, Bonefos® Kapseln 300 mg, Bonefos® pro infusione Infusionslösungskonzentrat (Medac/Schering), Clodron 400/800 Filmtabletten (1 A Pharma), Clodron 400/800 Hexal® Filmtabletten, Clodron beta 400 mg/ –800 mg Filmtabletten (betapharm)
Stoffgruppe	Bisphosphonat mit Chloratomen als Substituenten

Anwendungsgebiete	Tumorinduzierte Hyperkalzämie, Osteolysen infolge von Knochenmetastasen solider Tumoren oder infolge hämatologischer Neoplasien
Dosierung	Gesamtdosis eines Behandlungsganges 300 mg/Tag i.v. Langsame Infusion in 500 ml 0,9 % Kochsalzlösung oder 500 ml 5 % Glukoselösung über 2 Stunden (siehe Fachinformation). Bei Hyperkalzämie Rehydration mit 0,9 % Kochsalzlösung vor oder während der Behandlung empfohlen. 2 Filmtabletten oder 4 Kapseln am Tag
Kommentar	Die orale Tagesdosis sollte auf einmal, z. B. morgens nüchtern – 1 Stunden vor dem Frühstück – oder abends mindestens 2 Stunden nach dem Abendessen eingenommen werden. Bezüglich Nebenwirkungen siehe Fachinformation und Kapitel in diesem Buch.

Etidronat

Warenzeichen (Hersteller)	Didronel® 200 mg Tabletten, Diphos® 200 mg Tabletten (Procter & Gamble Pharmaceuticals), Didronel-Kit® Tabletten (Procter & Gamble Pharmaceuticals, Aventis), Etidronat 200 mg JENAPHARM® Tabletten
Stoffgruppe	Bisphosphonat mit Methylgruppe als Substituent
Anwendungsgebiete	Postmenopausale Osteoporose, Morbus Paget, Verhinderung heterotoper Ossifikationen
Gegenanzeige	Klinisch manifeste Osteomalazie, Hyperkalzämie beim Didronel-Kit®
Dosierung	Bei Osteoporose 2 Tabletten (400 mg) pro Tag für 14 Tage. Ab dem 15. Tag nur ein Kalziumpräparat. Der Therapiezyklus wird alle 90 Tage wiederholt. Didronel sollte mindestens 2 Stunden vor oder nach einer Mahlzeit eingenommen werden. Bei Morbus Paget beträgt die empfohlene Anfangsdosierung 5 mg/kg KG pro Tag für längstens 6 Monate.

Kommentar	Kalziumtabletten und Etidronat dürfen nicht gemeinsam eingenommen werden. Bezüglich Nebenwirkungen siehe Fachinformation und Kapitel in diesem Buch.

Ibandronat

Warenzeichen (Hersteller)	Bondronat® 2mg/2 ml und 6 mg/6ml Konzentrat zur Herstellung einer Infusionslösung, Bondronat® 50 mg Filmtabletten (Roche)
Stoffgruppe	Tertiäres Aminobisphosphonat
Anwendungsgebiete	Tumorinduzierte Hyperkalzämie, Prävention skelettbezogener Ereignisse bei Patienten mit Brustkrebs und Knochenmetastasen.
Dosierung	Gesamtdosis eines Behandlungsganges zwischen 2–6 mg. Langsame i.v. Infusion in 500 ml 0,9 % Kochsalzlösung oder 500 ml 5 % Glukoselösung über 1 Stunde (siehe Fachinformation). Studien belegen, dass 6 mg Bondronat® auch über eine verkürzte Infusionszeit von 15 Minuten gegeben werden kann, ohne Nachweis einer Nierenschädigung. Bondronat® kann bis zu einer Dosis von 3 mg auch langsam injiziert werden. Bei Hyperkalzämie Rehydration mit 0,9 % Kochsalzlösung vor oder während der Behandlung empfohlen. Die Filmtablette wird täglich eine halbe Stunde vor dem Frühstück eingenommen und ist bei onkologischen Indikationen vergleichbar wirksam wie das i.v.-Präparat.
Kommentar	Bondronat® kann bis zu einem Serumkreatinin > 5 mg/dl gegeben und bis zu 2 mg auch langsam i.v. injiziert werden. Bezüglich Nebenwirkungen siehe Fachinformation und Kapitel in diesem Buch.
Warenzeichen (Hersteller)	Bonviva® 150 mg Tablette, Bonviva® 3 mg Infusionslösung (Roche/GlaxoSmithKline)

Anwendungsgebiet	Prävention und Therapie der postmenopausalen Osteoporose
Dosierung	Monatstablette/Injektion alle 3 Monate
Einführung	Oktober 2005/Mitte 2006

Pamidronat

Warenzeichen (Hersteller)	Aredia® 15 mg/30 mg/ 60 mg/90 mg Trockensubstanz und Lösungmittel (Novartis Pharma)
Stoffgruppe	Primäres Aminobisphosphonat
Anwendungsgebiete	Tumorinduzierte Hyperkalzämie, osteolytische Knochenmetastasen, Osteolysen beim multiplen Myelom, Morbus Paget des Kochens
Dosierung	Gesamtdosis eines Behandlungsganges zwischen 15–90 mg. Langsame i.v. Infusion in 500 ml 0,9 % Kochsalzlösung (siehe Fachinformation). Bei Hyperkalzämie Rehydration mit 0,9 % Kochsalzlösung vor oder während der Behandlung empfohlen.
Kommentar	Die früheren Anwendungseinschränkungen bei Niereninsuffizienz bestehen nicht mehr. Bezüglich Nebenwirkungen siehe Fachinformation und Kapitel in diesem Buch.

Risedronat

Warenzeichen (Hersteller)	Actonel® 5 mg Filmtabletten, Actonel® 30 mg Filmtabletten, Actonel® 35 mg wöchentlich Filmtabletten, Actonel® 35 mg plus Calcium Filmtabletten (Procter & Gamble Pharmaceuticals, Sanofi-Aventis)
Stoffgruppe	Zyklisches Bisphosphonat (Pyridinring)
Anwendungsgebiete	Behandlung und Vorbeugung der postmenopausalen und kortisoninduzierten Osteoporose, Morbus Paget (30 mg Dosierung täglich)
Gegenanzeige	Schwere Nierenfunktionsstörung, Überempfindlichkeit gegen Risedronat

Dosierung	1 Tablette (5 mg) pro Tag oder 1 Tablette (35 mg) pro Woche
Kommentar	Die Tablette muss eingenommen werden: entweder morgens nüchtern nach dem Aufstehen mindestens 30 Minuten vor dem ersten Trinken, Essen oder anderen Tabletten, oder zu einem beliebigen anderen Zeitpunkt des Tages mit mindestens zweistündigen Abstand zur Einnahme von Nahrung oder Getränken, aber spätestens 30 Minuten vor dem Zubettgehen. Bezüglich Nebenwirkungen siehe Fachinformation und Kapitel in diesem Buch.

Tiludronat

Warenzeichen (Hersteller)	Skelid® 200 mg Tabletten (Sanofi-Aventis)
Stoffgruppe	Zyklisches Bisphosphonat (Phenolring)
Anwendungsgebiet	Morbus Paget des Knochens
Gegenanzeige	Schwere Nierenfunktionsstörung, Überempfindlichkeit gegen Tiludronat
Dosierung	2 Tabletten (400 mg) pro Tag für 3 Monate
Kommentar	Die Tablette muss 2 Stunden vor oder nach dem Essen mit einem Glas Wasser eingenommen werden. Bezüglich Nebenwirkungen siehe Fachinformation und Kapitel in diesem Buch.

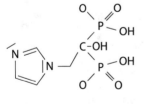

Zoledronat

Warenzeichen (Hersteller)	Zometa® 4 mg/5 ml Konzentrat zur Herstellung einer Infusionslösung, Aclasta® 5 mg Lösung (Novartis)
Stoffgruppe	Zyklisches Bisphosphonat (Imidazolring)
Zusammensetzung	Pulver und Lösungsmittel, die Aufbewahrungszeit der rekonstituierten Lösung im Kühlschrank darf 24 Stunden nicht überschreiten.
Anwendungsgebiete	Behandlung der tumorinduzierten Hyperkalzämie. Prävention skelettbezogener Komplika-

tionen (pathologischeFrakturen, Wirbelkompressionen, Bestrahlung bzw. Operation am Knochen oder tumorinduzierte Hyperkalzämie) bei Patienten mit fortgeschrittenen, auf das Skelett ausgedehnten Tumorerkrankungen, Morbus Paget des Knochens.

Gegenanzeige	Schwangerschaft und Stillzeit
Dosierung, Art und Dauer der Anwendung	4 mg Infusion in Abständen von 3–4 Wochen. Die rekonstituierte Zometa-Infusionslösung wird mit 100 ml 0,9 % Natriumchlorid- oder 5 % Glukoselösung weiterverdünnt und in einer 15-minütigen intravenösen Infusion verabreicht.

Bei allen Patienten, die Zometa® erhalten, sollte die *Nierenfunktion* sorgfältig überwacht werden (Kreatinin-Serumspiegel und Kreatinin-Clearance). Bei Serum-Kreatininwerten von < 3,0 mg/dl (4,5 mg/dl bei TIH) bzw. einer Ausgangs-Kreatinin-Clearance von > 60 ml/min ist eine Dosisanpassungen nicht vorgeschrieben. Bei stärkerer Einschränkung der Nierenfunktion wird eine Reduzierung der Dosis auf 3 mg und eine Verlängerung der Infusionszeit auf 30 Minuten empfohlen. Da unter Zometa eine Verschlechterung der Nierenfunktion auftreten kann, soll bei Patienten mit vorbestehender Nierenfunktionsstörung die Kreatinin-Clearance kontrolliert werden. Bei *Dialyse-Patienten* kann die Dosis um den normal renal eliminierten Anteil von 40 % reduziert werden. Die Applikation kann 3–5 Stunden vor Durchführung der Dialyse erfolgen (bei einer geringen Plasma-Eiweißbindung von ca. 22 % und einer Plasmahalbwertszeit von etwa 0,23–1,75 Stunden). Damit ist auch die Möglichkeit gegeben, die notwendige Menge an 50 ml Trägerlösung wieder herauszudialysieren. Zur *Vermeidung von Osteonekrosen im Mund/Kiefer-Bereich* sollte auf den Zahnstatus und eine gute Hygiene im Mundbereich geachtet werden. Bei Schmerzen im Zahn-Kiefer-Bereich sollte vor Gabe des Bisphosphonates eine diagnostische Abklärung beim Zahnarzt angestrebt werden. Idealerweise sollte der Zahnstatus zu Beginn der Therapie saniert sein (s. neueste Fachinformation).

Kommentar

Bezüglich Nebenwirkungen (insbesondere Niereninsuffizienz und Kiefernekrosen) siehe Fachinformation und Kapitel in diesem Buch.

KAPITEL 11 Zusammenfassung und Perspektiven

Bisphosphonate sind schon seit über 100 Jahre bekannt und wurden bereits früh im großen Umfang industriell eingesetzt. Mit dem Einsatz des Etidronats bei der heterotopen Ossifikation und beim Morbus Paget begann die rasche Weiterentwicklung dieser Substanzgruppe in der Medizin. Heute haben die Bisphosphonate die Behandlung und Prävention von Knochenkrankheiten revolutioniert und vereinfacht. Andere Medikamente wie Fluoride, Kalzitonin und Östrogen sind dafür in den Hintergrund getreten. Mehr als 90 % aller Osteopathien können mit den modernen Bisphosphonaten verhütet, erfolgreich behandelt oder zumindest gebessert werden. Zu den wenigen Knochenkrankheiten, die von Bisphosphonaten nicht profitieren und spezifisch behandelt werden müssen, gehört zum Beispiel die Osteomalazie. Folgende *Entwicklungen* führten dazu, dass die Bisphosphonate heute im großen Umfang in Klinik und Praxis eingesetzt werden:

▶ Entwicklung hochpotenter Bisphosphonate
▶ Verbesserung der Applikationsformen
▶ Erforschung der Wirkmechanismen.

Es gibt nur wenige Medikamente, bei denen ähnlich umfangreiche und gründliche, wenn auch kostspielige klinische *Studien wie* mit Bisphosphonaten durchgeführt wurden. Die positiven Resultate führten zur *Zulassung* bei folgenden Krankheiten:

▶ Postmenopausale Osteoporose
▶ Osteoporose bei Männern
▶ Glukokortikoid-induzierte Osteoporose
▶ Morbus Paget des Knochens
▶ Tumorinduzierte Hyperkalzämie
▶ Tumorinduzierte Osteolysen
▶ Heterotope Ossifikation.

P–C–P
– der Durchbruch in der Behandlung von Knochenkrankheiten

Bisphosphonate – eine Erfolgsstory in der Osteologie und Onkologie!

Selten wurden Medikamente in klinischen Studien so sorgfältig und vorbildlich untersucht wie die Bisphosphonate!

Weitere Zulassungen bei onkologischen und osteologischen Erkrankungen folgen in Kürze.

Trotz all dieser Fortschritte sind noch viele *praktische Fragen* im Interesse der Patienten so rasch wie möglich zu beantworten:

Viele praktische Fragen
bleiben offen!

▶ Welche sind die optimalen Dosierungen der modernen Bisposphonate?

▶ Welche Dosierungen sind bei den verschiedenen Erkrankungen zu wählen?

▶ Wann sind kontinuierliche und wann intermittierende Behandlungen von Vorteil?

▶ Welche sind die besten Zeitintervalle bei intravenöser Applikation?

▶ Ist für die Prävention der Osteoporose eine jährliche „Geburtstagsspritze" ausreichend?

▶ Wann ist die intravenöse der oralen Applikation vorzuziehen?

▶ Bevorzugen die Patienten die Wochen- oder die Monatstablette?

▶ Können sich unterschiedliche Bisphosphonate in ihrer Wirkung ergänzen?

▶ Gibt es unterschiedliche Wirkungsspektren zwischen den Bisphosphonaten?

▶ Ist die lange Verweildauer der Bisphosphonate im Knochen von Nachteil oder gar von Vorteil?

▶ Korreliert die Zunahme der Knochendichte unter Bisphosphonatgabe mit einer Reduktion des Frakturrisikos?

▶ Kann das Frakturrisiko unter Bisphosphonatgabe abnehmen, auch wenn die Knochendichte nicht zunimmt oder sogar abnimmt?

▶ Unter welchen Bedingungen dürfen Bisphosphonate bei Kindern und bei der prämenopausalen Osteoporose gegeben werden?

▶ Können Bisposphonate andere Medikamente gezielt an den Knochen transportieren?

▶ Wie sind Nebenwirkungen weiter zu reduzieren oder zu vermeiden?

▶ Wie sind Nierenschädigungen sicher zu vermeiden?

▶ Wie lässt sich das Auftreten von Kiefernekrosen unter Bisphosphonatgabe erklären bzw. verhüten?

▶ Handelt es sich dabei um einen „Klasseneffekt" oder um eine spezifische Nebenwirkung bestimmter Bisphosphonate?

▶ Können die Reaktionen des Immunsystems auf die Bisphosphonate auch positiv ausgenutzt werden?

▶ Gibt es außer den knochenspezifischen noch andere Indikationen für den Einsatz von Bisphosphonaten (z. B. Arteriosklerose, Rheumatoide Arthritis)?

▶ Kann die antiangiogenetische und antiproliferative Wirkung der Bisphosphonate bei Tumoren noch effektiver ausgenützt werden?

▶ Warum wirken Bisphosphonate so rasch und eindrucksvoll bei Morbus Sudeck?

▶ Können Bisphosphonate auch entzündliche Gelenkprozesse mildern?

▶ Wie beeinflussen Bisphosponate den Knochenschmerz?

Um all diese klinisch relevanten Fragen zu beantworten, müssen neben der Grundlagenforschung vor allem randomisierte klinische Studien auch bei den vielen kleinen Krankheitsentitäten durchgeführt werden. Diese dürfen aus Zeitgründen im Interesse der Patienten nicht chronologisch über einen „Zehnjahresplan" abgewickelt werden, sondern müssen gleichzeitig in verschiedenen kompetenten Zentren erfolgen. Der praktizierende Arzt braucht klare und wissenschaftlich belegte Richtlinien im Umgang mit Bisphosphonaten. Dazu tragen auch klar formulierte Richtlinien des DVO (Dachverband Osteologie) entscheidend bei.

Die großen medizinischen und finanziellen Erfolge der Bisphosphonate haben auch eine wichtige Veränderung im Gesundheitswesen angestoßen. Noch vor wenigen Jahren waren Knochenkrankheiten in den Händen weniger Spezialisten. Heute ist die Bedeutung des gesunden Knochens Ärzten und Patienten bewusst geworden. Die klinische Osteologie ist endlich aus ihrer Nische herausgetreten oder besser herausgezogen worden und inzwischen ein faszinierendes, *vielbeachtetes interdisziplinäres* Fach geworden. So ist zum Beispiel die erfolgreiche Behandlung und Prävention der Osteoporose eine wichtige Aufgabe in praktisch allen Disziplinen der Medizin. In der Onkologie wird sich das Indikationsspektrum noch wesentlich erweitern. In der Zukunft werden Bisphosphonate vor allem in einem viel früheren Krankheitsstadium zur Prävention der Skelettdestruktion und zur Vermeidung von Knochenmetastasen eingesetzt werden.

In den letzten Jahren wurde die Bedeutung des *Osteoprotegerin/RANKL/RANK-Systems* nicht nur bei Knochenkrankheiten, sondern auch bei vielen anderen klinisch wichtigen Erkrankungen erkannt (Tabelle 11.1):

Die klinische Osteologie hat erst durch die Einführung der Bisphosphonate Beachtung gewonnen.

Tabelle 11.1. Osteoprotegerin/RANKL/RANK-abhängige Erkrankungen

Metabolische Knochenkrankheiten	Postmenopausale Osteoporose Glukokortikoid-induzierte Osteoporose Primärer Hyperparathyreoidismus Morbus Paget des Knochens
Immun-gesteuerte Knochenkrankheiten	Rheumatoide Arthritis Parodontale Infektion
Maligne Erkrankungen	Multiples Myelom Knochenmetastasen Tumor-induzierte Hyperkalzämie
Angeborene Skeletterkrankungen	Familiärer Morbus Paget Idiopathische Hyperphosphatasie
Arteriosklerose	Aortenverkalkung Koronarverkalkung

Detaillierte Beschreibung der Veränderungen des OPG/RANKL/RANK-Systems bei diesen Erkrankungen s. Hofbauer und Schoppet im Literaturverzeichnis.

▶ Arteriosklerose (Einfluss auf Endothel- und glatte Muskelzellen)
▶ Rheumatoide Arthritis (Einfluss auf dentritische Zellen und T-Lymphozyten)
▶ Tumormetastasierung (Einfluss auf Stromazellen und Gefäße).
▶ Diabetes mellitus (Einfluss auf die Mikroangiopathie).

Das RANKL/Osteoprotegerin-System – ein Zytokinsystem mit weitreichendem Einfluss – von der Osteoporose bis zur Arteriosklerose!

Eine eindrucksvolle Übersicht findet sich in der JAMA-Publikation von Hofbauer und Schoppet (siehe Literaturverzeichnis). So kommt dem OPG auch ein *vaskuloprotektiver Effekt* bei der Entstehung der Gefäßverkalkung zu („*Vaskuloprotegerin*"). Bei all diesen Erkrankungen sind daher auch die therapeutischen Einflussmöglichkeiten von Bisphosphonaten von großen Interesse. Wir wissen auch, dass Statine und Betablocker die Knochendichte positiv beeinflussen und das Knochengewebe als ein äußerst subtil kontrolliertes und gesteuertes Organ ausweisen. Selbst *zentralnervöse Steuerungsmechanismen* z. B. über das Leptin oder über Nervenfasern sind belegt. Bisphosphonate haben auch die Potenz, verschiedene *Protozoen* im Wachstum zu bremsen und neue Wege in der medikamentösen Bekämpfung von Infektionskrankheiten aufzuzeigen (Abb. 11.1). Bestimmte Protozoen nehmen begierig Pyrophosphat als Energieträger auf, können aber nicht zwischen Pyrophosphat und Bisphosphonaten unterscheiden.

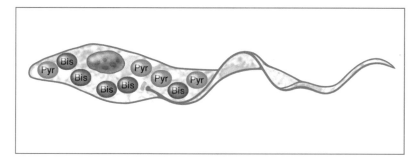

Abb. 11.1. Intrazelluläre Akkumulation von Bisphosphonat (Bis = nicht metaboli-
sierbare Analoge von Pyrophosphat, *Pyr*), die eine Hemmung des Stoffwechsels
von Trypanosoma cruzi (Afrikanische Schlafkrankheit, Chagas Krankheit) verursacht und damit zu einer massiven Reduktion zirkulierender Trypomastigoten
führt. Diese an Mäusen erstmals nachgewiesene Wirkung der Bisphosphonate
kann zu neuen Wegen in der Bekämpfung von Protozoen-Erkrankungen führen.
Klinische Studien werden bereits durchgeführt

Die resorbierten Bisphosphonate hemmen den Stoffwechsel der Protozoen in gleichem Maße wie bei den Osteoklasten und leiten die
Apoptose ein [J. Urbina et al. (1999) Trypanosoma cruzi contains
major pyrophosphate stores, and its growth in vitro and in vivo is
blocked by pyrophosphate analogs. J Biol Chem 274:33609–33615].

Literatur

Einführung

Weiterführende Bücher und Artikel aus Journalen sind hier am Ende des Textes zusammengefasst. Die aufgeführten 70 Bücher enthalten Überblicke über die verschiedenartigsten Aspekte der Bisphosphonate und Knochenkrankheiten. Ausführliche Referenzlisten sind aus den Büchern zu entnehmen.

Zusätzlich zu weiteren Büchern über die Bisphosphonate, die hier nicht aufgeführt werden konnten, sind in der internationalen Literatur bereits eine „astronomische" Zahl von wissenschaftlichen Artikeln über alle Aspekte des Einsatzes von Bisphosphonaten erschienen. Diese sind im Internet verfügbar. Es ist daher unmöglich, alle Bisphosphonat-relevanten Artikel in diesem praktisch orientierten Buch zu berücksichtigen. Es wurde allerdings der Versuch unternommen, alle für die Textaussage des Buches und für die klinische Arbeit wichtigen Arbeiten zu zitieren und vor allem neueste Publikationen zu berücksichtigen. Zum besseren Überblick sind diese Artikel nach den jeweiligen Kapiteln des Buches gelistet.

Literatur zum Thema „Bisphosphonate" – eine kaum mehr überschaubare Flut an Publikationen!

Bücher

1. Adler K (1998) Knochenkrankheiten. Springer, Berlin Heidelberg New York Tokio
2. Avioli L (2000) The osteoporotic syndrome. Academic Press, San Diego
3. Avioli L, Krane S (1997) Metabolic bone disease and clinically related disorders. Academic Press, San Diego
4. Bartl R (2002) Osteoporose, erfolgreich vorbeugen und gezielt behandeln. Südwest, München
5. Bartl R (2004) Osteoporose, 2. Aufl., Thieme, Stuttgart
6. Bartl R, Frisch B (1993) Biopsy of bone in internal medicine. Kluwer, Dordrecht

7. Bartl R, Frisch B (2002) Bisphosphonates for bones – guidelines for treatment in all medical disciplines. Blackwell Science, Berlin
8. Bartl R, Bartl C (2004) Osteoporose-Manual – Diagnostik, Prävention, Therapie. Springer, Berlin Heidelberg New York Tokio
9. Bijvoet OLM et al. (eds)(1995) Bisphosphonate on bones. Elsevier, Amsterdam
10. Bilezikian J, Raisz L, Rodan G (1996) Principles of bone biology. Academic Press, San Diego
11. Body J (ed) (2000) Tumor bone diseases and osteoporosis in cancer patients. Marcel Dekker, New York
12. Bohndorf K, Imhof H (Hrsg)(1998) Radiologische Diagnostik der Knochen und Gelenke. Thieme, Stuttgart
13. Bono J, McCarthy J, Thornhill T et al. (eds) (1999) Revision total hip arthroplasty. Springer, Berlin Heidelberg New York Tokio
14. Bünte H, Bünte K (Hrsg) Das Spektrum der Medizin. Schattauer, Stuttgart
15. Cummings S, Cosman F, Jamal S (2002) Osteoporosis: An evidence-based guide to prevention and therapy. American College of Physicians, Philadelphia
16. Dambacher MA (1982) Praktische Osteologie. Thieme, Stuttgart
17. Debrunner A (1994) Orthopädie. Huber, Bern
18. Diel I, Possinger K (1999) Bisphosphonate in der Onkologie. UNI-MED, Bremen
19. Eastell R, Baumann M, Hoyle N, Wieczorek L (eds)(2001) Bone markers, biochemical and clinical perspectives. Martin Dunitz, London
20. Favus MJ (ed)(2003) Primer on the metabolic bone diseases and disorders of mineral metabolism, 5th edn. Lippincott, Philadelphia
21. Fleisch H (2000) Bisphosphonates in bone disease, 4th edn. Academic Press, San Diego
22. Frisch B, Bartl R (1998) Biopsy interpretation of bone and bone marrow. Arnold, London
23. Galasko C (1986) Skeletal metastases. Butterworths, London
24. Geusens P (ed) (1998) Osteoporosis in clinical practice. Springer, Berlin Heidelberg New York Tokio
25. Goodship A, Lawes T, Green J. et al. (1999) Bisphosphonates can inhibit mechanically related loosening of hip prostheses. J Bone Joint Surg (Br) 81-B: Suppl III
26. Henderson JE, Goltzman D (eds)(2000) The osteoporosis primer. Cambridge Univ Press, Cambridge
27. Heuck A (Hrsg)(1997) Radiologie der Knochen- und Gelenkerkrankungen. Thieme, Stuttgart
28. Hofman S (1999) Bone marrow oedema in transient osteoporosis, reflex sympathetic dystrophy and osteonecrosis. EFORT 4:138–151
29. Hosking D, Ringe JD (eds)(2000) Treatment of metabolic bone disease. Martin Dunitz, London
30. Kanis J (1998) Pathophysiology and treatment of Paget's disease of bone. 2nd edn. Martin Dunitz, London
31. Keck G, Kruse H-P (1994) Osteoporose: Klinik – Diagnostik – Therapie. Gustav Fischer, Stuttgart
32. Kleerekoper M, Siris E, McClung M (eds)(1999) The bone and mineral manual. Academic Press, London

33. Klippel J, Dieppe P (eds)(1998) Rheumatology, 2nd edn. Mosby, London
34. Kosolapoff G, Maier L (eds)(1976) Organic phosphorus compounds VII. Wiley & Sons, New York
35. Lane NE (1999) The osteoporosis book. Oxford Univ Press, New York
36. Marcus R, Feldman D, Kelsey J (eds)(1996) Osteoporosis. Academic Press, San Diego
37. Martin B, Burr D, Sharkey N (eds)(1998) Skeletal tissue mechanics, Springer, Berlin Heidelberg New York Tokio
38. McDermott M, Zapalowski C, Miller P (eds)(2004) Osteoporosis. Hanley & Belfus, St. Louis
39. Mehta J, Singhal S (eds)(2003) Myeloma. Martin Dunitz, London
40. Meunier PJ (1998) Osteoporosis: Diagnosis and management. Martin Dunitz, London
41. Meunier PJ (1999) Evidence based medicine and osteoporosis. Int J Clin Pract 53(2):122–129
42. Mundy G (1999) Bone Remodelling and its Disorders, 2nd edn. Martin Dunitz, London
43. Murray D (1999) Outcome studies of hip replacement. EFORT 4:83–87
44. Notelovitz M (1999) Osteoporosis: Prevention, diagnosis and management. Professional Communications, Caddo
45. Nowrousian M (Hrsg)(2000) Supportive Therapie in der Onkologie. Zuckschwerdt, München
46. Orwoll E (ed)(1999) Osteoporosis in men. Academic Press, San Diego
47. Pollähne W, Bröll H, Burckhardt P, Delling G, Minne HW (Hrsg)(1999) Therapie primärer und sekundärer Osteoporosen. Thieme, Stuttgart
48. Pollähne W, Grieser T, Pfeifer M, Minne HW (Hrsg)(1996) Diagnostik und Differentialdiagnostik primärer und sekundärer Osteoporosen. Thieme, Stuttgart
49. Recker R, Masarachia P, Santora A et al. (2005) Trabecular bone microarchitecture after alendronate treatment of osteoporotic women. Curr Med Res Opin 21:185–194
50. Reiser M, Peters PE (Hrsg)(1995) Radiologische Differentialdiagnose der Skeletterkrankungen. Thieme, Stuttgart
51. Resnick D (1995) Diagnosis of bone and joint disorders. Saunders, Philadelphia
52. Revell P (1986) Pathology of bone. Springer, Berlin Heidelberg New York Tokio
53. Ringe JD (1995) Osteoporose. Thieme, Stuttgart
54. Ringe JD (2000) Osteoporose Dialog. Thieme, Stuttgart
55. Ringe JD, Burckhardt P (Hrsg)(1999) VitaminD/Calcium in der Osteoporosetherapie. Thieme, Stuttgart
56. Ringe JD, Meunier PJ (eds)(1996) Osteoporotic fractures in the elderly. Thieme, Stuttgart
57. Römpp H (1966) Chemie Lexikon. Franckh'sche Verlagshandlung, Stuttgart
58. Rosen C, Glowacki J, Bilzikian J (eds)(1999) The aging skeleton. Academic Press, San Diego
59. Rubens R, Fogelman I (eds)(1991) Bone metastases. Springer, Berlin Heidelberg New York Tokio
60. Rubens R, Mundy G (eds)(2000) Cancer and the skeleton. Martin Dunitz, London

61. Schild HH, Heller M (Hrsg)(1996) Osteoporose. Thieme, Stuttgart
62. Schinz HR et al. (Hrsg)(1979) Lehrbuch der Röntgendiagnostik, Bd II/Teil 1: Skelett. Thieme, Stuttgart
63. Seibel M, Robins S, Bilezikian J (eds)(1997) Dynamics of bone and cartilage metabolism. Academic Press, San Diego
64. Seibel MJ, Stracke H (Hrsg)(1997) Metabolische Osteopathien. Schattauer, Stuttgart
65. Thomas L (ed)(1998) Clinical laboratory diagnostics. TH-Books, Frankfurt am Main
66. Werle J (Hrsg)(1995) Osteoporose und Bewegung. Springer, Berlin Heidelberg New York Tokio
67. Willert H-G, Buchhorn G (1999) The biology of the loosening of hip implants. EFORT 4:58–82
68. Willis R (1973) The spread of tumours in the human body. Butterworths, London
69. Wilmanns W, Huhn D, Wilms K (2000) Internistische Onkologie. Thieme, Stuttgart
70. Wüster C, Ziegler R (Hrsg)(1993) Knochenmetastasen: Pathophysiologie, Diagnostik und Therapie. Zuckschwerdt, München

Ausgewählte Artikel aus Zeitschriften, geordnet nach Kapiteln

1, 2: Knochen und Knochenkrankheiten

1. Ahlborg H, Johnell O, Turner C et al. (2003) Bone loss and bone size after menopause. N Engl J Med 349:327–334
2. Ammann P, Rizzoli R (2003) Bone strength and its determinants. Osteoporos Int 14 (Suppl 3):S13–S18
3. Banse X (2002) When density fails to predict bone strength. Acta Orthop Scand 73 (Suppl 303):S2–S53
4. Bauer D (2003) HMG CoA reductase inhibitors and the skeleton: a comprehensive review. Osteoporos Int 14:273–282
5. Boivin G, Meunier P (2003) The mineralisation of bone tissue: A forgotten dimension in osteoporosis research. Osteoporos Int 14 (Suppl 3):S19–S24
6. Bone C, Einhorn T (2003) Overview of osteoporosis: Pathophysiology and determinants of bone strength. Eur Spine J 12:S90–S96
7. Bonewald L (2003) Osteocyte biology. Curr Opin Orthop 14:311–316
8. Bouxsein M (2003) Bone quality: Where do we go from here? Osteoporos Int 14:S118–S127
9. Boyle W, Simonet W, Lacey D (2003) Osteoclast differentiation and activation. Nature 423:337–341
10. Browner W, Lui L, Cummings S (2001) Associations of serum osteoprotegerin levels with diabetes, stroke, bone density, fractures, and mortality in elderly women. J Clin Endocrinol Metab 86:631–637

11. Brumsen C, Papapoulos S, Lentjes E et al. (2002) A potential role for the mast cell in the pathogenesis of idiopathic osteoporosis in men. Bone 31:556–561
12. Buckwalter J, Glimcher M, Cooper R, Recker R (1995) Bone biology: Part I: Structure, blood supply, cells, matrix and mineralisation. J Bone Joint Surg 77A:1256–1275
13. Burr D (2002) The contribution of the organic matrix to bone's material properties. Bone 31:8–11
14. Currey J (2003) Perspective: How well are bones designed to resist fracture. J Bone Miner Res 18:591–598
15. Donahue H (2000) Gap junctions and biophysical regulation of bone cell differentiation. Bone 26:417–422
16. Faulkner K (2000) Bone matters: are density increases necessary to reduce fracture risk? J Bone Miner Res 15:183–187
17. Flier J (2002) Is brain sympathetic to bone? Nature 420:619–622
18. Frank G (2003) Role of estrogen and androgen in pubertal skeletal physiology. Med Pediatr Oncol 41:217–221
19. Harada S, Rodan G (2003) Control of osteoblast function and regulation of bone mass. Nature 423:349–355
20. Hofbauer L, Heufelder A (2001) Role of receptor activator of nuclear factor-kB ligand and osteoprotegerin in bone cell biology. J Mol Med 79:243–253
21. Hofbauer L, Heufelder A (2001) The role of osteoprotegerin and receptor activator of nuclear factor kB ligand in the pathogenesis and treatment of rheumatoid arthritis. Arthritis Rheumatism 44:253–259
22. Hofbauer L, Khosla S, Dunstan C et al. (2000) The roles of osteoprotegerin and osteoprotegerin ligand in the paracrine regulation of bone resorption. J Bone Miner Res 15:2–12
23. Hofbauer L, Kühne C, Viereck V (2004) The OPG/RANKL/RANK system in metabolic bone disease. J Musculoskel Neuron Interact 4:268–275
24. Hofbauer L, Schoppet M (2004) Clinical implications of the osteoprotegerin/RANKL/RANK system for bone and vascular diseases. JAMA 292:490–495
25. James J, Steijn-Myagkaya G (1986) Death of osteocytes. Electron microscopy after in vitro ischaemia. J Bone Joint Surg (B) 68:620–624
26. Khosla S (2001) Minreview: the OPG/RANKL/RANK system. Endocrinology 142:5050–5055
27. Manolagas S (2000) Birth and death of bone cells: Basic regulatory mechanisms and implications for the pathogenensis and treatment of osteoporosis. Endocrine Rev 21:115–137
28. Miller P, Baran D, Bilezikian J et al. (1999) Practical clinical application of biochemical markers of bone turnover. J Clin Densitometry 2:323–342
29. Mukherjee A, Shalet S (2003) Growth hormone replacement therapy (GHRT) in children and adolescents: skeletal impact. Med Pediatr Oncol 41:235–242
30. Nuttall M, Gimble J (2000) Is there a therapeutic opportunity of either prevent or treat osteopenic disorders by inhibiting marrow adipogenesis? Bone 27:177–184
31. Onley R (2003) Regulation of bone mass by growth hormone. Med Pediatr Oncol 41:228–234
32. Orwell E (2003) Men, bone and estrogen: unresolved issues. Osteoporos Int 14:93–98

33. Parfitt A, Mundy G, Roodman G et al. (1996) A new model for the regulation of bone resorption, with particular reference to the effects of bisphosphonates. J Bone Miner Res 11:150–159

34. Reid R (2003) Bisphosphonates: new indications and methods of administration. Curr Opin Rheumatol 15:458–463

35. Riggs L (2000) The mechanisms of estrogen regulation of bone resorption. J Clin Invest 106:1203–1204

36. Rodan G, Martin J (2000) Therapeutic approaches to bone diseases. Science 289:1508–1514

37. Seaman E (2003) Reduced bone formation and increased bone resorption: rational targets for the treatment of osteoporosis. Osteoporos Int 14(Suppl 3):S2–S8)

38. Seaman E (2003) Periosteal bone formation – a neglected determinant of bone strength. N Engl J Med 349:320–323

39. Smith S, Heer M (2002) Calcium and bone metabolism during space flight. Nutrition 18:849–852

40. Takeda S, Elefteriou F, Levasseur R et al. (2002) Leptin regulates bone formation via the sympathetic nervous system. Cell 111:305–317

41. Turner C (2002) Biomechanics of bone: determinants of skeletal fragility and bone quality. Osteoporos Int 13:97–104

42. Turner C (2002) Mechanotransduction in skeletal cells. Curr Opin Orthop 13: 363–367

43. Young M (2003) Bone matrix proteins: their function, regulation,and relationship to osteoporosis. Osteoporos Int 14 (Suppl 3):S35–S42

44. Zaidi M, Blair H, Moonga B et al. (2003) Osteoclastogenesis, bone resorption, and osteoclast-based therapeutics. J Bone Miner Res 18:599–609

45. Zaidi M, Moonga B, Sun l et al. (2003) Understanding osteoclast formation and function: implications for future therapies for osteoporosis. Curr Opin Orthop 14:341–350

3: Bisphosphonate

1. Agarwala A, Sule A, Pai B (2002) Alendronate in the treatment of avascular necrosis of the hip. Rheumatology 41:346–352

2. AkdÄ (2004) Osteonekrosen des Kiefers unter Bisphosphonaten. Dtsch Ärztebl 101:A2203

3. AkdÄ (2005) Bisphosphonate und Knochennekrosen. Dtsch Ärztebl 102:B449

4. Baier J (1995) Bisphosphonate – zelluläre Wirkmechanismen. Einflüsse auf Mediatoren des Immunsystems. Tumordiagn Ther 16:128–133

5. Barrett J, Worth E, Bauss F, Epstein S (2004) Ibandronate: a clinical pharmacological and pharmacokinetic update. J Clin Pharmacol 44:951–965

6. Bassett C, Donath A, Macagno F et al. (1969) Diphosphonates in the treatment of myositis ossificans. Lancet II:845 s

7. Bauer D (2003) HMG CoA reductase inhibitors and the skeleton: a comprehensive review. Osteoporos Int 14:273–282

8. Bauss F, Schenk R, Hort S et al. (2004) New model for simulation of fracture repair in full-grown beagle dogs: model characterization and results from a long-term study with ibandronate. J Pharmacol Toxicol Methods 50:25–34

9. Beek van E, Pieterman E, Cohen L et al.(1999) Farnesyl pyrophosphate synthase is the molecular target of nitrogen-containing bisphosphonates. Biochem Biophysical Res Commun 264:108–111

10. Bergner R, Henrich D, Hoffmann M et al. (2005) High bone binding capacity of ibandronate in hemodialysis patients. Cancer Treatment Rev 31:S45

11. Berthold H, Diehl I, Gouni-Berthold I (2004) „Phossy jaw" revisited – do bisphosphonates cause „biphossy jaws". Drug Safety 101:27:920

12. Blaser B, Worms K (1960) Application of organic acylation products of phosphorous acids or their derivates as complexing agents for metal ions. May 25, Henkel and Co. 1, 080, 235

13. Blomen L (1995) History of bisphosphonates: discovery and history of the non-medical uses of bisphosphonates. In: Bijvoet O, Fleisch H, Canfield R, Russell R (eds) Bisphosphonate on bones. Elsevier, Amsterdam, pp 111–124

14. Briner W, Francis M, Wider J (1971) The control of dental calculus in experimental animals. Int Dent 21:61–73

15. Brumsen C, Hamdy N, Papapoulos S (1997) Long-term effects of bisphosphonates on the growing skeleton, Medicine 76: 266–283

16. Bukata S, Healey J (2004) Bisphosphonates: a practical guide. Current Opinion in Orthopaedics 15:376–377

17. Carter G, Goss A (2003) Bisphosphonates and avascular necrosis of the jaws. Aust Dent J 48:268

18. Chang J, Green L, Beitz J (2003) Renal failure with the use of zoledronic acid. N Engl J Med 349:1676–1679

19. Coxon F, Helfrich M, Larijani B et al. (2001) Identification of a novel phosphonocarboxylate inhibitor of Rab geranylgeranyl transferase that specifically prevents Rab prenylation in osteoclasts ans macrophages. J Biolos Chem 276: 48213–48222

20. Doetsch A, Faber J, Lynnerup N et al. (2004) The effect of calcium and vitamin D3 supplementation on the healing of the proximal humerus fracture: a randomized placebo-controlled study. Calcif Tissue Int 75: 183–188

21. Dooley M, Balfour J (1999) Ibandronat. Drugs 57:101–108

22. Dunford J, Thompson K, Coxon F et al. (2001) Structure-activity relationships for inhibition of farnesyl diphosphate synthase in vitro and inhibition of bone resorption in vivo by nitrogen-containing bisphosphonates. J Pharm Exper Therap 296:235–242

23. Dunn C, Galinet L, Wu H et al. (1993) Demonstration of novel anti-arthritic and anti-inflammatory effects of diphosphonates. J Pharmacol 266:1691–1698

24. Ebetino F, Francis M, Rogers M, Russell R (1998) Mechanisms of action of etidronate and other bisphosphonates. Rev Contemp Pharmacother 9:233–243

25. Fleisch H (1998) Bisphosphonates: Mechanisms of action of bisphosphonates. Endocr Rev 19:80–100

26. Fleisch H, Russell R, Bisaz S et al. (1970) The inhibitory effect of phosphonates on the formation of calcium phosphate crystals in vitro and on aortic and kidney calcification in vivo. Eur J Clin Invest. 1:12–18

27. Fleisch H (2001) Can bisphosphonates be given to patients with fractures? J Bone Miner Res 16:437–440
28. Francis M, Hovancik K, Boyce R (1989) A diphosphonate which prevents bone erosion and preserves joint architecture in experimental arthritis. Int J Tissue React 11:239–252
29. Francis M, Russell R, Fleisch H (1996) Diphosphonates inhibit formation of calcium phosphate crystals in vitro and pathological calcification in vivo. Science 165:1264–1266
30. Glorieux F (2000) Bisphosphonate therapy for severe osteogenesis imperfecta. J Pediatr Endocrinol Metab 13 (Suppl 2):989–992
31. Goodship A, Walker P, McNally D (1994) Use of bisphosphonate (pamidronate) to modulate fracture repair in ovine bone. Ann Oncol 5 (Suppl 7):S53–55
32. Green J, Rogers M (2002) Pharmacologic profile of zoledronic acid: a highly potent inhibitor of bone resorption. Drug Dev Res 55:210–224
33. Hirschberg R (2004) Nephrotoxicity of third-generation, intravenous bisphosphonates. Toxicology 196:165–167
34. Kinne R, Schmidt-Weber C, Hoppe R et al. (1995) Long-term amelioration of rat adjuvant arthritis following systemic elimination of macrophages by clodronate-containing liposomes. Arthritis Rheum 38:1777–1790
35. Li J, Mori S, Kaji Y et al. (1999) Effect of bisphosphonate (incadronate) on fracture healing of long bones in rats. J Bone Miner Res 14:969–979
36. Lin J (1996) Bisphosphonates: A review of their pharmacokinetic properties. Bone, 18:75–85
37. Lyubimova N, Kushlinsky N, Lichinitser M, Schlosser K (2003) Renal safety of intravenous ibandronic acid. Clin Drug Invest 23:707–716
38. Manolagas S (2000) Corticosteroids and fractures: A close encounter of the third cell kind. J Bone Miner Res 15:1001–1005
39. Markowitz, G, Fine P, Stack J et al. (2003) Toxic acute tubular necrosis following treatment with zoledronate (Zometa). Kidney Int 64:281–289
40. Marx R (2003) Pamidronate (Aredia) and zoledronate (Zometa) induced avascular necrosis of the jaws: a growing epidemic. J Oral Maxillofac Surg 61:1115–1117
41. Menschutkin N (1865) Ueber die Einwirkung des Chloracetyls auf phosphorige Säure. Ann Chem Pharm 133:317–320
42. Migliorati C (2003) Bisphosphonates and oral cavity avascular bone necrosis. J Clin Oncol 21:4253–4254
43. Nakashima A, Yorioka N, Tanji C et al. (2003) Bone mineral density may be related to atherosclerosis in hemodialysis patients. Osteoporos. Int 14:369–373
44. Nancollas G, Mangood, G Gaafer E et al.(2002) Comparative mineral binding affinities of selecteed bisphosphonates. Osteoporos Int 13:S51
45. Odvina C, Zerwekh J, Rao S et al. (2004) Severely suppressed bone turnover: a potential complication of alendronate therapy. J Clin Endocrinol Metabol 2004-0952 (Abstract)
46. Österman T, Kippo K, Lauren L et al. (1994) Effect of clodronate on established adjuvant arthritis. Rheumatol Int 14:139–147
47. Parhami F, Tintut Y, Patel J et al. (2001) Regulation of vascular calcification in atherosclerosis. Z Kardiol 90 Suppl 3:27–30

48. Pecherstorfer M, Jilch R, Sauty A et al. (2000) Effect of first treatment with aminobisphosphonates pamidronate and ibandronate on circulating lymphocyte subpopulation. J Bone Miner Res 15:147–154
49. Price P, Faus S, Williamsson M. (2001) Bisphosphonates alendronate and ibandronate inhibit artery calcification at doses comparable to those that inhibit bone resorption. Arterioscler Thromb Vasc Biol 21:817–824
50. Rodan G (1998) Mechanisms of action of bisphosphonates. Annu Rev Pharmacol Toxicol 38:375–388
51. Rodan G, Fleisch H (1998) Bisphosphonates: mechanisms of action. J Clin Invest 97:2692–2696
52. Rogers M, Gordon S, Benford H (2000) Cellular and molecular mechanisms of action of bisphosphonates. Cancer 88:2961–2978
53. Ruggiero S, Mehrotra B, Rosenberg T, Engroff S (2004) Osteonecrosis of the jaws associated with the use of bisphosphonates: a review of 63 cases. J Oral Maxillofac Surg 62:527–534
54. Russell R, Rogers M, Frith J et al. (1999) The pharmacology and new insights into their mechanisms of action. J Bone Miner Res 14 (Suppl 2):53–65
55. Schwartz H (2004) Osteonecrosis and bisphosphonates : correlation versus causation. J Oral Maxillofac Surg 62:763
56. Shinoda H, Adamek G, Felix R et al. (1983) Structure-activity relationships of various bisphosphonates. Calcif Tissue Int 35:196–214
57. Tarassoff P, Csermak K (2003) Avascular necrosis of the jaws : risk factors in metastatic cancer patients J Oral MaxillofacSurg 61:1238–1239
58. Thompson K, Rogers M (2004) Statins prevent bisphosphonate-induced γ,δ-T-cell proliferation and activation in vitro. J Bone Miner Res 19:278–288
59. Von Beyer H, Hofmann K (1897) Acetodiphosphorige Säure. Ber Dtsch Chem Ges 30:1973–1978
60. Weinstein R, Jilka R, Parfitt M et al. (1998) Inhibition of osteoblastogenesis and promotion of apoptosis of osteoblasts and osteocytes by glucocorticoids. J Clin Invest 102:274–282

4: Osteoporosesyndrom

1. Adami S, Felsenberg D, Christiansen C et al. (2004) Efficacy and safety of ibandronate given by intravenous injection once every 3 months. Bone 34:881–889
2. Adami S, Viapiana O (20003) Ibandronate: new options in the treatment of osteoporosis. Drugs of Today 39:877–886
3. Bartl R (2003) Management der manifesten Osteoporose – eine neue Verantwortung für den Unfallchirurgen! Unfallchirurg 106:525
4. Bartl R, Bartl C, Mutschler W (2003) Diagnostik und Therapie der Osteoporose: Strategie für eine effiziente Prävention von Folgefrakturen. Unfallchirurg 106:526–541
5. Bartl R, Goette S, Hadji P, Hammerschmidt T (2005) Persistance and compliance with daily- and weekly-administered bisphosphonates for osteoporosis in Germany. Osteoporos Int 16 (Suppl 3):P195

6. Bauss F, Russell G (2004) Ibandronate in osteoporosis: preclinical data and rationale for intermittent dosing. Osteoporos Int 15:423–433

7. Bekker P, Holloway D, Rasmussen A et al. (2004) A single-dose placebo-controlled study of AMG 162, a fully human monoclonal antibbody to RANKL, in postmenopausal women. J Bone Miner Res 19:1059–1066

8. Bestehorn K, Raspe H, Götte S et al. (2002) Berücksichtigung der Osteoporose bei der Therapie nicht-vertebraler Frakturen – Pilotstudie zum FX-Register. Z Rheumatol 61 (Suppl 1):80

9. Bestehorn K, Zink A, Dreher R et al. (2002) Pharmakotherapie bei postmenopausaler Osteoporose. Analyse der Versorgungssituation. Z ärztl Fortbild Qual Sicherung 96:699–704

10. Black D, Greenspan S, Ensrud K et al. (2003) The effects of parathyroid hormone and alendronate alone or in combination in postmenopausal osteoporosis. N Engl J Med 349:1207–1215

11. Bone H, Hosking D, Devogelaer J-P et al. (2004) Ten years' experience with alendronate for osteoporosis in postmenopausal women. N Engl J Med 350: 1189–1199

12. Bonnick S (2000) Monitoring osteoporosis therapy with bone densitometry: a vital tool or regression toward mediocracy? J Clin Endocrinol Metab 10:343–345

13. Borah, B, Dufresne T, Chmielewski P et al. (2004) Risedronate preserves bone architecture in postmenopausal women with osteoporosis as measured by three-dimensional microcomputed tomography. Bone 34:736–746

14. Borderi M, Farneti B, Tampellini L et al. (2002) HIV-1, HAART and bone metabolism. New Microbiol 25:375–384

15. Brecht J, Schädlich P (2000) Krankheitslast durch Osteoporose in Deutschland. HEPAC 1:26–32

16. Chesnut C, Skag A, Christiansen C et al. (2004) Effects of oral ibandronate administered daily or intermittently on fracture risk in postmenopausal osteoporosis. J Bone Miner Res 19:1241–1249

17. Chevrel G, Meunier P (2001) Osteogenesis imperfecta: lifelong management is imperative and feasible. Oint Bone Spine 68:125–129

18. Cohen A, Shane E (2003) Osteoporosis after solid organ and bone marrow transplantation. Osteoporos Int 14:617–630

19. Coulombe J, Faure H, Robin B, Ruat M (2004) In vitro effects of strontium ranelate on the extracellular calcium-sensing receptor. Biochem Biophys Res Comm 323:1184–1190

20. Cranney A, Guyatt G, Griffith L et al. (2002) IX: Summary of meta-analyses of therapies for postmenopausal osteoporosis. Endocrine Reviews 23:570–578

21. Cummings S, Black D, Nevitt M et al. (1993) Bone density at various sites for prediction of hip fractures. The study of Osteoporotic Fractures Research Group. Lancet 341:72–75

22. Cummings S, Karpf D, Harris F et al. (2002) Improvements in spine bone density and reduction in risk of vertebral fractures during treatment with antiresorptive drugs. Am J Med 114:281–289

23. Delmas P (2000) How does antiresorptive therapy decrease the risk of fracture in women with osteoporosis. Bone 27:1–3

24. Delmas P, Rizzoli R, Cooper C (2005) Treatment of patients with postmeno-pausal osteoporosis is worthwile. The position of the International Osteoporo-sis Foundation. Osteoporos Int 16:1–5

25. DVO (2003) Die Leitlinien des Dachverbandes Osteologie zur Osteoporose. Huber, Bern

26. Eastell R, Hannon R, Chines A et al. (2003) Relationship of early changes in bone resorption to the reduction in fracture risk with risedronate. J Bone Miner Res 18:1051–1056

27. Epstein S (2005) The roles of bone mineral density, bone turnover, and other properties in reducing fracture risk during antiresorptive therapy. Mayo Clin Proc 80:379–388

28. Epstein S, Inzerillo A, Caminis J, Zaidi M (2003) Disorders associated with acute rapid and severe bone loss. J Bone Miner Res 18:2083–2094

29. Fleisch H (2001) Can bisphosphonates be given to patients with fractures? J Bone Miner Res 16:437–440

30. Follin S, Black J, McDermott M (2003) Lack of diagnosis and treatment of osteoporosis in men and women after hip fracture. Pharmacotherapy 23:190–198

31. Franck H, Boszczyk B, Bierschneider M, Jaksche H (2003) Interdisciplinary approach to balloon kyphoplasty in the treatment of osteoporotic vertebral compression fractures. Eur Spine J 12:S163-S167

32. Freedman K, Kaplan F, Bilker W et al. (2000)Treatment of osteoporosis: are physicians missing an opportunity? J Bone Joint Surg 82A:1063–1070

33. Fuleihan G (2004) Strontium Ranelate – A novel therapy for osteoporosis or a permutation of the same? N Engl J Med 350:504–506

34. Gardner M, Flik K, Mooar P et al. (2002) Improvement in the undertreatment of osteoporosis following hip fracture. J Bone Joint Surgery 84:1342–1348

35. Götte S, Dittmar K (2001) Epidemiologie und Kosten der Osteoporose. Ortho-päde 30:402–404

36. Gourlay M, Richy F, Reginster J (2003) Strategies for the prevention of hip fractures. Am J Med 115:309–317

37. Grados F, Depriester C, Cayrolle G et al. (2000) Long-term observations of ver-tebral osteoporotic fractures treated by percutaneous vertebroplasty. Rheuma-tology 39:1410–1414

38. Grady D (2003) Postmenopausal hormones – therapy for symptoms only. N Engl J Med 348:1835–1837

39. Guaraldi G, Ventura P, Albuzza M et al. (2000) Pathologic fractures in AIDS-patients with osteopenia and osteoporosis induced by antiretroviral therapy. AIDS 15:137–141

40. Guaraldi G, Ventura P, Albuzza M et al. (2001) Alendronate treatment for osteo-porosis in patients infected with human immunodeficiency virus. CID 33:414

41. Harrington J, Ste-Marie L, Brandi M et al. (2004) Risedronate rapidly reduces the risk for nonvertebral fractures in women with postmenopausal osteoporo-sis. Calcif Tissue Int 74:129–135

42. Häuselmann H, Rizzoli R (2003) A comprehensive review of treatments for postmenopausal osteoporosis. Osteoporos Int 14:2–12

43. Heinemann D (2000) Osteoporosis. An overview of the National Osteoporosis Foundation clinical practice guide. Geriatrics 55:31–36

44. Hennings TH (2000) Prophylaxe des periprothetischen Knochenschwundes durch frühen postoperativen Einsatz von Alendronat – Randomisierte, prospektive, kontrollierte 12-Monate follow-up Studie. Osteologie 9 (Suppl 1):75

45. Hochberg M, Greenspan S, Wasnich R et al. (2002) Changes in bone density and turnover explain the reductions in incidence of nonvertebral fractures that occur during treatment with antiresorptive agents. J Clin Endocrinol Metab 87:1586–1592

46. Hochberg M, Ross P, Cummings S et al. (1999) Larger increases in bone mineral density during alendronate therapy are associated with a lower risk of new vertebral fractures in women with postmenopausal osteoporosis. Fracture Intervention Trial Research Group. Arthritis Rheum 42:1246–1254

47. Hochberg M, Greenspan S, Wasnich R et al. (2002) Changes in bone density and turnover explain the reductions in incidence of non-vertebral fractures that occur during treatment with antiresorptive agents. J Clin Endocrinol Metab 87:1586–1592

48. Hosking D, Adami S, Felsenberg D et al. (2003) Comparison of change in bone resorption and bone mineral density with once-weekly alendronate and daily risedronatee: a randomised, placebo-controlled study. Curr Res Opin 19:P1-P12

49. Kamel H, Hussain M, Tariq S et al. (2000) Failure to diagnose and treat osteoporosis in elderly patients hospitalized with hip fracture. Am J Med 109:326–328

50. Kaufman J, Bolander M, Bunta A et al. (2003) Barriers and solutions to osteoporosis care in patients with a hip fracture. J Bone Joint Surg 85A:1837–1843

51. Kemmler W, Engelke K, Weineck J et al. (2003) The Erlangen fitness osteoporosis prevention study: a controlled exercise trial in early postmenopausal women with low bone density-first-year results. Arch Phys Med Rehabil 84:673–682

52. Key L, Ries W, Madyastha P, Reed F (2003) Juvenile osteoporosis: recognizing the risk. J Pediatr Endocrinol Metab 16 (Suppl 3):683–686

53. Knobel H, Guelar A, Vallecillo G et al. (2001) Osteopenia in HIV-infected patients: is it the disease or is it the treatment? AIDS 15:807–808

54. Lane J, Gardner M, Lin J et al. (2003) The aging spine: new technologies and therapeutics for the osteoporotic spine. Eur Spine J 12:S147-S154

55. Lenchik L, Kiebzak G, Blunt B (2002) What is the role of serial BMD measurements in patients? J Clin Densitom 5 (Suppl 1)

56. Lindsay R (2004) Bone loss after cardiac transplantation. N Engl J Med 350:751–754

57. Marcus R, Wong M, Heath H et al. (2002) Antiresorptive treatment of postmenopausal osteoporosis: comparison of study designs and outcomes in large clinical trials with fracture as an endpoint. Endocrine Rev 23:16–37

58. Martin A, Sornay-Rendu E, Chandler J et al. (2002) The impact of osteoporosis on quality-of-life : the OFELY cohort. Bone 31:32–36

59. Mehl B, Delling G, Schlindwein I et al. (2002) Korrelieren biochemische Knochenstoffwechselmarker mit einer histologisch gesicherten High- bzw Low-Turnover-Osteoporose? Med Klin 97:588–594

60. Mei J, Yeung S, Kung A (2001) High dietary phytoestrogen intake is associated with higher bone mineral density in postmenopausal but not premenopausal women. J Clin Endocrinol Metab 86:5217–5221

61. Meunier P, Roux C, Seeman E et al. (2004) The effects of strontium ranelate on the risk of vertebral fracture in women with postmenopausal osteoporosis. N Engl J Med 350:459–468

62. Meunier PJ (1999) Evidenzbasierte Medizin und Osteoporose: Vergleich randomisierter klinischer Osteoporose-Studien hinsichtlich der Reduktion des Frakturrisikos. Nachdruck aus Int J Clin Pract 53 (2):122–129

63. Miller P (2004) Combination therapy for osteoporosis:parathyroid hormone and bisphosphonates. Current Opinion in Orthopaedics 15:389–395

64. Miller P, Zapalowski C, Kulak C et al. (1999) Bone densitometry: the best way to detect osteoporosis and to monitor therapy. J Clin Endocrinol Metab 84:1867–1871

65. Minne H, Pfeifer M (2003) Evidenzbasierte Therapie der Osteoporose. Dtsch Med Wochenschr 128:931–934

66. Mora S, Sala N, Bricalli D et al. (2001) Bone mineral loss through increased bone turnover in HIV-infected children treated with highly active antiresorptive therapy. AIDS 15:1823–1829

67. Namkung-Matthal H, Appleyard R, Jansen J et al. (2001) Osteoporosis influences the early period of fracture healing in a rat osteoporotic model. Bone 28:80–86

68. Neer R, Arnaud C, Zanchetta J et al. (2001) Effect of parathyroid hormone (1–34) on fractures and bone mineral density in postmenopausal women with osteoporosis. N Engl J Med 344:1434–1441

69. Orwoll E, Ettinger M, Weiss S et al. (2000) Alendronate for the treatment of osteoporosis in men. N Engl J Med 343:604–610

70. Pasco J, Henry M, Sanders K et al. (2004) Beta-adrenergic blockers reduce the risk of fracture partly by increasing bone mineral density:Geelong Osteoporosis Study. J Bone Miner Res 19:19–24

71. Paton N, Macallan D, Griffin G, Pazianas M (1997) Bone mineral density in patients with human immunodeficiency virus infection. Calcif Tissue Int 61:30–32

72. Pfeifer M, Lehmann R, Minne H (2001) Die Therapie der Osteoporose aus dem Blickwinkel einer auf Evidenz basierenden Medizin. Med Klin 96:270–280

73. Rauch F, Plotkin H, Zeitlin L, Glorieux F (2003) Bone mass, size and density in children and adolescence with osteogenesis imperfecta: effect of intravenous pamidronate therapy. J Bone Miner Res 18:610–614

74. Recker R, Reginster J, Delmas P (2003) A new dosing concept for bisphosphonate therapy: rationale and design for the Monthly Oral iBandronate In LadiEs (MOBILE) study. J Bone Miner Res 18 (Suppl 2):261

75. Recker R, Weinstein R, Chesnut III, C et al. (2004) Histomorphometric evaluation of daily and intermittent oral ibandronate in women with postmenopausal osteoporosis: results from the BONE study. Osteoporos Int 15:231–237

76. Recker R, Masarachia P, Santora A et al. (2005) Trabecular bone microarchitecture after alendronate treatment of osteoporotic women. Curr Med Res Opin 21:185–194

77. Reginster J, Meunier P (2003) Strontium ranelate phase 2 dose-ranging studies: PREVOS and STRATOS studies. Osteoporos Int 14 (Suppl 3):S56–S65

78. Reginster J, Wiese C, Wilson K (2003) Oral monthly ibandronate decreases bone turnover in postmenopausal women with low bone mass: results from the Monthly Oral Pilot Study (MOPS). Osteoporos Int 14 (Suppl 7):5

79. Reid I, Brown J, Burckhardt P (2002) Intravenous zoledronic acid in post-menopausal women with low bone mineral density. N Engl J Med 346:653–661

80. Richy F, Bousquet J, Eherlich G et al. (2003) Inhaled corticosteroid effects on bone in asthmatic and COPD patients : a quantitative systematic study. Osteoporos Int 14:179–190

81. Riggs L, Parfitt M (2005) Drugs used to treat osteoporosis: the critical need for a uniform nomenclature based on their action on bone remodeling. J Bone Miner Res 20:177–184

82. Riis B, Ise J, Stein T von et al. (2001) Ibandronate: a comparison of oral daily dosing versus intermittent dosing in postmenopausal osteoporosis. J Bone Miner Res. 16:1871–1878

83. Ringe J, Dorst A, Faber H et al. (2003) Three-monthly ibandronate bolus injection offers favourable tolerability and sustained efficacy advantage over two years in established corticosteroid-induced osteoporosis. Rheumatology 42:1–7

84. Ringe JD, Dorst A, Faber H, Ibach K (2004) Alendronate treatment of establis-hed primary osteoporosis in men: 3-year results of a prospective, comparative, two-arm study. Rheumatol Int 24:110–113

85. Rosen C, Black D, Greenspan S (2004) Perspective: Vignettes in osteoporosis: a road map to successful therapeutics. J Bone Miner Res 19:3–10

86. Rosen C, Hochberg M, Bonnik S et al. (2005) Treatment with once-weekly alen-dronate 70 mg compared with once-weekly risedronate 35 mg in women with postmenopausal osteoporosis: a randomized double-blind study. J Bone Miner Res 20:141–151

87. Roux C, Seeman E, Eastell R et al. (2004) Efficacy of risedronate on clinical ver-tebral fractures within six months. Current Med Res Opinion 20:433–439

88. Saag K, Emkey R, Schnitzer T et al. Alendronate for the treatment of glucocor-ticoid-induced osteoporosis. N Engl J Med 339:292–299

89. Sambrook P, Geusens P, Ribot C et al. (o. J.) Alendronate produces greater effects than raloxifene on bone density and bone turnover in postmenopausal women with low bone density: results of EFFECT (Efficacy of FOSAMAX® ver-sus EVISTA® Comparison Trial) International. J Intern Med 255:503–511

90. Schimmer R, Bauss F (2003) Effect of daily and intermittent use of ibandronate on bone mass and bone turnover in postmenopausal osteoporosis: a review of three phase II studies. Clin Therapeutics 25:19–34

91. Scrammel B (1999) Alendronate prevents periprosthetic bone loss – 2 year results. J Bone Mineral Res 14 (Suppl 1):341

92. Setchell K, Lydeking-Olsen E (2003) Dietary phytoestrogens and their effect on bone: evidence from in vitro and in vivo, human observational, and dietary intervention studies. AM J Clin Nutr 78 (Suppl):593S–609S

93. Sherman P (2003) Osteoporosis and young women. Curr Opin Orthop 14:440–444

94. Siebler T, Shalet S, Robson H (2002) Effects of chemotherapy on bone metabo-lism and skeletal growth. Horm Res 58 (Suppl 1):80–85

95. Siminoski K, Fitzgerals A, Flesch G et al. (2000) Intravenous pamidronate for treatment of reflex sympathetic dystrophy during breast feeding. J Bone Miner Res 15:2052–2055
96. Siris E, Chen Y, Abbott T et al.(2004) Bone mineral density thresholds for pharmacological intervention to prevent fractures. Arch Intern Med 164:1108–1112
97. Smith I, Dowsett M (2003) Aromatase inhibitors in breast cancer. N Engl J Med 348:2431–2442
98. Smith M, Eastham J, Gleason D et al. (2003) Randomized controlled trial of zoledronic acid to prevent bone loss in men receiving androgen deprivation therapy for nonmetastatic prostate cancer. J Urology 169:2008–2012
99. Smith S, Wastney M, O'Brien K et al. (2005) Bone markers, calcium metabolism, and calcium kinetics during extended-duration space flight on the Mir Space Station. J Bone Miner Res 20:208–218
100. Strewler G (2004) Decimal point – osteoporosis therapy at the 10-year mark. N Engl J Med 350:1172–1174
101. Tebas P, Powderly W, Claxton S et al. (2000) Accelerated bone mineral loss in HIV-infected patients receiving potent antiviral therapy. AIDS 14:F63–F67
102. Thiebaud D, Burckhardt P, Kriegbaum H et al. (1997) Three monthly intravenous injections of ibandronate in the treatment of postmenopausal osteoporosis. Am J Med 103:298–307
103. Tonino R, Meunier P, Emkey R et al. (2000) Skeletal benefits of alendronate: 7-year treatment of postmenopausal osteoporotic women. J Clin Endocrinol Metab 85:3109–3115
104. Tucker K, Hannan M, Qiao N et al. (2005) Low plasma vitamin B12 is associated with lower BMD: the Framingham Osteoporosis Study. J Bone Miner Res 20:152–158
105. Van Staa T, Leufkens H, Cooper C (2002) Does a fracture at one site predict later fractures at other sites? A british cohort study. Osteoporos Int 13:624–629
106. Van Staa T, Leufkens H, Cooper C (2002) The epidemiology of corticosteroid-induced osteoporosis: a meta-analysis. Osteoporos Int 13:777–787
107. Viereck V, Emons G, Lauck V (2002) Bisphosphonates pamidronate and zoledronic acid stimulate osteoprotegerin production by primary human osteoblasts. Biochem Biophys Res Comm 291:680–686
108. Wasnich R, Miller P (2000) Antifracture efficacy of antiresorptive agents are related to changes in bone density. J Clin Endocrinol Metab 85:231–236
109. Watts N, Cooper C, Lindsay R et al. (2004) Relationship between changes in bone mineral density and vertebral fracture risk associated with risedronate: greater increases in bone mineral density do not relate to greater decreases in fracture risk. J Clin Densitom 7:255–261
110. Wehren L, Hawkes W, Hebel R et al. (2004) Predictors of bone loss after hip fracture. Osteoporos Int 15:125–131
111. Wehren L, Hosking D, Hochberg M (2004) Putting evidence-based medicine into clinical practice: comparing anti-resorptive agents for the treatment of osteoporosis. Curr Med Res Opinion 20:525–531
112. Women's Health Initiative Group (2002) Risks and benefits of estrogen plus progestin in healthy postmenopausal women. JAMA 288:321–333

5: Lokale Osteopathien

1. Bauer TW, Schils J (1999) The pathology of total joint arthroplasty – I. Mechanisms of implant fixation. Skeletal Radiol 28:423–432
2. Bauer TW, Schils J (1999) The pathology of total joint arthroplasty – II. Mechanisms of implant failure. Skeletal Radiol 28:483–497
3. Bhandari M, Bajammal S, Guyatt G et al. (2005) Effect of bisphosphonates on periprosthetic bone mineral density after total joint arthroplasty. J Bone Joint Surg (A) 87 :293–301
4. El-Shinnawi U, El-Tantawy S (2003) The effect of alendronate sodium on alveolar bone loss in periodontitis (clinical trial). J Int Acad Periodontol 5:5–10
5. Glowacki J, Hurwitz S, Thornhill T et al. Osteoporosis and vitamin-D deficiency among postmenopausal women with osteoarthritis undergoing total hip arthropathy. J Bone Joint Surg 85A:2371–2377
6. El-Shinnawi U, El-Tantawy (2003) The effect of alendronate sodium on alveolar bone loss in periodontitis (clinical trial). J Int Acad Periodontology 5/1:5–10
7. Goodman S, Trindade M, Ma T et al. (2005) Pharmacologic modulation of periprosthetic osteolysis. Clin Orthopaedics Rel Res 430:39–45
8. Goodship A, Lawes T, Green J et al. (1999) Bisphosphonates can inhibit mechanically related loosening of hip prostheses. J Bone Joint Surg (Br) 81-B: Supp III
9. Gourlay M, Richy F, Reginster J (2003) Strategies for the prevention of hip fractures. Am J Med 115:309–317
10. Gruen T, McNeice G, Amstutz H (1979) „Modes of failure" of cemented stem-type femoral components: a radiographic analysis of loosening. Clin Orthop 141:17–27
11. Haynes D, Crotti T, Zreiqat H (2004) Regulation of osteoclast activity in peri-implant tissue, a review.Biomaterials 25:4877–4885
12. Hennigs TH (2000) Prophylaxe des periprothetischen Knochenschwundes durch frühen postoperativen Einsatz von Alendronat – Randomisierte, prospektive, kontrollierte 12-Monate follow-up Studie. Osteologie 9 (Suppl 1):75
13. Hennigs T, Arabmotlagh M, Schwarz A, Zichner L (2002) Dose-dependent prevention of early periprosthetic bone loss by alendronate. Z Orthop Grenzgeb 140:42–47
14. Hilding M, Ryd L, Toksvig-Larsen S, Aspenberg P (2000) Clodronate prevents prosthetic migration: a randomized radiostereometric study of 50 total knee patients. Acta Orthop Scand 71:553–557
15. Hofman S (1999) Bone marrow oedema in transient osteoporosis, reflex sympathetic dystrophy and osteonecrosis. EFORT 4:138–151
17. Iwase M, Kim KJ, Kobayashi et al. (2002) A novel bisphosphonate inhibits inflammatory bone resorption in a rat osteolysis model with continuous infusion of polyethylene particles. J Orthop Res 20:499–505
18. Jeffcoat M, Reddy M (1996) Alveolar bone loss and osteoporosis: evidence for a common mode of therapy using the bisphosphonate alendronate. In: Biological mechanisms of tooth movement and craniofacial adaptation. pp. 365–374
19. Kahn M, Chamot A (1992) SAPHO syndrome. Rheum Dis Clin North Am 18:225–246

20. Kerner J, Huiskes R, van Lenthe GH et al. (1999) Correlation between pre-operative periprosthetic bone density and post-operative bone loss in THA can be explained by strain-adaptive remodelling. J Biomech 32:695–703

21. Köck F, Borisch N, Koester B, Grifka J (2003) Das komplexe regionale Schmerzsyndrom Typ I (CRPS I) Ursachen, Diagnostik und Therapie. Orthopäde 32:418–431

22. Kröger H, Venesmaa P, Jurvelin J et al. (1998) Bone density at the proximal femur after total hip arthroplasty. Clin Orthop Rel Res 352:66–74

23. Li M, Nilsson K (2000) Changes in bone mineral density at the proximal tibia after total knee arthroplasty : a 2-year follow-up of 28 knees using dual energy X-ray absorptiometry. J Orthop Res 18:40–47

24. Little D, Cornell M, Briody J et al. (2001) Intravenous pamidronate reduces osteoporosis and improves formation of the regenerate during distraction osteogenesis. J Bone Joint Surg (B) 83:1069–1074

25. Lyons A (1999) Effects of alendronate in total hip arthroplasty. Proc South African Orthop Ass 81 (Suppl 3):313

26. Mandelin J, Li T-F, Liljeström M et al. (2003) Imbalance of RANKL/RANK/OPG system in interface tissue in loosening of total hip replacement. J Bone Joint Surg 85-B:1196–1201

27. Marcus R, Wong M, Heath H et al. (2002) Antiresorptive treatment of postmenopausal osteoporosis: comparison of study designs and outcomes in large clinical trials with fracture as an endpoint. Endocrine Rev 23:16–37

28. Martine F, Lebherz C, Mayer F et al. (2000) Precision of the measurements of periprosthetic bone mineral density in hips with a custom-made femoral stem. J Bone Joint Surg (B) 82:1065–1071

29. Mattson J, Cerutis D, Parrish L (2002) Osteoporosis: a review and its dental implication. Compend Contin Educ Dent 23:1001–1004

30. Meraw S, Reeve C (1999) Qualitative analysis of peripheral peri-implant bone and influence of alendronate sodium on early bone regeneration. J Periodontol 70:1228–1233

31. Orcel P, Beaudreuil J (2002) Bisphosphonates in bone diseases other than osteoporosis. Joint Bone Spine 69:19–27

32. Povoroznjuk V, Mazur I (1998) Alendronate in complex treatment of periodontal diseases. Bone 22 (Suppl):18–22

33. Reddy M, Jeffcoat M (1995) Inhibition of alveolar bone loss in human periodontitis with alendronate. J Dental Res 109:25

34. Scrammel B (1999) Alendronate prevents periprosthetic bone loss – 2 year results. J Bone Mineral Res 14 (Suppl 1):341

35. Siminoski K, Fitzgerals A, Flesch G et al. (2000) Intravenous pamidronate for treatment of reflex sympathetic dystrophy during breast feeding. J Bone Miner Res 15:2052–2055

36. Schott G (1997) Bisphosphonates for pain relief in reflex sympathetic dystrophy? Lancet 350:1117

37. Soininvaara T, Jurvelin J, Miettinen H et al. (2002) Effect of alendronate on periprosthetic bone loss after total knee arthroplasty: a one-year, randomized, controlled trial of 19 patients. Calcif Tissue Int 71:472–477

38. Sudeck P (1902) Über die akute (trophoneurotoxische) Knochenatrophie nach Entzündungen und Traumen der Extremitäten. Dtsch Med Wochenschr 28:336–342

39. Taguchi A, Sanada M, Krall E et al. (2003) Relationship between dental panoramic radiographic findings and biochemical markers of bone turnover. J Bone Miner Res 18:1689–1694
40. Wactawski-Wende J (2001) Periodontal disease and osteoporosis : association and mechanisms. Ann Periodontal 6:197–208
41. Wang C, Wang J, Weng L (2003) The effect of alendronate on bone mineral density in the distal part of the femur and proximal part of the tibia after total knee arthroplasty. J Bone Joint Surg 85:2121–2126
42. Wilkinson J, Peel N, Elson R et al. (2001) Measuring bone mineral density of the pelvis and proximal femur after total hip arthroplasty. J Bone Joint Surg (B) 83: 283–288

6–9: Hyperkalzämie-Syndrom, Knochenschmerz, Multiples Myelom, Knochenmetastasen, Zusammenfassung und Perspektiven

1. Bauss F, Body J (2004) Ibandronate in metastatic bone disease: a review of preclinical data. Anti-Cancer Drugs 16:107–118
2. Berenson J, Lichtenstein A, Porter L et al. (1998) Long term pamidronate treatment of advanced multiple myeloma patients reduces skeletal events. J Clin Oncol 16:593–602
3. Berenson J, Hillner B, Kyle R et al.(2002) American Society of Clinical Oncology clinical practice guidelines: the role of bisphosphonates in multiple myeloma. J Clin Oncol 20:1–19
4. Bergner R, Henrich D, Hoffmann M et al. (2005) Renal safety of ibandronate in multiple myeloma patients with renal deterioration. Cancer Treatment Rev 31:S45
5. Body J, Bartl R, Burckhardt P et al. (1998) Current use of bisphosphonates in oncology: International Bone and Cancer Study Group. J Clin Oncol 16:3890–3899
6. Body J, Diel I, Lichinitser M et al. (2003) Intravenous ibandronate reduces the incidence of skeletal complications in patients with breast cancer and bone metastases. Ann Oncol 14:1399–1405
7. Boissier, S, Magnetto S, Frappart L et al. (1997) Bisphosphonates inhibit breast and prostate carcinoma cell adhesion to unmineralized and mineralized bone extracellular matrices. Cancer Res 57:3890–3894
8. Boissier S, Ferreras M, Peyruchaud O et al. (2000) Bisphosphonates inhibit breast and prostate carcinoma cell invasion, an early event in the formation of bone metastases, Cancer Res 60:2949–2954
9. Corey E, Brown L, Quinn J (2003) Zoledronic acid exhibits inhibitory effects on osteoblastic and osteolytic metastases of prostate cancer. Clin Cancer Res 9:295–306
10. Diel I (2000) Antitumorale Wirkungen von Bisphosphonaten. Drugs 59:391–399
11. Diel I, Solomayer E, Costa S et al. (1998) Reduction in new metastases in breast cancer with adjuvant clodronate treatment. NEJM 339:357–363
12. Eastham J, McKiernan J, Oefelein M (2004) Consensus guidelines: the use of IV

bisphosphonates in the management of bone complications for patients with advanced prostate cancer. Am J Urol Rev 2:1–40

13. Fromigue O, Lagneaux L, Body J (2000) Bisphosphonates induce breast cancer cell death in vitro. J Bone Miner Res 15:2211–2221

14. Grauer A, Ziegler R (1998) Bisphosphonattherapie in der Therapie von Skelettmetastasen. Orthopädie 27:231–239

15. Heidenreich A, Hofmann R, Engelmann U (2001) The use of bisphosphonate for the palliative treatment of painful bone metastasis due to hormone refractory prostate cancer. J Urology 165:136–140

16. Heidenreich A, Ohlmann C (2004) Ibandronate: its pharmacology and clinical efficacy in the management of tumor-induced hypercalcemia and metastatic bone disease. Expert Rev Anticancer Ther 4:991–1005

17. Hillner B, Ingle J, Berenson J et al. (2000) American Society of Clinical Oncology Guideline on the Role of Bisphosphonates in Breast Cancer. J Clin Oncol 18:1378–1391

18. Hillner B, Ingle J, Chlebowski R et al. (2003) American society of clinical oncology 2003 update on the role of bisphosphonates and bone health issues in women with breast cancer. J Clin Oncol 21:4042–4057

19. Hofbauer L, Schoppet M (2004) Clinical implications of the Osteoprotegerin/RANKL/RANK system for bone and vascular dieseases. JAMA 292:490–495

20. Honore P, Luger N, Sabino M et al. (2000) Osteoprotegerin blocks bone cancer-induced skeletal destruction, skeletal pain and pain-related neurochemical reorganisation of the spinal cord. Nature Med 6:521–527

21. Hortobagyi G, Theriault R, Lipton A. et al. (1998) Long-term prevention of skeletal complications of metastatic breast cancer with pamidronate. J Clin Oncol 16:2038–2044

22. Hoskin P (2003) Bisphosphonates and radiation therapy for palliation of metastatic bone disease. Cancer Treatment Rev 29:321–327

23. Jagdev S, Coleman R, Shipman C (2001) The bisphosphonate, zoledronic acid, induces apoptosis of breast cancer cells: evidence for synergy with paclitaxel. Br J Cancer 84:1126–1134

24. Klift M, Laet C, Coebergh J et al. (2003) Bone mineral density and the risk of breast cancer : the Rotterdam study. Bone 32:211–216

25. Lipton A, Zheng M, Seaman J (2003) Zoledronic acid delays the onset of skeletal-related events and progression of skeletal disease in patients with advanced renal cell carcinoma. Cancer 98:962–969

26. Magnetto S, Boissier S, Delmas P, Clezardin P (1999) Additive antitumor activities of taxoids in combination with the bisphosphonate ibandronate against invasion and adhesion of human breast carcinoma cells to bone. Int J Cancer 83:263–269

27. Major P, Lortholary A, Hon J et al. (2001) Zoledronic acid is superior to pamidronate in the treatment of hypercalcemia of malignancy: a pooled analysis of two randomized, controlled clinical trial. J Clin Oncol 19:558–567

28. Melton III J, Rajkumar V, Khosla S et al. (2004) Fracture risk in monoclonal gammopathy of undetermined significance. J Bone Miner Res 19:25–30

29. Morony S, Capparelli C, Sarosi I et al. (2001) Osteoprotegerin inhibits osteolysis and decreases skeletal tumor burden in syngeneic and nude mouse models of experimental bone metastasis. Cancer Research 61:4432–4436

30. Mundy G (2002) Metastasis to bone: causes, consequences and therapeutic opportunities. Nature Reviews 2:584–593
31. Nielsen O, Munro A, Tannock I (1991) Bone metastases: pathophysiology and management policy. J Clin Oncol 9:509–516
32. Perry C, Figgitt D (2004) Zoledronic acid: a review of its use in patients with advanced cancer. Drugs 64:1197–1211
33. Peterson M, Martin S, Stouch B et al. (2004) Pharmacokinetics (PK) and pharmacodynamics (PD) of AMG 162, a fully human monoclonal antibody to Receptor Activator of F kappa B ligand (RANKL), following a single subcutaneous dose to patients with cancer-related bone lesions. ASCO 2004. Abstract poster 8106
34. Pickering L, Mansi J (2002) The role of bisphosphonates in breast cancer management: review article. Current Medical Research and Opinion 18:284–295
35. Powles T, Paterson S, Kanis J et al. (2002) Randomized, placebo-controlled trial of clodronate in patients with primary operable breast cancer. J Clin Oncol 20:3219–3224
36. Possinger K (Hrsg) (2000) Bisphosphonate in der onkologischen Therapie. Med Klin, Suppl. II. Urban & Vogel, München
37. Roodman D (2001) Biology of osteoclast activation in cancer. J Clin Oncol 19:3562–3571
38. Rosen L, Gordon D, Tchekmedyian S (2004) Long-term efficacy and safety of zoledronic acid in the treatment of skeletal metastases in patients with nonsmall cell lung carcinoma and other solid tumors. Cancer 15:2613–2621
39. Ross J, Saunders Y, Edomonds P (2003) Systematic review of role of bisphosphonates on skeletal morbidity in metastatic cancer. BMJ 327:1–7
40. Saad F, Gleason D, Murray R et al. (2002) A randomized, placebo-controlled trial of zoledronic acid in patients with hormone-refractory metastatic prostate carcinoma. J Natl Cancer Inst. 94:1458–1468
41. Saarto T, Blomqvist C, Virkkunen P, Elomaa I (2001) Adjuvant clodronate treatment does not reduce the frequency of skeletal metastases in node-positive breast cancer patients: 5-year results of a randomized controlled trial. J Clin Oncol 19:10–17
42. Santini D, Vespasiani G, Vincenti B (2003) The antineoplastic role of bisphosphonates: from basic research to clinical evidence. Ann Oncol 14:1468–1476
43. Senaratne S, Pirianov G, Mansi J et al. (2000) Bisphosphonates induce apoptosis in human breast cancer cell lines. Br J Cancer 82:1459–1468
44. Smith I, Dowsett M (2003) Aromatase inhibitors in breast cancer. N Engl J Med 348:2431–2442
45. Solomayer E, Wallwiener D, Becker S, Emig R (2002) Bisphosphonate in der Therapie des Mammakarzinoms. Med Welt 53:153–158
46. Thompson S, Tonge D (2000) Bone cancer gain without the pain. Nature Med 6:504–505
47. Tricot G (2000) New insights into role of microenvironment in multiple myeloma. Lancet 355:248–250
48. Urbina J, Moreno B, Vierkotter S (1999) Trypanosoma cruzi contains major pyrophosphate stores, and its growth in vitro and in vivo is blocked by pyrophosphate analogs. Biol Chem 274:33609–33615

49. Wellington K, Goa K (2003) Zoledronic acid: a review of its use in the management of bone metastases and hypercalcaemia of malignancy. 63:417–437
50. Yaccoby S, Pearse R, Johnson C et al. (2002) Myeloma interacts with the bone marrow microenvironment to induce osteoclastogenesis and is dependent on osteoclast activity. Br J Haematol 116:278–290
51. Yoneda T, Sasaki A, Dunstan C et al. (1997) Inhibition of osteolytic bone metastasis of breast cancer by combined treatment with the bisphosphonate ibandronate and tissue inhibitor of the matrix metalloproteinase-2. J Clin Invest 99:2509–2517
52. Yoneda T, Hashimoto N, Hiraga T (2003) Bisphosphonate actions on Cancer. Calcif Tissue Int 73:315–318

Sachverzeichnis

Printed in the United States
by Baker & Taylor Publisher Services